症例から学ぶ
間質性肺炎の
臨床・画像・病理

編集

田口　善夫
野間　惠之
小橋陽一郎
岡　　輝明

南江堂

■編　集

田口　善夫	天理よろづ相談所病院呼吸器内科
野間　惠之	天理よろづ相談所病院放射線科
小橋陽一郎	天理よろづ相談所病院医学研究所・病理診断部
岡　　輝明	結核予防会複十字病院病理診断部

■執　筆 （五十音順）

岡　　輝明	結核予防会複十字病院病理診断部
久保　　武	天理よろづ相談所病院放射線科
小橋陽一郎	天理よろづ相談所病院医学研究所・病理診断部
田口　善夫	天理よろづ相談所病院呼吸器内科
西本　優子	奈良県総合医療センター放射線科
野間　惠之	天理よろづ相談所病院放射線科
橋本　成修	天理よろづ相談所病院呼吸器内科
羽白　　高	天理よろづ相談所病院呼吸器内科

序文

　思い起こせば，私をびまん性肺疾患への入り口への道しるべを示してくださったのは，今は亡き師匠の岩田猛邦先生である．

　その師匠がびまん性肺疾患へ，歩んでいくことになったのは1978年に外科的肺生検を行った典型的なびまん性汎細気管支炎(DPB)の症例であった．致死的な疾患であるとされたDPBのつながりで，当時奈良県立医科大学の教授であった三上理一郎先生が，師匠に声がけをしてくださり大阪のびまん性肺疾患研究会，厚生労働省班会議への参加への道が開かれていった．さらには，京都大学教授の泉孝英先生が主催された様々なびまん性肺疾患の研究会へ参画することになった．

　そして，それらの会議に，鞄持ちとして同行していたことが，結局私がびまん性肺疾患への道を歩くことになった訳である．

　師匠の臨床は，とにかく症例から何が学べるかという観点で診療していたことを強く教えられた．また，当時は鬼のように剖検をするというのが，岩田流でありそれがよい臨床，よい医療という観点で厳しく指導していただいた．さらに病気には原因があることを，常に口癖のように言っておられ，特発性はないんだと1980年代から叫んでおられたことは忘れられない．実際その後に多くの病態が特発性から分離され明らかになっていったのは知っての通りである．ガイドライン主流である現在であるからこそ，原点に立ち返ってこの本を執筆するに至った訳であり，この書を岩田猛邦先生に捧げるとともに，若い先生方に思いが伝わることを切に願っている．

　また，最後に本書の出版にあたって，粘り強くかつ大変な尽力をいただいた南江堂の方々に深謝いたします．

2025年3月

田口　善夫

序文

　びまん性肺疾患にはまれな疾患も多いが，画像に特徴のあるものも多く，画像技術の進歩によって理解が進んだものも多い．びまん性肺疾患の一角を占める間質性肺炎においても例外ではなく，ATS/ERS の 2002 年のガイドラインでは，IPF/UIP の診断は，画像が典型的であれば，画像で最終診断してもよいとされている．しかしながら，診断の重要な根拠となる蜂巣肺においてすら，画像上の定義にはコンセンサスが得られていない．そもそも分類のスタートとなった Liebow の分類を振り返ると "特発性" とされていたもののなかに膠原病が多く含まれており，そのことが，間質性肺炎の分類の混乱の原因とわれわれは考えている．"特発性" つまり，"原因の不明の病態" がそんなに多く存在するのかという大命題に，われわれは「No」という立ち位置で長年間質性肺炎に対峙してきた．"原因のない疾患はない" というのがわれわれの一貫したスタンスであり，この 30 年間に得られた症例群のなかから病理の根拠のある症例で，十分な臨床経過と画像経過の追えたものから選んだ症例を示すことで，間質性肺炎を見る機会の少ない先生方に，読影ポイントや臨床の進め方のヒントがあればうれしく思う．

　本書を書く依頼を受けてからすでに長い時間が経ってしまったが，この間に我慢強くわれわれを支え，サポートしてくださった南江堂の皆様，特に大野隆之さんと米田博史さんに心から感謝したい．

2025 年 3 月

野間　惠之

序文

　天理よろづ相談所病院においては，医事課をはじめとする事務方，放射線科技師，病理組織の臨床検査技師，研究所の職員など，様々な職種の方々の力添えで，50年以上の永きにわたって実物のカルテ，放射線フィルム，病理組織および病理標本などが保存され，時に応じてそれらが現場に供給されてきました．今回，こうした実物のデータが特に重要とされている非腫瘍性の肺疾患を取り上げ，症例集を組んでみました．文字で記す画像所見，画像診断，あるいは組織所見，組織診断などには，時代による変遷，各個人による違いが認められます．今回，全体からすると一部ですが，時代による変化の少ない，各症例の実臨床データ，放射線画像，病理組織像などを掲載できて幸いです．

　なお，ここに示した病理組織像の元となる病理標本の作製（肺の膨らまし固定・切出し・各染色の選択），各症例の組織学的検討，症例のまとめなどは，当院病理診断部に永年在職された弓場吉哲先生（北野病院病理診断部現部長）の尽力によるところが大きく，また大型切片などの困難な組織標本の薄切，実際の染色などは，各時代の病理検査技師の方々がいろいろ挑戦してくださってできたもので，あらためて感謝したいと思います．

2025年3月

小橋　陽一郎

序文

　天理よろづ相談所病院の小橋さんにはじめてお目にかかったのはいつだったか．たぶん40年ほど前だと思います．双眼だったか，二人で覗ける顕微鏡で組織標本を見たのだと思います．そのときに感じたことで今なお忘れられないことは，目の前の組織の世界をほぼ'おんなじ'感じ方，考え方で見てるヒトがいる！というコトでした．衝撃的でした．ああ，同じだと感じ，妙に安心した記憶があります．そして，ぼくの見方も間違っていないのかもと思いました．このときから小橋さんはぼくにとって最も信頼でき，頼りになる兄貴分の病理学徒であり，今でも変わりません．意見が違うことはありますが，たしなめられるのは専らぼくです．

　ぼく達がこの本を作ろうと思い立ちましたのは，ある研究会のあとで，そこでの議論を聞いて，ぼく達が思っていることとは違っているなあと感じたからです．この本ではぼく達の見ていることを素直に書いてみました．規約や論文などにとらわれることなく見たことに忠実であろうとしました．ぼく達は，目の前の画像や臓器の中にあるはずの真実を見ることにすべての関心があります．沖中重雄先生が最終講義の結びに，「明日の医学は書籍や論文の中にではなく，目の前の患者のなかにこそ明日の医学（真実）がある」というようなことをおっしゃったのは1963年のことです．そのころ画像はX線写真，検査は化学反応程度と血沈，という状況でも緻密な患者観察と深い思考の結果があの誤診率14.2%なんです．この本のなかにどれほどの真実を抽出できたか．それを思うと忸怩たる思いではありますが，暫時ぼく達の観察に耳を傾けてみてください．

2025年3月

岡　　輝明

目　次

Ⅰ章　総　論

1. 臨床—歴史から間質性肺炎を紐解く ……………………… 田口善夫 …… 2
2. 画像—間質性肺炎の画像の読み方 …………………………… 野間惠之 …… 11
3. 病理—間質性肺炎の病理形態学 ……………………………… 岡　輝明 …… 38

Ⅱ章　各　論

［臨床］田口善夫・橋本成修　［画像］野間惠之・西本優子・久保　武　［病理］小橋陽一郎

症例 1：感染を契機に急性増悪を繰り返した慢性間質性肺炎 ……………………… 58
　Column：蜂巣肺，蜂窩肺と牽引性細気管支拡張 ……………………… 小橋陽一郎 …… 73
症例 2：肺がんを合併した CPFE の一例 …………………………………………… 85
症例 3：多発浸潤影を呈した特発性器質化肺炎 …………………………………… 99
症例 4：上葉優位な慢性経過を示す肺線維症 …………………………………… 111
　Column：典型的な IPUF 像 ………………………………………… 野間惠之 …… 123
症例 5：剝離性間質性肺炎の一例 ………………………………………………… 125
　Column：ガイドラインの扱い方 1：臨床 ………………………………… 羽白　高 …… 136
　Column：ガイドラインの扱い方 2：画像 ………………………………… 西本優子 …… 138
　Column：ガイドラインの扱い方 3：病理 ……………………………… 小橋陽一郎 …… 141
症例 6：病歴から原因が推測された間質性肺炎 …………………………………… 148
症例 7：急性増悪した慢性間質性肺炎 …………………………………………… 162
症例 8：初診 1 年前の CT が診断に重要な役割を果たした
　　　　抗 ARS 抗体関連間質性肺炎の一例 ……………………………………… 174
　Column：画像上，症例 8 と鑑別を要する他疾患 ………………………… 野間惠之 …… 186
症例 9：無治療で改善した間質性肺炎 …………………………………………… 187
症例 10：健診発見後に急速進行した間質性肺炎 ………………………………… 198
症例 11：関節リウマチに先行した間質性肺炎 …………………………………… 206
症例 12：手指冷感を伴う慢性間質性肺炎 ………………………………………… 217
症例 13：慢性間質性肺炎が先行した膠原病肺 …………………………………… 230
症例 14：中年女性にみられた慢性間質性肺炎 …………………………………… 243
症例 15：亜急性に進行する間質性肺炎 ………………………………………… 258
症例 16：経過中に ANCA 陽性となった慢性進行性間質性肺炎 ……………… 270
　Column：TBLC の実際 …………………………………………………… 橋本成修 …… 285
　Column：TBLC でどこをとればよいか …………………………………… 西本優子 …… 287
症例 17：進行性肺線維症（PPF）の一例 ………………………………………… 288
　Column：PF-ILD と PPF ………………………………………………… 田口善夫 …… 302

I

総　論

1 臨床—歴史から間質性肺炎を紐解く

A. びまん性肺疾患

びまん性肺疾患（diffuse lung disease）とは，両肺にびまん性の病変を生じる病態を呈する疾患群であり，もともと胸部単純 X 線写真で認識された病態である．その病変分布や陰影の性状は HRCT によってより詳細に認識される．また，この病態を呈する疾患群は，多岐にわたり原因不明のものから，膠原病関連，職業関連，環境関連，腫瘍や感染症に関連するものなど様々な病態が含まれる（**表 1**）．また，びまん性肺疾患の多くは，肺間質に病態の首座を持ち，通常間質性肺疾患（interstitial lung diseases：ILDs）として認識される病態であり，このなかで臨床上重要な病態は，間質性肺炎（interstitial pneumonia）と称されるものである．

表 1　びまん性肺疾患の分類

特発性間質性肺炎（IIPs）	職業・環境性肺疾患	腫瘍性肺疾患
特発性肺線維症（IPF）	過敏性肺炎（夏型，鳥関連，加湿器肺，ほか）	癌性リンパ管症
特発性非特異性間質性肺炎（iNSIP）	じん肺（珪肺，石綿肺，アルミニウム肺，超硬合金肺，ほか）	癌血行性肺転移
急性間質性肺炎（AIP）		浸潤性粘液性肺腺癌（IMA）
特発性器質化肺炎（COP）	**膠原病および関連疾患**	悪性リンパ腫，Kaposi 肉腫
剝離性間質性肺炎（DIP）	関節リウマチ（RA）	Castleman 病，リンパ腫様肉芽腫症
呼吸細気管支炎を伴う間質性肺疾患（RB-ILD）	全身性強皮症（SSc）	
特発性リンパ球性間質性肺炎（iLIP）	多発筋炎 / 皮膚筋炎（PM/DM）	**感染性肺疾患**
特発性 PPFE（iPPFE）	全身性エリテマトーデス（SLE）	細菌性肺炎
分類不能型特発性間質性肺炎（unclassifiable IIPs）	混合性結合組織病（MCTD）	ウイルス性肺炎
	シェーグレン症候群	ニューモシスチス肺炎，クラミジア肺炎
IIPs 以外の原因不明疾患	顕微鏡的多発血管炎（MPA）	マイコプラズマ肺炎，レジオネラ肺炎
サルコイドーシス	多発血管炎性肉芽腫症（GPA）	
慢性好酸球性肺炎	好酸球性多発血管炎性肉芽腫症（EGPA）	粟粒結核
急性好酸球性肺炎		肺真菌症
リンパ脈管筋腫症（LAM）	結節性多発動脈炎（PAN）	**気道系が関与する肺疾患**
肺胞蛋白症	ベーチェット病	びまん性汎細気管支炎
Hermansky-Pudlak 症候群	**医原性肺疾患**	線毛不動症候群
肺 Langerhans 細胞組織球症	薬剤性肺炎（抗悪性腫瘍薬，抗菌薬，抗リウマチ薬，消炎鎮痛薬，漢方薬，インターフェロン，ほか）	囊胞性線維症（cystic fibrosis）
鉄肺症		**その他のびまん性肺疾患**
アミロイドーシス		心原性肺水腫，高地肺水腫
肺胞微石症		急性呼吸促（窮）迫症候群（ARDS）
	放射性肺炎	HIV 関連肺疾患，HTLV-1 関連肺疾患，IgG4 関連肺疾患
	ほか	

（日本呼吸器学会びまん性肺疾患診断・治療ガイドライン作成委員会（編）：特発性間質性肺炎　診断と治療の手引き 2022（改訂第 4 版），南江堂，東京，p.1，2022[2]）より許諾を得て転載）

1 臨床―歴史から間質性肺炎を紐解く

B. 間質性肺炎と肺線維症

　一般に肺に生じる病態は，実質性病変と間質性病変とに大きく分類される．肺実質とは肺胞上皮細胞を含む肺胞腔内であり，肺間質とは実質以外で広義間質と狭義間質に分けられる．いわゆる肺胞壁の肺胞上皮細胞を除いた間質に病変の首座を持つ病態が，一般的に間質性肺炎として認識されている．また，間質性肺炎はILDsに含まれる病態ではあるが，同義語として使われることも多い．

　さらに，間質性肺炎が進行すればその多くは肺の線維化を生じる場合が多く，線維化をきたした病態は肺線維症と呼ばれる．したがって肺線維症は間質性肺炎と同一ではなく，間質性肺炎の終末像として線維化をきたしたものであり，線維化をきたさない間質性肺炎も存在することから，肺線維症は間質性肺炎の一病態といえる．

　間質性肺炎には様々な病態が含まれているが，原因が不明な疾患群を特発性間質性肺炎とし，原因の明らかな二次性の間質性肺炎とは区別して扱われる．しかしながら，後にも述べるが，原因不明というのは，その時点での診断であるということを肝に銘じておくことが重要であり，医療の進歩とともに特発性という病態は徐々になくなっていくことが想定される．

　なおわれわれ自身は，以前から原因のない病態はないという捉え方をしており，特発性間質性肺炎の診断は仮診断であると理解している．

C. 特発性間質性肺炎

　さて，ILDsのなかで，呼吸器科医にとって臨床上最も重要でかつ基本となるのが特発性間質性肺炎（idiopathic interstitial pneumonias：IIPs）であり，国際的な分類[1]に準じて日本[2]でも主要な特発性間質性肺炎6疾患，まれな特発性間質性肺炎2疾患，および分類不能型特発性間質性肺炎1疾患の9疾患として分類されている（**表2**）．この分類に至るまでには，臨床画像病理学的な様々な検討がなされ，長い時間が費やされてきた．しかし，実地臨床家の立場からは，特発性間質性肺炎として重要なものは，特発性肺線維症（IPF），非特異性間質性肺炎（NSIP），特発性器質化肺炎（COP），分類不能，PPFE（pleuroparenchymal fibroelastosis）である．その後抗線維化薬の登場とともに，線維化という概念を主眼に置いたPF-ILD（progressive fibrosing interstitial lung disease）[3]やPPF（progressive pulmonary fibrosis）[4]なる概念も報告されている．

　この歴史的な事実を加味して，慢性間質性肺炎の流れ，および抗線維化薬とIPFの概念図を**図1**に示す．

　歴史的な流れを示すこの図から重要なメッセージが隠れていると思われる．すなわち，間質性肺炎の初期の分類は基本的には病理学的な分類であったということである．しかも病理学的な所見は当初は剖検肺からのものであった．しかし，剖検肺からは当然様々な死亡前の病態が混在することもあり，徐々に外科的肺生検による検体評価として広がっていった．しかしながら外科的肺生検は，患者への侵襲度が高いこともあって，すべての患者に行える検査ではないこと，経気管支肺生検（TBLB）では検体が小さく評価ができないことも多く，近年では診断手段として経気管支凍結肺生検（TBLC）が用

3

I章. 総　論

表2　IIPs の分類

主要な特発性間質性肺炎
特発性肺線維症（IPF）
特発性非特異性間質性肺炎（idiopathic NSIP：iNSIP）
呼吸細気管支炎を伴う間質性肺疾患（RB-ILD）
剥離性間質性肺炎（DIP）
特発性器質化肺炎（COP）
急性間質性肺炎（AIP）
まれな特発性間質性肺炎
特発性リンパ球性間質性肺炎（idiopathic LIP：iLIP）
特発性 PPFE（idiopathic PPFE：iPPFE）
分類不能型特発性間質性肺炎（unclassifiable IIPs）

IPF：idiopathic pulmonary fibrosis, NSIP：nonspecific interstitial pneumonia, RB-ILD：respiratory bronchiolitis-associated interstitial lung disease, DIP：desquamative interstitial pneumonia, COP：cryptogenic organizing pneumonia, AIP：acute interstitial pneumonia, LIP：lymphoid interstitial pneumonia, PPFE：pleuroparenchymal fibroelastosis,
（日本呼吸器学会びまん性肺疾患診断・治療ガイドライン作成委員会（編）：特発性間質性肺炎　診断と治療の手引き 2022（改訂第 4 版），南江堂，東京，p.3，2022 [2]）より許諾を得て転載）

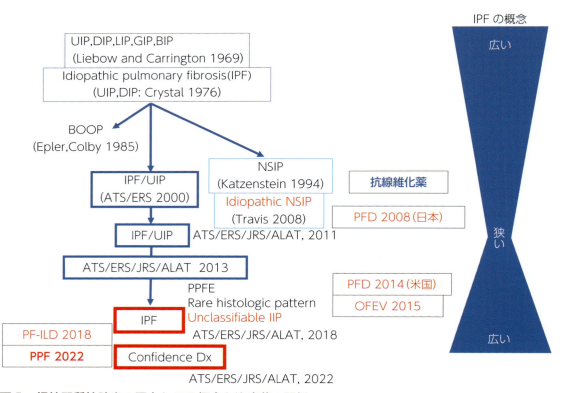

図1　慢性間質性肺炎の歴史と IPF 概念と治療薬の関係
（びまん性肺疾患研究会（編）：びまん性肺疾患の臨床―診断・管理・治療と症例，第 4 版，金芳堂，東京，2012 [5]）より作成）

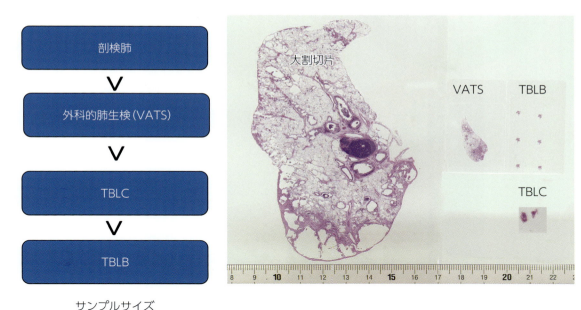

図2 生検手技と標本のサイズ

いられるようになってきた．しかし各生検での病理サンプルの大きさは，図2に示すように肺病変の全体像からは大きさには差があり，不均一な肺病変や経時的な病態変化を小さな検体で評価するのは，かなり難しい面があるとわれわれ自身は感じている．

　一方，画像の進歩は画期的であり，より thin slice の撮像が可能となった HRCT（high-resolution CT）の出現によって，画像からみた間質性肺炎の詳細な評価がなされるようになり，IPF/UIP においては囊胞性変化が認められ，その所見は蜂巣肺として認識されるにいたった．一方で，牽引性気管支拡張の病態が注目され，いずれもが線維化病態を意味する重要な所見と認識され，HRCT の重要な画像所見として明記[5]されている．また一方，この時期に一致して，ピルフェニドンやニンテダニブなどの抗線維化薬の治験では HRCT 画像診断から IPF の診断をして治験に組み入れられてきたが，CAPACITY 試験[6]では生検率は 50.2 %（391/779），ASCEND 試験[7]では 29.7 %（165/555），INPULSIS 試験[8]では 21.6 %（229/1,061）と経時的に生検率が低下しており，臨床上での画像の重要性はさらに高まっている．

　重要なことは，図1に示すように疾患概念というものは治療薬がないと，疾患概念が中心になり，治療薬が出るとそれに合わせたように疾患概念は広くなるということである．

　さらに画像と異なり，病理所見の解釈はより難しいことも周知の事実であり，画像上のパターンと病理像のパターンは，必ずしも一致していないということが報告[9, 10]されている．（図3，図4）さらに病理学者間による検討もなされており（図5），IIPs の組織像が同じ病理像を見ても，一致はしないという報告[11]がされていることも興味深い．

　また，IIPs の内訳は，新たな疾患概念の出現に合わせて IPF/UIP の概念も変化してきたことも知られている．つまり，IPF/UIP の診断はがんとは異なり，だれが見ても

I章. 総　論

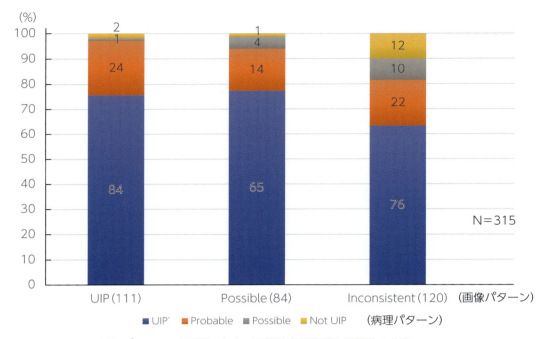

UIPパターン：蜂巣肺（+），両側肺底部胸膜直下優位の分布
Possibleパターン：蜂巣肺（−），両側肺底部胸膜直下優位の分布

図3　HRCT上蜂巣肺が軽微もしくはない患者でのIPF診断

（Raghu G, et al. Lancet Respir Med 2014；**2**：277-284 [9]）より作成）

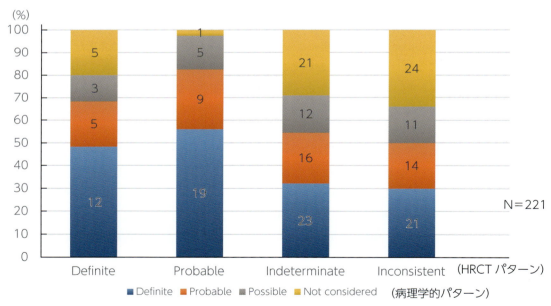

Definite UIPパターン：蜂巣肺（+）両側肺底部胸膜直下の網状影
Probable UIPパターン：蜂巣肺（− or little）両側肺底部胸膜直下網状影
Indeteminate UIPパターン：Definite，Probable と Inconsistent ともいえない
Possible UIP：Most Indeterminate & all Probable

図4　HRCTパターンと病理学的所見

（Chung JH, et al. Chest 2015；**147**：450-459 [10]）より作成）

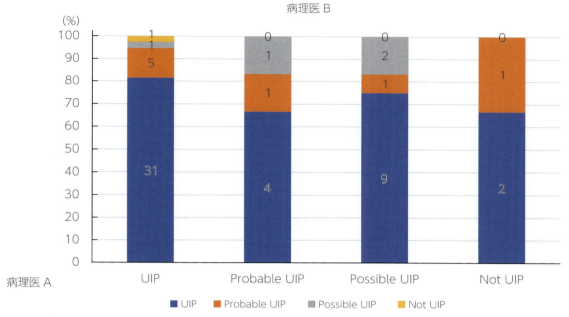

図5　病理医間の診断差

(Mäkelä K, et al. Am J Surg Pathol 2018；**42**：672-678[11] より作成)

一致することは不可能であると理解され，その結果としていわゆる臨床医，放射線科医，病理医などを交えたMDD（multidisciplinary discussion）による合議制での診断がより確信度が高い[12]とされた．つまり，診断が100％正しいということはできない．

これらの結果を踏まえて，IPFの診断は確診度での診断[4]がなされることとなった．これらのことから，ガイドラインでの診断はあくまで現時点での診断であり，経時的な観察によって原因が明らかになる可能性があるということを常に念頭に入れておくべきことを示している．その一方，抗線維化薬の出現とともに，線維化という観点からの病態診断という意味は，重要である．

また，NSIPの疾患概念はもともと膠原病関連間質性肺炎を対象症例に含めたものであることも知られているが，特発性とは切っても切れない病態である．実際に，特発性とされている病態には，膠原病との関連が非常に強く示唆されてきたのも事実であり，以前から様々な疾患概念が報告され，最終的に，IPAF（interstitial pneumonia with autoimmune features）として報告[13]されている．しかし，症候的，血清学的にもまったく異常がない症例であっても経時的な経過で膠原病を発症する症例を経験することは少なくはないこともよく知られた事実であり，繰り返しになるがこの観点からIIPsの診断はいつまで経っても仮診断であるということを肝に銘ずるべきである．

そして，原因のある間質性肺炎で重要なもうひとつの病態として過敏性肺炎があげられる．なかでも慢性型の過敏性肺炎は，臨床的には特発性肺線維症との区別が難しい症例も少なくない．実際に過去のIPFの治験において，一定の慢性過敏性肺炎（chronic hypersensitivity pneumonitis：CHP）が混在していたことが報告[14]されていることも重要な事実である．また2002年のATS/ERSのIPFの定義作成経過において，ドラフ

ト上で Key histologic feature に centrilobular の文言が記載されていたことがあり，その当時の IPF に対する認識は CHP を誤認していた可能性が高かったといえる．しかし，その後 2022 年には ATS/ERS から CHP のガイドラインが報告[15]されており，centrilobular な分布は線維性 HP の特徴として明確に認識されている．ただ実際の臨床では，結局 IPF と異同が問題となる症例も少なくないのが現状であり，実際の臨床上は IPF ガイドライン[4]と CHP 診断ガイドライン[15]を併用して評価しているのが現状である．

最後にも，特発性の診断は除外診断であること，特発性の診断は将来的には変更される可能性があること，などから臨床医は常に仮診断であるという理解をして，慎重な経過観察が必要であることをさらに繰り返しておく．

D. 治療について

抗線維化薬の出現前における間質性肺炎の治療は，ステロイド薬や免疫抑制薬などの抗炎症性治療薬しかなかったが，抗線維化薬の出現によって，治療の導入には，炎症性か線維化かの病態評価が重要となってきている．抗線維化薬の適応は当初 IPF に対するものであったが，その後 SENSCIS 試験では病理学的に fNSIP を呈する SSc-ILD への有効性が示され，さらには進行性の線維化病態を呈する疾患群への有効性が INBUILD 試験で示された（**図 6**）．この経時的な流れは，疾患に対するというよりは，まさに線維化病態に対する治療薬であることを示しているといえる．

したがって現時点では，間質性肺炎の治療は，炎症に対する治療か，線維化に対する治療かに大きく分けられている．そのような観点で，IIPs をみると炎症性病態としては OP, cNSIP が，線維化病態としては IPF, fNSIP などがあげられる．これらを臨床経過から大まかに分けると，急性経過の病態が炎症性，慢性経過の病態が線維化ということになり，臨床経過は治療決定のおおよその目安となるといえる．

図 7 に細胞性／炎症性と線維化性の観点からみた間質性肺疾患治療に関する治療戦略図を示すが，炎症か線維化かと明確に分けられる病態は存在するが，両者が混在するということも十分考えられる．実際，炎症性病態で病態がコントロールされていても，長期の経過では線維化をきたすことは珍しくはなく，併用療法が必要となる症例も存在

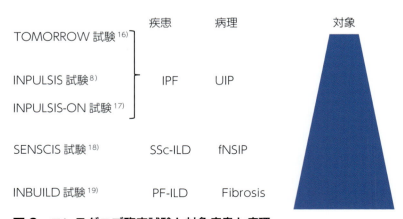

図 6 ニンテダニブ臨床試験と対象疾患と病理

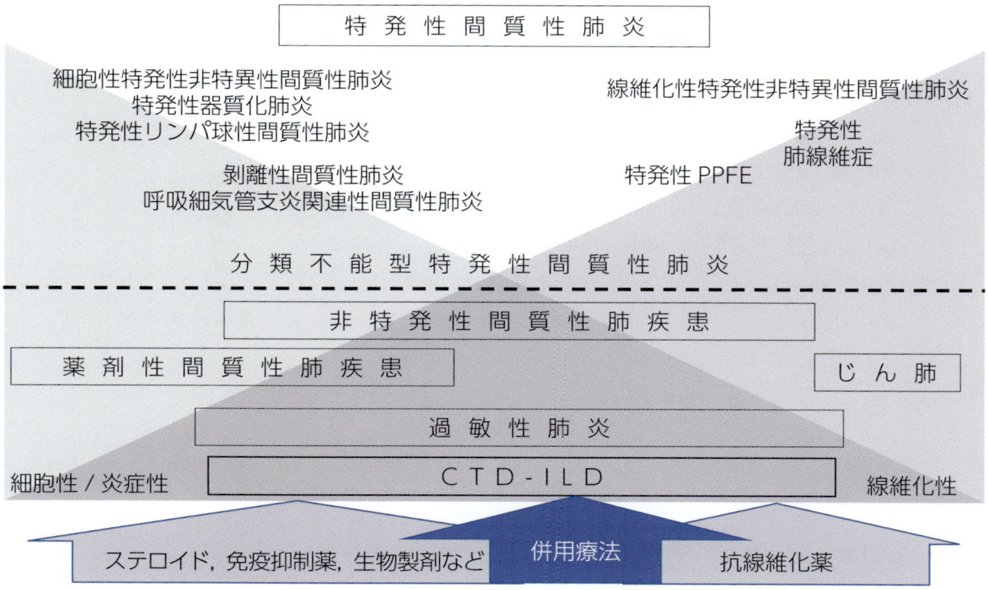

1 臨床―歴史から間質性肺炎を紐解く

CTD-ILD：connective tissue disease-interstitial lung disease 膠原病に伴う間質性肺疾患
PPFE：pleuroparenchymal fibroelastosis 上葉肺線維症

図7 細胞性／炎症性と線維化性の観点からみた間質性肺疾患治療
（日本呼吸器学会，日本リウマチ学会（編）．膠原病に伴う間質性肺疾患 診断・治療指針 2020，日本呼吸器学会，東京，p.194，2020[20]）より許諾を得て改変転載）

する．これらの病態は図に示す線維化と炎症の重なる症例に該当し，この病態は SENSCIS 試験における SSc-ILD，すなわち病理学的には fNSIP に該当するものともいえる．したがって，抗炎症治療，抗線維化治療が必要となる症例に対して，臨床家がどう判断するかが重要であり，個別の症例で詳細に検討する必要がある．

文　献

1）Travis WD, et al. Am J Respir Crit Care Med 2013；**188**：733-748
2）日本呼吸器学会びまん性肺疾患診断・治療ガイドライン作成委員会（編）：特発性間質性肺炎　診断と治療の手引き 2022（改訂第4版），南江堂，東京，2022
3）Cottin V, et al. Eur Respir Rev 2018；**27**：180076
4）Raghu G, et al. Am J Respir Crit Care Med. 2022；**205**：e18-e47.
5）びまん性肺疾患研究会（編）：びまん性肺疾患の臨床―診断・管理・治療と症例，第4版，金芳堂，東京，2012
6）Noble PW, et al. Lancet 2011；**377**：1760-1769
7）King TE Jr, et al. N Engl J Med 2014；**370**：2083-2092
8）Richeldi L, et al. N Engl J Med 2014；**370**：2071-2082
9）Raghu G, et al. Lancet Respir Med 2014；**2**：277-284
10）Chung JH, et al. Chest 2015；**147**：450-459
11）Mäkelä K, et al. Am J Surg Pathol 2018；**42**：672-678

I章. 総 論

12) Flaherty KR, et al. Am J Respir Crit Care Med 2004；**170**：904-910
13) Fischer A. Clin Chest Med 2019；**40**：609-616
14) Andrade J, et al. Chest 2015；**148**：1034-1042
15) Raghu G, et al. Am J Respir Crit Care Med 2020；**202**：e36-e69
16) Richeldi L, et al. N Engl J Med 2011；**365**：1079-1087
17) Crestani B, et al. Lancet Respir Med 2019；**7**：60-68
18) Distler O, et al. N Engl J Med 2019；**380**：2518-2528
19) Flaherty KR, et al. N Engl J Med 2019；**381**：1718-1727
20) 日本呼吸器学会，日本リウマチ学会（編）．膠原病に伴う間質性肺疾患 診断・治療指針 2020，日本呼吸器学会，東京，2020

2　画像―間質性肺炎の画像の読み方

　肺野の疾患に対する CT の応用の歴史は 1980 年代から始まる[1]．たかだか 40 年の歴史である．もちろんこの間の CT 技術の進歩によるところが大きいことはいうまでもない．CT は呼吸性の動きの少ない脳の画像からスタートした．1980 年当初の最新鋭の CT でも 1 スキャン 9 秒もかかっていたことを考えると当然であるが，その後のわずか 40 年の歴史で今や汎用機で全肺をスキャンしても数秒で済み，0.5 mm 厚以下の連続画像が得られるようになっただけではなく，肺の動画が容易に撮れるようになった．

　この時代の流れのなかで，いち早く肺疾患の画像解析に着手したのが伊藤春海先生[2]であり，それを継承発展させたのはわれわれの世代である．1980 年代初頭の黎明期の画像においても，詳細な肺の解剖の知識を背景として，肺の基本単位である小葉内の所見分布が，内耳領域の描出用に開発された bone algorithm を肺に応用することで読み取れることに気づいたことは大きい[1]．それ以降 CT 技術の進歩に合わせてスライス厚を薄くし，少しでも病理像に近づける努力が続けられるとともに多くのびまん性肺疾患の画像の理解が進んできた．

　本書では間質性肺炎に焦点をあてて，代表的な症例を，臨床・画像・病理の詳細とその経過も踏まえて詳述するが，本項では間質性肺炎を中心としたびまん性肺疾患の HRCT 読影方法について述べる．

A. 単純 X 線写真の重要性

　胸部における画像診断の第一歩は今でも胸部単純 X 線写真である．肺全体からの情報，つまり，所見の肺内分布，肺の容積変化，所見の経時変化は，単純写真で容易に把握することができる．簡単に例を示すと，上肺野に優位なじん肺（**図 1**），中肺野優位のサルコイドーシス（**図 2**），下肺野優位の間質性肺炎（**図 3**），さらに肺の末梢（Cortex）主体の COP/EP pattern（**図 4**）や，肺の髄質（medulla）主体の肺水腫（**図 5**）など，全体像を大きく把握して HRCT の所見解釈に向かう．また，**図 4** にみるように，いわゆる移動する浸潤影の経時変化などは単純 X 線写真の方が CT よりも容易に全体像を把握できる．肺の容積についての情報の把握も重要で，肺気腫（**図 6**）や間質性肺炎（**図 3**）の読影の際に有用である．一例を示す．30 歳代女性で全身性エリテマトーデス（SLE）の症例，ステロイドを漸減中に息苦しさを訴えた．胸部単純 X 線写真（**図 7-a**）は，半年前の写真（**図 7-b**）と比べて肺の容積が減少し複数の板状無気肺がみられる．HRCT では肺内には間質性肺炎などの基礎疾患は指摘できない．この単純 X 線写真の所見は進行性の筋萎縮性側索硬化症などの神経筋疾患でみられることが多く，本例では SLE に伴う shrinking lung syndrome[3]であることがわかった．実際には肺気腫に肺炎が合併したときなど，CT では一見蜂巣肺様にみえる所見があっても，単純 X 線写真で，肺の容積が大きく，所見が限局していることを知れば間質性肺炎との鑑別に迷うことはなくなる．また肺炎の治療効果の判定などは週単位の変化を，慢性の間質性肺炎では月から年単位の変化を，肺水腫や uremic lung などでは日単位の変化をみることで鑑

I章. 総論

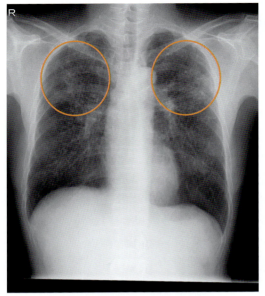

図1 60歳代男性．じん肺症の胸部単純X線写真
両側の上肺野を中心に粒状影から斑状影が認められる（○囲み）．

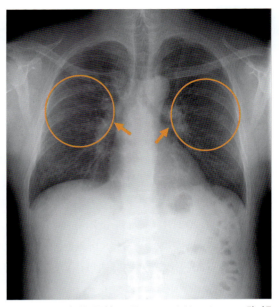

図2 40歳代男性．サルコイドーシスの胸部単純X線写真
両側肺門リンパ節腫大（矢印）とともに両側中肺野に微細粒状影が認められる（○囲み）．

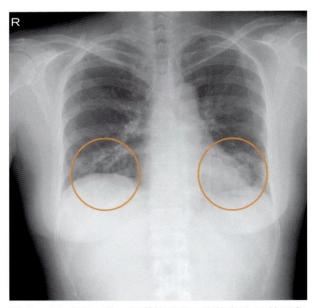

図3 40歳代女性．間質性肺炎の胸部単純X線写真
両側下肺野に網状影がみられ（○囲み），下肺野には容積減少を認める．

2 画像—間質性肺炎の画像の読み方

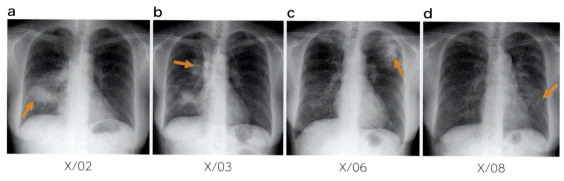

病勢の経過は単純写真が優る

図4 60歳代女性．COPの移動する浸潤影の胸部単純X線写真
右下肺野にみられた浸潤影（a矢印）は，月単位の経過で，右上肺野（b矢印）から左上肺野（c矢印）と左中下肺野（d矢印）へと移動しているのがよくわかる．この経時変化は胸部写真のほうがCTより簡便に把握できる．

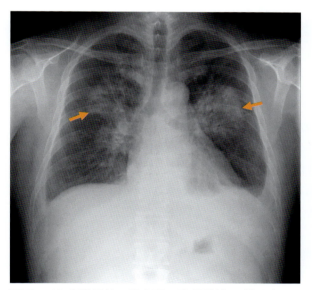

図5 40歳代男性．肺水腫の胸部単純X線写真
両側中肺野に浸潤影（矢印）がみられる．いわゆるバタフライシャドウである．心拡大と両側胸水も認められる．

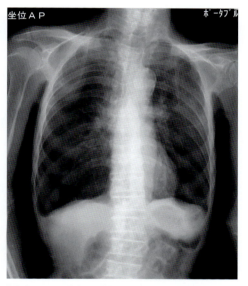

図6 80歳代男性．肺気腫の胸部単純X線写真
大きな肺である．本例では正面像でも横隔膜の平坦化がみられ，肺野の血管陰影が乏しく見え，透過性は亢進している．

13

I章. 総 論

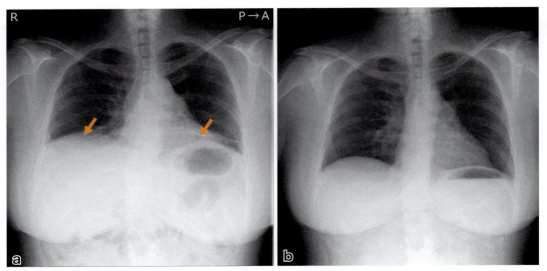

図7 30歳代女性．SLEにみられたshrinking lung syndromeの胸部単純X線写真
aでは半年前の写真（b）と比べ肺の容積が減少し板状無気肺（a矢印）がみられる．

別の幅は大きく狭められる．

B. 画像と病理の対応について

　肺に現れる病変がvivo画像で捉えられるようになると，その画像と病理像との対応が研究の主題となった．しかし，論文のなかには数年前の画像を剖検の肺と対応させ，病理・画像対応と呼んでいるようなものもあり，読者を誤った理解に誘導するようなものも含まれている．剖検肺を撮影し，その画像を病理像と対応するのはウソがない．のちに示すが，蜂巣肺や牽引性気管支拡張の標本画像はその病態の本質を如実に描出している．

　しかしながら，vivo画像を病理像と対応させるのは実に難しく，慎重な作業が必要なことをここで示しておきたい．私が留学中に行った，ブタ肺を用いた実験的肺気腫の作製とその病理・画像対応の仕事である[4]．エラスターゼを気管支から注入して肺気腫を作製し，陰性所見である肺気腫がどのくらいから画像で捉えることができるのかを検討したものである．

　詳細は省くが，vivoの画像を病理像と正確に対応させるのには，固定時の肺の膨らみ方とvivoの呼吸のズレ，伸展固定肺の切り出し面とvivo画像の断面のズレなどがあり，図8に示すように8段階にもわたる行程と気道を座標とする慎重な位置合わせが必要であった．

　実臨床では開胸肺生検，VATS生検，さらにcryobiopsyなどが行われるが，これらの標本においてもなお，生検前の生検部位の決定，生検現場での外科医との連携，そして生検後の画像から生検部位の確認をしたのちに何とか画像と病理像の対応ができる．それでも，HRCTのスライス厚が1mmで，病理標本が4μmとすれば約250倍の厚みの差のあるものを対応させようとしていることを理解しておく必要がある（図9）．

2 画像—間質性肺炎の画像の読み方

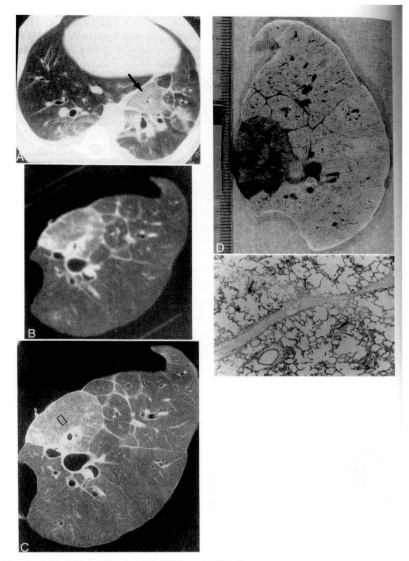

図8 ブタを用いた実験的肺気腫における画像・病理対応
図は実験的肺気腫作製の経過中の変化でエラスターゼを左肺下葉気管支から注入したあと，翌日のHRCT像を病理像と対応したものである．注入されたエラスターゼにより翌日には肺に出血が生じそれが吸収されたのちに気腫が生じる．解剖して摘出した肺は伸展固定したのちに乾燥し，2 mm厚に薄切した後，気道をロードマップとしてvivoHRCT画像を標本との1対1対応を行う．vivoHRCT画像と正確に一致した部位のミクロ像を得るには8段階にもわたる過程が必要であった．
（Noma S, et al. Invest Rad 1991；**26**：446-453 [4]）より許諾を得て転載）

　これは東京タワー（333 m）を訪ねた人（1.7 m）と対応させるのに似ている．その人が外国人なら東京タワーにいるのはすべて外国人であるような間違った解釈をしないように心がける必要がある．
　また，もうひとつ理解しておかねばならないのは，病理標本は静止画像であるのに対して，生体を画像化しているCTは体内のダイナミズムをそのまま反映しているため，

I章. 総論

HRCT-Histologic Correlation

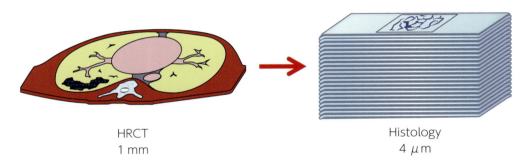

1 mm ＝ 4 μm × 250
東京タワー 333 m ＝ 人 1.7 m×200

図9　HRCT像とミクロ病理の対応を示すシェーマ
画像と病理の対応といっても，HRCTのスライス厚を1 mm，病理標本のミクロ像を4 μmとするとその厚みには250倍もの差があることを理解しておく必要がある．

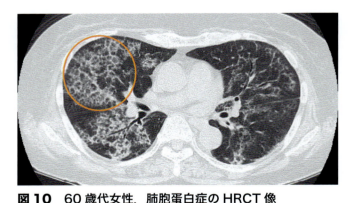

図10　60歳代女性．肺胞蛋白症のHRCT像
いわゆる"crazy paving appearance"（○囲み）がみられる．

強いていえば動態である．図10に肺胞蛋白症のHRCT像を示す．肺胞蛋白症のHRCT像は"crazy paving"[5, 6]として有名であるが，病理像はHE染色によりピンク色に染まるサーファクタントの肺胞腔からの吸収不全で，図11に示すように病理学的には肺胞腔を埋める病変として理解されている．もし，病理像がそのまま反映されるなら，HRCT像はconsolidationになるはずだが，実際はそうなっていない．

この疑問がやっと解けたのは，天理よろづ相談所病院に来てからで10年以上経っていた．肺胞蛋白症のVATS標本があると聞いたので，小橋先生にその標本の小葉間隔壁をみせていただく機会があって，予想どおり，小葉間隔壁が見事に腫大していたのである（図11矢印）．この間に研究が進み，肺胞蛋白症の成因はサーファクタントの吸収障害であることがわかっていたので，生体内では貯留したサーファクタントを何とか排除しようとしていて，リンパ路である小葉間隔壁は著明に肥厚しているのである．したがって肺胞蛋白症の画像・病理対応から病態を正しく理解するなら，肺胞腔内を埋め

2 画像—間質性肺炎の画像の読み方

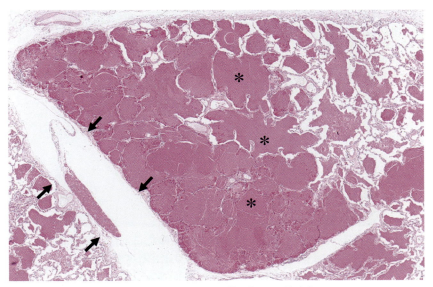

図11　肺胞蛋白症の病理標本のルーペ像（H&E 染色）
ピンク色に染まる蛋白液（サーファクタント）が肺胞腔内を埋めている（＊）．従来の病理診断においてはこの肺胞腔内をサーファクタントが埋めている所見を診断根拠としてきたが，画像・病理対応においてはそこではなくその横にある小葉間隔壁の肥厚（矢印）が重要である．

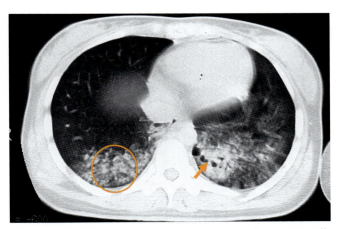

図12　20歳代女性．肺挫創（barotrauma）の HRCT 像
胸部に大きな外圧が加わると小葉中心部に破綻が起こり小葉中心部に所見が生じる（○囲み）とともに肺胞が破綻すると air cyst（矢印）が生じる．よくみると小葉間隔壁は相対的に黒い帯状の陰影として描出されている．

ているサーファクタント液とともに，リンパ路を中心とした小葉間隔壁の過剰な肥厚が，vivo 画像である HRCT で画像化されているのを理解する必要がある．つまり，"静"である病理像を "動" である画像と対応させているということを承知したうえで，生体内の生理現象を加味しないと正確な理解は得られない．外傷による肺の contusion（**図**

17

I章. 総　論

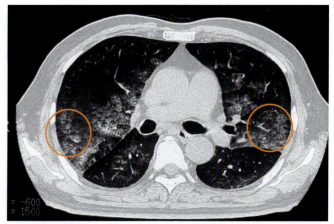

図13 60歳代男性．餅をのどに詰めたことによる窒息のHRCT像（餅は無事に取り出されて救命された）
窒息の場合，強い胸腔内の陰圧のためにはやり小葉中心部（○囲み）が障害される．

12）や窒息でみる小葉中心の所見（**図13**）なども病理のみならず，肺生理学も加味した総合的な判断が必要となる．

　幸い炎症細胞の浸潤や線維化を中心としている間質性肺炎/肺線維症では病理像とHRCT像は比較的よく対応している．それでも末梢の囊胞内部に貯留した分泌物などを線維化と誤認しないよう注意が必要である．天理よろづ相談所病院では，約6,000に及ぶ剖検があり，伸展固定や大切片のあるびまん性肺疾患を有する肺の伸展固定標本は200を超えている．必ずしもすべての肺を解析したわけではないが，これらの知見をもとに本書ではその一部を紹介する．

C. 小葉を中心とした所見の取り方

　前項表1（p.2参照）に示したように，びまん性肺疾患には多くの疾患が含まれる．CTが発達する以前は，臨床症状や医師の経験で画像を読影していたが，HRCTによって小葉内の所見分布が捉えられるようになってからは，画像の解析は論理的に行えるようになり，びまん性肺疾患の画像診断は飛躍的に進歩した．その基礎となるのが1980年代に発表された村田先生らの小葉内の所見パターン分類[7]で，この分類を可能としたのは伊藤春海先生の剖検肺による正常構造の解析[8]と，結核を中心とした諸先輩方の病態の解析であった[9]．結核の散布巣が，vivo画像で捉えられること，それと対をなすようにサルコイドーシスの症例が当時の京都大学に豊富にあったことは大きい．

　解剖学的には肺の基本構造である小葉は気管支樹に樹脂を注入して解析したReidの小葉[10]と肺の表面から小葉間隔壁を分離して解析したMillerの小葉[11]があるが，Reidの方法は樹脂を注入したのちに肺組織を溶解して解析したので，両者の関係はよくわかっていなかった．この2つの小葉をまとめてつないだのが伊藤先生[12]で，これを基礎として完成したのが小葉を中心とした画像解析法である．解剖の詳細は成書に譲るが，

2　画像—間質性肺炎の画像の読み方

　ここでは最も重要な小葉中心部の解剖学的構造について触れておく．気管支樹は気管から末梢に向って主として2分岐を繰り返して細気管支に至る．終末細気管支以遠を細葉と呼び，そのあとの分岐では気道から肺胞が直接分岐し始め，この細気管支を呼吸細気管支と呼ぶ．その後さらに3度2分岐したのちに肺胞道，肺胞のう，肺胞となって胸膜にたどり着く．標本とHRCTとの対応で，HRCTで捉えられる最も末梢の細気管支が上記の終末細気管支で，約200μmである[13]．この終末細気管支から呼吸細気管支が200μm前後で，ここに生じる病変がこれくらいの大きさになればHRCTで捉えられるようになる．

　この終末細気管支は解剖学的にヒト肺の弱点といわれているのは**表1**[14]に示す特徴を有しているからで，多くの病変の初期像は同部から生じる．ただし，200μmが限界であり**図14**のびまん性汎細気管支炎（DPB）の生検標本が示すように200μm以下の病変はそれ単独ではHRCTでは捉えられないことも知っておく必要がある．つまり，「所見のないこと＝病変がないこと」ではないのである．

D．HRCT読影法（図15）

　村田先生のシェーマ[7]に沿って解説する．

1．小葉中心性病変（図16）

　小葉中心性病変を表す端的な画像が**図16**である．これは当時の研修医のオーダーミスで，当時盛んに行われていた気管支造影の直後にCTがとられたものである．その研修医は先輩に怒られていたが，そのおかげで，この画像が得られた．当初欧米の論文には小葉の中心部に一つ丸を描いて"小葉中心性"のシェーマとしていたものがあったが，これは言葉のイメージからくる誤解である．

2．汎小葉性病変（図17）

　汎小葉性病変の意味は小葉内を広がる病変が小葉間隔壁で進展を妨げられることに意味がある．したがってこの所見は実質内を広がる病変がそれ以上周辺に広がれない．実質性肺炎がこの所見を示す（**図18**）．

表1　細気管支の解剖学的特徴

1．呼吸細気管支には軟骨がない
2．呼吸細気管支に肺胞が直接分枝する
3．呼吸細気管支には繊毛がない
4．気管支の分岐パターンがcmからmmへと短くなる
5．気管支の分岐に反回枝（娘枝）が増える
6．肺動脈と気管支動脈の吻合が蜜に存在する
7．リンパの分水嶺が胸膜から1cmあたりに存在する

（山中晃，横山武．肺の中間領域．肺病理アトラス—呼吸器疾患の立体的理解のために，文光堂，東京，p.6，1985[14]より作成）

I章. 総論

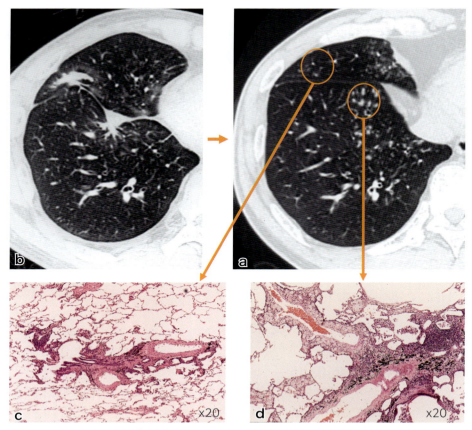

図14 DPBにみる画像・病理対応
a：生検前HRCT　　b：生検後HRCT　　c：生検標本のミクロ病理像1（H&E×20）
d：生検標本のミクロ病理像2（H&E×20）

3. 小葉辺縁性病変（図19）

　小葉辺縁の病変のみが出現することは少ない．代表例は**図19**に示すように肺胞蛋白症や急性好酸球性肺炎（AEP）（**図20**）があるが，基本像は，間質特にリンパ路の浮腫である．リンパ路はリンパ液の排出経路となっており，いわゆる肺の髄質（medulla）では肺門方向へ，肺の皮質（cortex）では胸膜方向へのドレーンとなっている．このドレーンが有効に働いている間はよいが，障害が起こるとリンパのうっ滞が起こり画像化される．心不全のときにみられる所見で有名なbutterfly shadowはこうして成り立つし，肺胞蛋白症のときのperipheral sparingが生じるのもこのためである．

4. 気管支血管束に沿った病変（図21）

　気管支血管束に沿った病変のみられる疾患の代表はサルコイドーシス（**図21-b**）である．広義の間質に広がる肉芽腫が画像化される．サルコイドーシスは病理学的には200〜300μmまでの肉芽腫の作る点描画である．点が1ヵ所に集まれば腫瘤を形成し，ギャラクシーサイン[16]を呈することもあるし，全肺にびまん性に広がれば粟粒影となる．

2 画像―間質性肺炎の画像の読み方

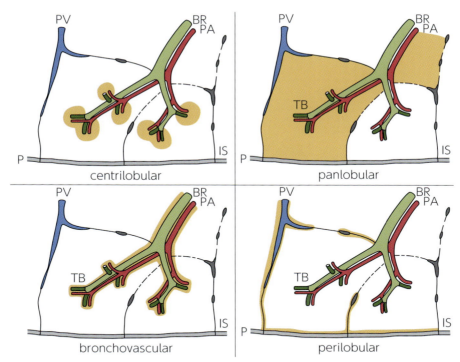

図 15 HRCT の読影法

(Murata K, et al. Radiology 1989；**170**：629-635 [7] より作成)

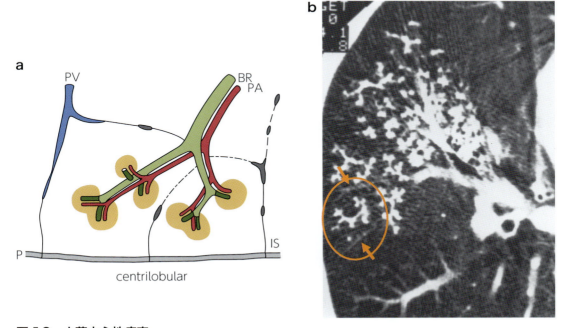

図 16 小葉中心性病変
a：小葉中心性病変のシェーマ
b：気管支造影後の HRCT（1982 年当時の CT　5 mm 厚）
1 つの小葉を○囲みで示す．小葉中心性病変とは小葉の中心部にみられる細気管支の分岐構造をいう．小葉間隔壁（矢印）とは胸膜と同様一定の距離を保っている．

I章. 総　論

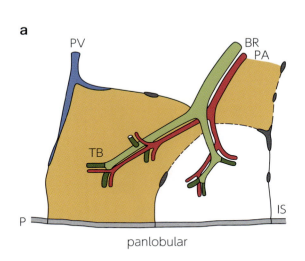
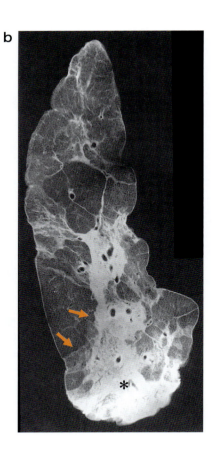

図17　汎小葉性病変
a：汎小葉性病変のシェーマ
b：細菌性肺炎の剖検肺の伸展固定標本の軟線撮影像
肺炎の浸潤影（＊）は小葉間隔壁で直線的に境界されている（矢印）．

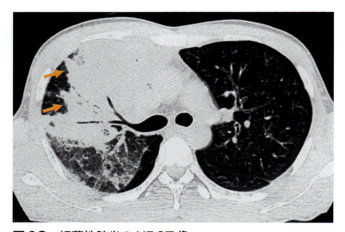

図18　細菌性肺炎のHRCT像
実際の症例でもconsolidationの境界は小葉間隔壁で明瞭に境されている（矢印）

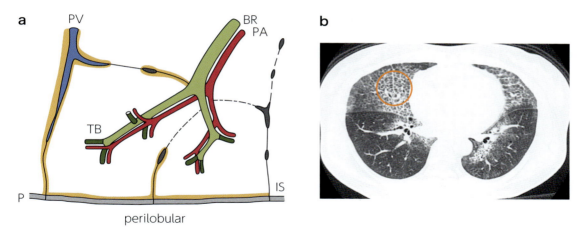

図19 小葉辺縁性病変
a：小葉辺縁性病変のシェーマ
b：肺胞蛋白症．小葉間というよりさらに細かい細葉間の隔壁と思われる構造が目立っている（丸囲み部）．この所見は小葉間隔壁の浮き立つ所見で，基本的には組織液（リンパ液）のうっ滞で起こる．

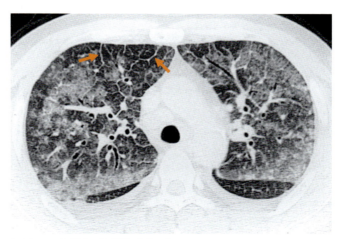

図20 急性好酸球性肺炎（acute eosinophilic pneumonia：AEP）のHRCT像
小葉辺縁のみが浮き出す疾患は多くはないが，本例のように胸膜にたどり着く，硬い鉛筆で描いたような鋭い線（矢印）がみえれば容易に認識できる．

5．非小葉性病変（図22）

　非小葉性とは小葉の構造を無視して肺内を自由に広がることができる疾患群である．代表例は間質性肺炎，PCPやウイルス性肺炎でみられる肺胞胞隔炎，肺水腫や肺胞出血などである．

E．間質性肺炎の画像の捉え方と解釈

　肺の解剖上，狭義の間質は肺胞間隔壁で，画像診断でよく用いる"間質"は一般的に

I章. 総 論

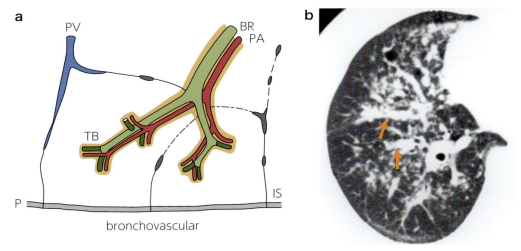

図21 気管支血管束に沿った病変
a：気管支血管束に沿った病変のシェーマ
b：サルコイドーシスのHRCT像．気管支血管束に沿った部分の肉芽腫は気管支血管束の太りとして描出される（矢印）．

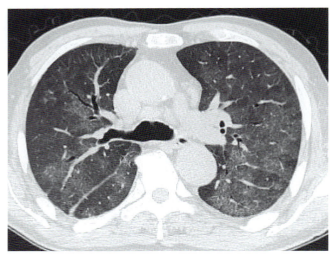

**図22 非小葉性病変　pneumocystis pneumonia
　　　（PCP）のHRCT像**
上記の4パターンに整理できない所見は主として間質を広がる病変でみられる．ここでいう間質は病理の間質とは異なる．COVID-19をはじめとするウィルス性肺炎やPCP，薬剤性肺炎などが含まれ，間質性肺炎もこのパターンとなる．

広義の間質をいう．つまり，肺胞間隔壁に加えて，気道周囲や血管周囲の間質，胸膜直下の間質も含まれている（図23）．したがって，間質主体の陰影では小葉間隔壁が境界の意味をなさないので，病変の広がりは非区域性となる．間質には間質液があるので，リンパのうっ滞や浮腫なども間質主体に広がるが，その結果として小葉間隔壁は肥厚する．

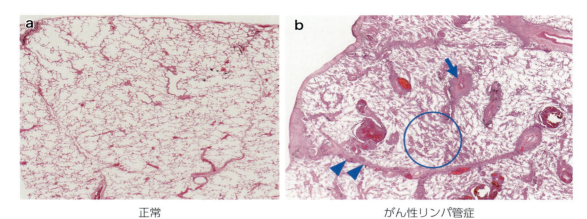

正常　　　　　　　　　　　　　　　　がん性リンパ管症

図23　がん性リンパ管症の病理像（広義の間質）
がん性リンパ管症（b）の病理像を正常肺（a）と比較することで広義の間質を理解する．気管支血管束（矢印），静脈周囲間質から小葉間隔壁内（矢頭）を経て肺胞隔壁（○囲み）胸膜まであらゆる広義の間質に腫瘍細胞が認められる．

　ここでは間質性肺炎を中心にその画像の捉え方と解釈について述べる．
　間質性肺炎でみられる肺野の所見は，病理と同じく，非特異的な所見の組み合わせである．病理は生検や手術材料でも，採取できるのは，ほとんどが一度だけである．近年盛んに行われるようになったTBLC（transbronchial lung cryobiopsy）でも，TBLB（transbronchial lung biopsy）より標本サイズは大きいが極めて限局的な情報である．特に細胞異型が診断の根拠となる肺がんの場合TBLBは有用であるが，間質性肺炎においては小葉内の病変の広がりが把握できないので情報には限りのあることを理解しておく必要がある．したがって，生検前には標本の採取部位の十分な検討が必要である．かつて開胸肺生検の行われていた初期には採取部位として中葉や下葉の肺のedgeの部分が採取されることが多かったが，同部位は非特異的な炎症瘢痕などの多い場所で，標本の採取部位としては適切ではない．もちろん外科的にも内視鏡的にも採取しやすい箇所としにくい箇所があるが，診断的価値があるのは所見の最も軽い部分と，やや進行している部分であり，最低その2ヵ所は採取部位として選定する．多くの症例で，進行した線維化の進んだ領域から標本が採取されていることが多かったが，進行した部分では枯れ野原のようになって，線維化の進んだ病変の"ヘタ"のようなところを採取してもその標本の価値は低い．診断を誤るリスクすらあるのである．
　われわれは多くの場合，一穴で標本の採取が可能な右S^6とS^2というような部位で所見の軽微なところからの採取を心がけてきた．

1．肺全体から所見を拾う

　多くの間質性肺炎は，両側，下肺野，背側に優位な分布を示すことが多いが，両側上葉に優位な分布を示すものもあるし，左右差の強いものもある．まずは胸部単純X線写真で所見の分布を把握する．次いで，HRCTで所見の軽い部分に注目して小葉内の所見の広がりを把握する．

Ⅰ章. 総　論

Normal Lung Tissue

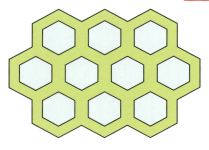
Inspiration

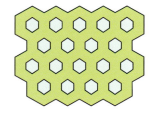
Expiration

図 24　HRCT ですりガラス陰影を示す病態 1
シェーマに示すようにすりガラス陰影は単に吸気不足の状態でも容易に出現するので，病的かどうかの判断は慎重にする必要がある．

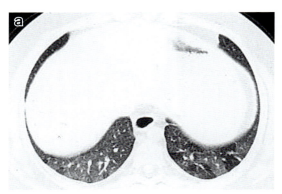
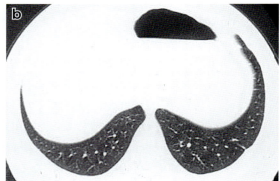

図 25　10 歳代女性．白血病で発熱精査のための HRCT
a：息止めが苦しくて呼気撮影になっている．
b：撮り直しによって異常のないことが確認された．

2．すりガラス陰影

　HRCT 像は先にも示したようにせいぜい 200 μm の解像度しかない．つまり，すりガラス陰影はシェーマ 1（**図 24**）が示すように，単なる吸気不足（**図 25**）や重力効果（**図 26**）でもみられる．したがってまず第一に画像が信頼できるかどうかを確認する．またシェーマ 2（**図 27**）に示すように肺炎の始まりや治癒過程でも，間質性肺炎の肺胞胞隔炎，サルコイドーシスのような肉芽腫の疎な分布でも，また肺胞蛋白症のある時期のように肺胞内に液体がへばりついた状態でもすりガラス陰影を示しうる．したがって，すりガラス陰影イコール間質性肺炎ではない．実際，限局した小さなすりガラス結節は，経時的に消褪しないか緩徐に増大する場合，肺胞上皮を 1 層もしくは数層にわたって置換するような進展を示す高分化腺がんの所見であり，この所見を間質影という人はいない．このように"すりガラス陰影"という所見だけでもまったく非特異的であるから，画像では所見の局在，小葉内分布，肺全体のなかでの所見分布や経時変化を加味して読影する必要がある．

2 画像―間質性肺炎の画像の読み方

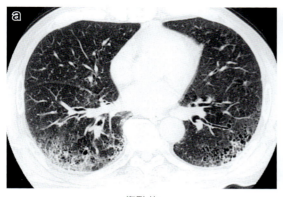
仰臥位

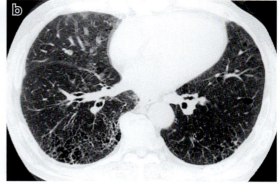
腹臥位

図 26 70 歳代男性．腫瘍の精査
a：仰臥位撮影
b：腹臥位で撮り直し（画像は天地をひっくり返している）
高齢者の場合，仰臥位で背側に重力効果の現れることがあり，本例のようにその程度が強いと，病変があるようにみえる．疑わしいときは腹臥位撮影を追加すると解決する．

Possible Pathomechanisms

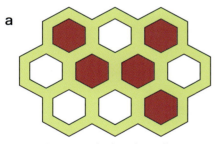
Scattered Alveolar Filling

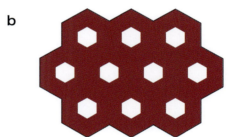
Alveolar Wall Thickening

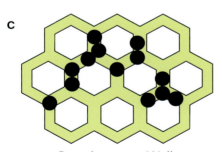
Granulomas on Walls

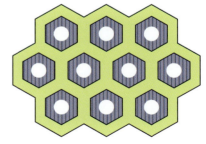
Partial Alveolar Filling

図 27 HRCT ですりガラス陰影を示す病態 2　考えうる病理形態のシェーマ
a：肺炎の始まりや治癒過程
b：間質性肺炎の肺胞胞隔炎
c：サルコイドーシスのような肉芽腫
d：肺胞蛋白症

I章. 総 論

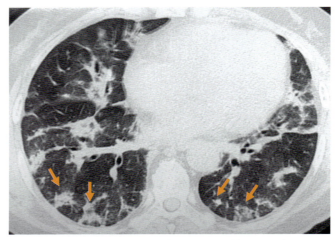

図 28 所見の分布を読む：気道周囲間質　膠原病の HRCT 像
膠原病でみられる間質性肺炎の多くは気道周囲間質（矢印）に所見を認めることが多い．

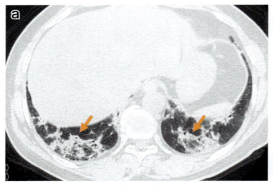
CVD（中枢）

vs.

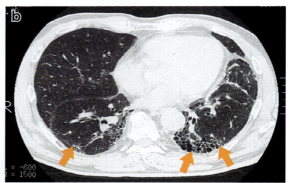
UIP（末梢）

図 29 所見の分布を読む：中枢 vs 末梢
a：膠原病肺の HRCT 像．所見は気道周囲間質（矢印）にみられる．
b：IPF/UIP の HRCT 像．蜂巣肺が胸膜直下の肺野最外層にある（太矢印）．

3．所見の分布を読む

　原因のある間質性肺炎では，肺の障害部位が気道周囲間質であることが多い．そのため，HRCT 読影の際には所見が気道周囲間質に広がっていることを見抜くことが重要である．図 28 と図 29-a にその代表例を示す．いずれも膠原病の肺病変である．病変の初期には所見が一定の間隔をあけて分布すること，また末梢では最外層の胸膜直下に所見が軽くなることで気道周囲間質であることが理解される．これらの所見は IPF/UIP の所見（図 29-b）と対比するとよくわかる．IPF/UIP では囊胞を中心とした所見が，胸膜直下から広がってくる．SCLS（subpleural curvilinear shadow）[17] としてよく知られている所見（図 30）も，所見が末梢の複数の小葉中心部を小葉横断性につなぐ

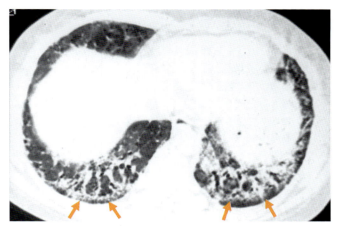

図 30 subpleural curvilinear shadow（SCLS）の HRCT 像

膠原病では胸膜直下を spare する形で線状影（矢印）のみられることがあるが，病理では複数の小葉を横断して末梢の気道周囲間質が連続したもので，中枢性の気道周囲間質の分布と同じ意味を持つ．

所見で，上記の気道周囲間質と同じ意味を持つ．

4. 所見の時相について

　幸い HRCT は全肺からの情報が得られるので間質性肺炎においては所見の時相，つまり所見の進行状況を把握することが重要となる．たとえば，膠原病にみられる肺病変のように体内に何らかの自己免疫が成り立って，肺を攻撃する要因が生じた場合，肺内の環境が一致した領域の肺に同じ所見が現れることが多い．間質性肺炎は肺胞胞隔に炎症が生じ，胞隔炎が慢性に経過すると，やがて修復機転が働き線維芽細胞が集まってきて線維化が始まる．線維化の進行とともに末梢気道のねじれが起こり周辺の線維化と一体となって，牽引性気管支拡張，蜂巣肺へと進行すると一般には考えられてきた．確かに多くの膠原病でみられる間質性肺炎では時相の一致した所見が全体として同期して進行し，治療過程では同期して改善するのが観察される．それでは時相が一致していないとはどういう状態かというと，それが UIP パターンで，病期が最も進行しているとされる蜂巣肺が正常肺のなかに突然現れる．King がかつて語ったように UIP は肺炎としてではなく，線維増殖性疾患と考えるほうが理解しやすい．

　表 2 にまとめたように，画像所見を線維化の過程で現れる，初期のすりガラス陰影，少し濃度ののってくる淡い浸潤影，さらに濃い浸潤影，牽引性気管支拡張さらに蜂巣肺の所見を点数で表現すると所見のない正常肺を 0 点，所見が進むにつれて点数が高くなり，蜂巣肺が 100 点とすると，0 点と 100 点が隣り合う．"炎症"では説明しにくい所見のあることが，時相が一致しないという病態と考えることができる．具体例を図 31 に示す．この時相の考え方は間質性肺炎だけでなく，細菌性肺炎やウイルス性肺炎でも役立つ．肺炎の多くは時相が一致して動くが，結核では散布によって広がる過程では時

I章. 総 論

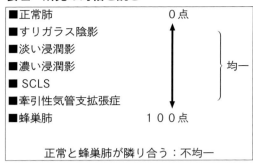

表2 所見の時相を読む

- ■正常肺　　　　　　　　0点
- ■すりガラス陰影
- ■淡い浸潤影
- ■濃い浸潤影　　　　　　　　均一
- ■SCLS
- ■牽引性気管支拡張症
- ■蜂巣肺　　　　　　　　100点

正常と蜂巣肺が隣り合う：不均一

間質性肺炎にみられる所見を線維化の程度で並べると最も線維化の進んだと考えられる蜂巣肺が正常肺のなかに突然現れるのを時相が一致していないと捉えるものである．

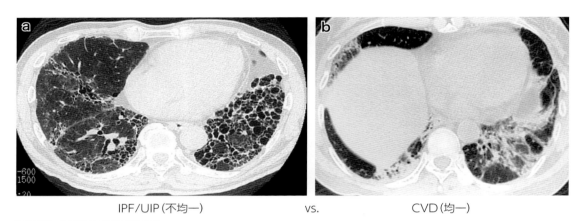

IPF/UIP（不均一）　　　vs.　　　CVD（均一）

図31　所見の時相を読む
a：IPF/UIP
b：膠原病肺
膠原病肺に比べて IPF/UIP にみるように正常肺と最も所見の進んだ蜂巣肺が隣り合う状態を時相が一致していないという．

相がずれているといえる．

5. 牽引性気管支拡張と蜂巣肺

　牽引性気管支拡張と蜂巣肺はいずれも線維化の進んだ状態の間質性肺炎に認められる所見だというのは正しい．多くの論文もある[18〜22]が，画像と病理での蜂巣肺の定義はいまだに確立していない．牽引性気管支拡張と蜂巣肺は一連の線維化の過程と捉える病理医が多いようにみえるが，病理の教科書に記載されている正常肺と隣り合う線維化巣があり，そこに fibroblastic foci があると活動性が高いとされるが，症例提示の項で示す症例をみてもこの病理の基準のみでの診断は実に危うい．一方，画像の方では病理ほどではないが，蜂巣肺かどうかの判断は読影医によって一致率は60％ぐらいである[23]．われわれも蜂巣肺の定義を試みてきたが[24, 25]，一定のコンセンサスは得られていない．

2 画像—間質性肺炎の画像の読み方

慢性の間質性肺炎においてこの所見の捉え方が非常に重要であるにもかかわらず，現状は不確定なまま進んでいる．

われわれの剖検肺の解析のなかから蜂巣肺と気管支拡張の対比を示す興味ある症例があるのでここに示す．図 32 は蜂巣肺を伴う IPF/UIP の剖検肺を伸展固定した標本の割面である．肉眼でみてわかるように正常肺の中に蜂巣肺が存在している（図 32 矢印）．蜂巣肺は囊胞なので割面は球体を割ったように底が見える（図 32 太矢印）．図 33 は IPF/UIP の症例で生前最後の HRCT と剖検肺の画像の対応を行ったものである．剖検肺の連続画像から生前 HRCT 像の蜂巣肺の部分（図 33 矢印）に焦点を当てて対応する部分を示してある．図 34 は同部を含んだ剖検肺の連続画像から気道を取り出し，3D 再構成したものである．蜂巣肺の部分は図 34 が示すように末梢に至るまでの気道に特に異常はなく胸膜直下になって蜂巣肺が形成されているのがわかる．これら剖検肺にみる蜂巣肺の特徴は臨床で観察される蜂巣肺の特徴をよく表している．つまり，IPF/UIP の蜂巣肺は正常肺の末梢に現れ，突然に囊胞を作っているのである．

一方，牽引性気管支拡張の症例を図 35 に示す．生前最後の HRCT では全肺にわたる牽引性気管支拡張で中枢から末梢まで均一な所見であり，最末梢の胸膜直下ではむしろ所見は軽い（図 35 矢印）．この症例の剖検肺を伸展固定した標本の割面では，牽引性気管支拡張を反映して拡張した気道は遠続しているので底はない（図 36）．この気道を取り出し再構成した画像（図 37）はそのことを明確に示している．

ここで注目すべきはこれら 2 症例のミクロ標本である（図 38）．マクロ像や生前の HRCT を参照せずにこれらのミクロ標本だけを顕鏡して一方が蜂巣肺，もう一方が牽

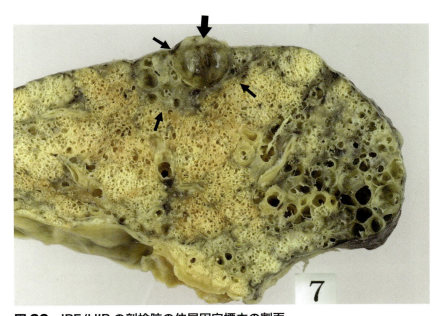

図 32　IPF/UIP の剖検肺の伸展固定標本の割面
HRCT 像と同様に正常肺の中に蜂巣肺がある（矢印）．蜂巣肺の囊胞は球体なので囊胞の割面には底（太矢印）がある．

I章. 総論

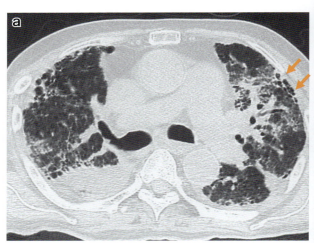
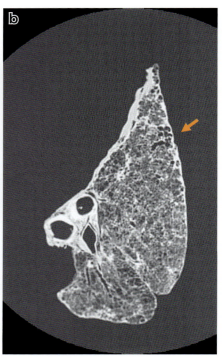

図33 IPF/UIP の症例
a：生前最後の HRCT．蜂巣肺を矢印で示す．
b：同一症例の伸展固定肺標本の薄切 CT
vivo HRCT の蜂巣肺（矢印）は伸展固定標本の蜂巣肺（矢印）に対応している．

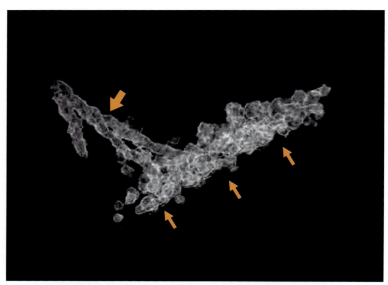

図34 伸展固定した標本の連続撮影した CT 像から気道を取り出して再構成した 3D 画像
胸膜面に存在する蜂巣肺（矢印）に流入する末梢気道（太矢印）に拡張はない．

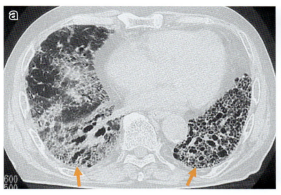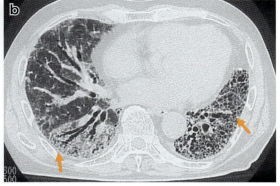

図35 牽引性気管支拡張の生前最後のHRCT像
肺野全体に時相の揃った所見があり，どの部分をみても牽引性気管支拡張が中心である．注意深くみると気管支の最も末梢の胸膜直下は所見が軽い（矢印）．

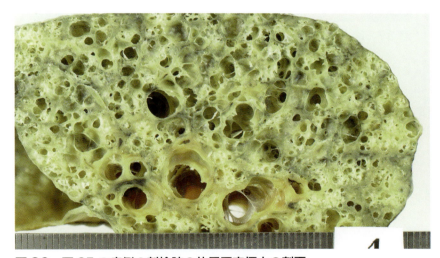

図36 図35の症例の剖検肺の伸展固定標本の割面
牽引性気管支拡張は気道なので連続性があるため，当然ながら底はない．

引性気管支拡張と読み分けられる病理医は多くない．一方，両者を画像処理し，HRCT像から透過像を作製したものを図39に示す．両者の違いはこの透過像では明らかである．したがって，蜂巣肺を正確に定義するにはミクロのみではなく，マクロ標本の所見や生前のHRCT像を加味する必要があると思われる．

6. 特発性間質性肺炎と原因のある間質性肺炎

膠原病のなかにもIPF/UIPと鑑別の難しいものがあり，その代表はリウマチである．また，膠原病のなかには肺野病変が先行するものがある．これらは特発性の間質性肺炎との鑑別が特に難しい．画像の立場ではHRCTでUIPパターンやNSIPパターンをみた場合，臨床で膠原病が確定されないときはその可能性を念頭に置いて経過観察していくことが重要である．これらはIPAF（interstitial pneumonia autoimmune features）[26]

33

I章. 総論

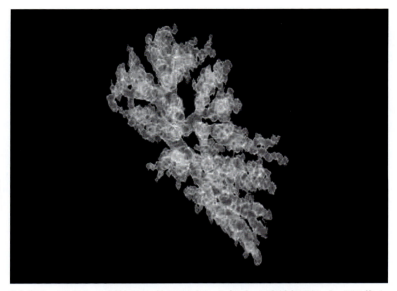

図37 図36の剖検肺を伸展固定した標本の連続撮影したCT像から気道を取り出して再構成した3D画像
牽引性気管支拡張は気道なので3D画像はすべて樹枝状となる．

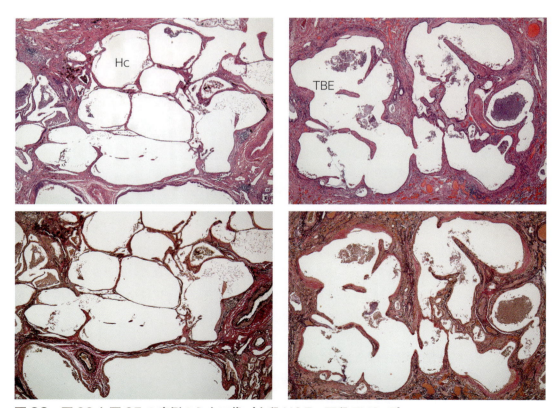

図38 図33と図35の症例のミクロ像（上段H&E，下段EVG×5）
左がIPF/UIP，右が牽引性気管支拡張の部分の標本である．この画像のみで左が蜂巣肺，右が牽引性気管支拡張と読み分けることができる病理医は少ない．

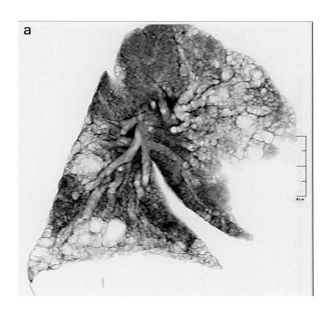
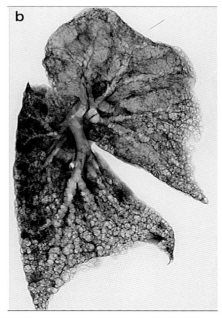

図39 図33と図35の症例の伸展固定標本の連続薄切画像から透過像を再構成したもの
蜂巣肺（b）と牽引性気管支拡張（a）の違いはこの画像をみれば迷うことはない.

として整理されてきている.

　もうひとつ特発性の間質性肺炎と鑑別が難しいのは慢性過敏性肺炎である[27〜30]．特に抗原との接触が不明確な潜在発症型の進行した症例では特発性の間質性肺炎と鑑別できないものもある．ただし，上肺野に気道中心性の所見があること，それが小葉辺縁と手をつなぐ，いわゆる bridging fibrosis を反映した所見があり，呼気CTで限局した過膨張をみれば慢性の過敏性肺炎を推定する根拠となる．われわれは原因のない疾患はないと考えており，少なくとも現時点で原因はわからなくても経過中に確定される症例のあることや，治療は原因によって異なるので安易に特発性として抗線維化薬の治療をするのではなく，間質性肺炎の背景にある原因を十分に調べる必要がある.

　最後に，正確に理解しておかねばならないのは，牽引性気管支拡張までは治療によって改善しうる可能性のある所見であるのに対して，蜂巣肺は改善の余地がないことである．したがってわれわれは牽引性気管支拡張と蜂巣肺は明確に区別するように心がけている．近年抗線維化薬の登場で牽引性気管支拡張と蜂巣肺は明確な区別なく PPF（progressive pulmonary fibrosis）として一括して抗線維化薬の使用が勧められている状況にはある[31]．しかしながら，間質性肺炎の原因の多くは膠原病や慢性過敏性肺炎である．膠原病なら治療はステロイド薬と免疫抑制薬が第一選択であるのに対して，慢性過敏性肺炎は抗原回避が治療の中心となる．

7. 経時変化の重要性

　間質性肺炎の診断は難しいものが多く，初回の画像のみでは正確な判断のできないも

I章. 総　論

のも多い．このときに重要なのが病変の進行具合の把握で，間質性肺炎の症状としてよくみられる労作時の息切れが急性なのか，亜急性あるいは慢性なのかは大変重要である．臨床では，たとえば加湿器を付けると息が苦しくなるとか，数ヵ月前から階段をのぼると息が苦しくなるといった，問診に重要なヒントのある場合もある．画像の読影においても，経時変化は非常に重要である．たとえば心不全が疑われるような場合は，安静と酸素投与で利尿薬を使いながら経過観察すると簡単に答えの出せる場合もある．複雑な臨床背景のある症例では，優秀な内科医と仕事をすることが重要で，過敏性肺炎の症例などでは時には家庭環境のチェックに家庭訪問を行って，鳥飼育環境や，空調の状態などを調べるのは内科医の仕事である．

文　献

1) 藤堂義郎ほか．肺野末梢病変の CT Review 像．臨床放射線 1982；**27**：1319-1326

2) Itoh H, et al. Radiologic-pathologic correlations of small lung nodules with special reference of peribronchiolar nodules. AJR 1979；**130**：23-231

3) Thompson PJ, et al. Srinking lungs, diaphragmatic dysfunction, and systemic lupus erythematosus Am Rev Respir Dis 1985；**132**：926-928

4) Noma S, et al. Sequential morphologic changes of elastase-induced pulmonary emphysema in pig lungs. Invest Rad 1991；**26**：446-453

5) Murch CR, Carr DH. Computed tomography appearance of pulmonary alveolar proteinosis. Clin Radiol 1989；**40**：240-243

6) Murayama M, et al. "Crazy Paving Appearance" on High Resolution CT in Various Diseases. JCAT 1999；**23**：749-752

7) Murata K, et al. Pulmonary parenchymal diseases：evaluation with high-resolution CT. Radiology 1989；**170**：629-635

8) 伊藤春海．HRCT 読影のための肺基本構造―肺実質を中心に―．日本胸部臨床 2002；**61**：S25-S36

9) 岩崎龍郎．結核の病理，財団法人結核予防会，昭和 51 年 4 月 1 日復刻版発行

10) Reid L. The secondary lobule in the adult human lung with special reference to its appearance in bronchograms. Thoax 1958；**13**：110-115

11) Miller WS. The acinus. In Miller WS（ed），The Lung, 2nd Ed, Charles C Thomas, Springfield, 1950：p.203-205

12) 伊藤春海．肺・非腫瘍性疾患（肺疾患の立体的理解に向けて）Ⅰ：総論および間質性肺炎肺基本構造の立体的理解―画像診断の立場から―．病理と臨床 2014；**32**：940-954

13) Murata K, et al. Centrilobular lesions of the lung：demonstration by high-resolution CT and pathologic correlation. Radiology 1986；**161**：641-645

14) 山中晃，横山武．肺の中間領域．肺病理アトラス―呼吸器疾患の立体的理解のために，文光堂，東京，p.6，1985

15) Noma S, et al. High-resolution computed tomography of the pulmonary parenchyma. Semin Ultrasound CT MR 1990；**11**：365-779

16) Nakatsu M, et al. Large coalescent parenchymal nodules in pulmonary sarcoidosis；"sarcoid galaxy" sign. AJR 2002；**178**：1389-1393

17) Yoshimura H, et al. Pulmonary asbestosis：CT study of subpleural curvilinear shadow. Radiology 1986；**168**：653-658

18) Sumikawa H, et al. Usual interstitial pneumonia and chronic interstitial pneumonia：Analysis of CT appearance in 92 patients. Radiology 2006；**241**：258-266

19) 伊藤春海. HRCT による特発性肺線維症（IPF/UIP）の診断と鑑別. 最新医学 2001；**56**：2512-2520

20) Arakawa H, Honnma K. Honeycomb lung：history and current concepts. AJR 2011；**106**：773-782

21) Johkoh T, et al. Honeycombing on CT：Its definition, pathologic correlation, and future direction of its diagnosis. Eur J Radiol 2014；**83**：27-31

22) Hansell DM, et al. Fleischner Society：glossary of terms for thoracic imaging Radiology 2008；**246**：697-722

23) Watadani T, et al. Interobserver variability in the CT assessment of honeycombing in the lungs. Radiology 2013；**266**：936-944

24) 野間恵之ほか. HRCT における蜂巣肺の定義と顕微鏡的蜂巣肺. 臨床放射線 1999；**44**：73-77

25) Mino M, et al. Serial changes of cystic air spaces in fibrosing alveolitis：a CT-pathological study. Clin Radiol 1995；**50**：357-363

26) Fischer A, et al. Eur Respir J An official European Respiratory Society/American Thoracic Society research statement：interstitial pneumonia with autoimmune features. Eur Respir J 2015；**46**：976-987

27) Raghu G, et al. Diagnosis of Hypersensitivity Pneumonitis in Adults. An Official ATS/JRS/ALAT Clinical Practice Guideline. Am J Respir Crit Care Med 2020；**202**：e36-e69

28) Hanak V, et al. High-resolution CT findings of parenchymal fibrosis correlate with prognosis in hypersensitivity pneumonitis. Chest 2008；**134**：133-138

29) Adler BD, et al. Chronic hypersensitivity pneumonitis：high-resolution CT and radiographic features in 16 patients. Radiology 1992；**185**：91-95

30) Buschman DL, et al. Chronic hypersensitivity pneumonitis：use of CT in diagnosis. AJR Am J 1992；**159**：957-960

31) Rajan SK, et al. Progressive pulmonary fibrosis：an expert group consensus statement. Eur Respir J 2023；**61**：2103187

3 病理―間質性肺炎の病理形態学

A. 間質性肺炎とは

慢性間質性肺炎ないし肺線維症とは，喫煙歴のある，高齢の，男性に多く，病気のはじまりがはっきりせず，慢性経過をたどり，かつ進行性で，肺容量が減少し，息苦しさが増悪し，右室負荷とともに呼吸不全に陥る，というような独特のプロファイルを持つまれな肺疾患である．その多くは原因不明（原因が特定できていない）であったが，鳥の羽毛や糞の吸引などが原因と考えられる事例もあることがわかってきた．肺に起こる形態変化は，肺の間質に炎症が生じ，線維化が進行する．肺下葉，胸膜沿いに病的変化が生じ，下葉の短縮や肺組織の破壊が起こり，蜂巣肺と呼ばれる嚢胞性変化が進行する，と記載されている．

『特発性間質性肺炎 診断と治療の手引き改訂第4版』は国際ガイドラインと整合する規約として重要であるが，その第I章「びまん性肺疾患と特発性間質性肺炎」にはこの病気の定義は書かれていない[1, 2]．難病医学研究財団／難病情報センターのホームページには，特発性間質性肺炎（指定難病85）は，様々な原因からこの肺胞壁に炎症や損傷が起こり，肺胞壁が厚く硬くなり（線維化），ガス交換がうまくできなくなる病気，という病気の定義が記載されている．

「手引き」では，第II章の5「間質性肺炎の病理総論」にいたって病気の定義が登場する．そこには，「特発性間質性肺炎（IIPs）の定義」として以下の記述がある．

古くから間質性肺炎は，間質を病変の主座として引き起こされる炎症性疾患であり，肺胞腔の反応はあっても軽いと定義されてきた．しかしIIPsに含まれる疾患群では，① usual interstitial pneumonia（UIP）パターンを代表とする慢性線維化性間質性肺炎において，肺胞腔に形成される線維化も重要な病変であることが確認されたほか，② organizing pneumonia パターンや pleuroparenchymal fibroelastosis のように，肺胞腔の器質化・線維化病変が優位な病態も含まれるようになった．

国際ガイドラインにおいては，IIPs は非腫瘍性びまん性肺実質性肺疾患（diffuse parenchymal lung disease）の一群であり，炎症もしくは線維化から成る種々の病理パターンによって肺実質が傷害される多様な疾患の集まりと捉えられている．病理総論的には，どの病理パターンにおいても一義的な病変は肺胞壁間質に存在するが，しばしば気腔や末梢気道，血管をおかす病態と定義されている．なお，この場合の「実質」は，本邦で定義されてきた「肺胞壁に対する肺胞腔および肺胞上皮」ではなく，「ガス交換という肺本来の機能に関与する，肺胞壁・肺胞腔を含む肺胞領域」という意味合いで使われた用語と理解される．

これを読んで，「間質性肺炎」とは何かを明快に理解できるだろうか．「間質性」肺炎といいつつ，実質の病態も含むとされ，また，間質性肺炎の類縁ないし近縁疾患，ある

いはその鑑別病態が多く含まれていて，それぞれの境界が重なり合うこともあって，原因不明の間質性肺炎，特に IPF/UIP がわかりにくくなっているように感じられる．

間質性肺炎は歴史的に Liebow の5分類が基本になっている[3]．Liebow（1968）は原因不明の間質性肺炎には，usual interstitial pneumonia（UIP），desquamative interstitial pneumonia（DIP），bronchiolitis obliterans-interstitial pneumonia（BIP），lymphoid interstitial pneumonia（LIP），giant cell interstitial pneumonia（GIP）の5つの形があることを記載した．その後，non-specific interstitial pneumonia（NSIP）や respiratory bronchiolitis interstitial lung disease（RB-ILD）などの病態が次々とこれに付け加えられてきた．「原因不明の」という観点からみると，GIP は hard metal lung であり，DIP や RBILD の多くは喫煙関連，LIP の本質はリンパ増殖性疾患，NSIP もその多くは膠原病などが背景にある．BIP の本質は肺胞腔内のポリープ（polyp をポリープと表記するのは医学だけ）型肉芽組織形成であり（器質化肺炎，cryptogenic organizing pneumonia：COP），これを「間質性肺炎」に括るべきかには異論があろう．となると，「原因不明の間質性肺炎」として残るのは UIP/IPF のみであろう．そして，現在でもこれが問題なのだと思う．このあたりの歴史的変遷は小橋の図が明快である（図1）．

「原因不明の」ということについては，現時点では原因が特定できていないということで，鳥の羽毛や糞の吸引などのように原因が解明されてきたものもある．原因が特定できていないものの一部は宿主側に要因がある．すなわち，病気の発症，進行は宿主の感受性（reactivity）ではないかと推測される．この場合，発症の要因は冷たい空気に触れるとかある種の物質の吸引など，特定の要因に限定されない場合があることを意味している．この観点からは，追及すべきは感受性遺伝子あるいは感受性を規定する環境

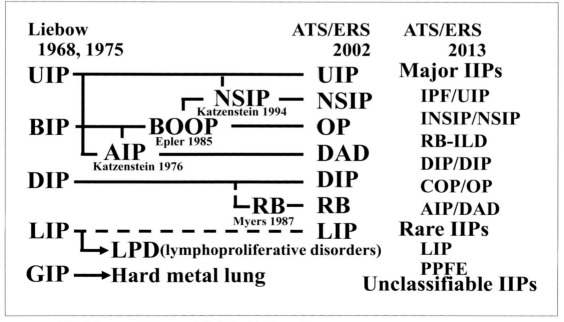

図1 間質性肺炎―その分類の歴史的変遷（小橋原図）

（肺，あえて狭義には肺胞腔の，pHや温度，湿度といった物理化学的環境）であろう．

B. 肺の構造からみた間質性肺炎―肺の間質とは

1. 呼吸器の発生を知ることは肺構造を理解する基本

　肺はガス交換をするために発達した臓器である．ガス交換をするには，肺胞に空気が入ることおよび肺胞まで空気を運ぶ通路（気道系）が整備されていることが肺構造の原理である．気道も肺胞も開いていないと役に立たない．肺の虚脱（無気肺）は肺疾患の基本である．ガス交換を効率よく行うために，呼吸器が進化の過程で追い求めてきたのは，空気と血液との接触面（肺胞面積）を可能な限り大きくする，間質を極限まで削減する，低圧系の循環網をつくり上げることであった．これらのことがらは，ヒトの個体発生の過程でも行われている．

　前腸の腹側に将来呼吸器に発達すべく運命づけられた細胞群が出現し，それらが最初に形態形成を行う肺の原基は管状構造である（肺芽 lung bud）．この管状構造（原始気道）が分岐（分芽）と伸長を繰り返し，発生の最終段階で肺胞が出現する．発生の初期は，間葉組織のなかに枝分かれを示す中空（管状）構造が埋まっている状態であり，間質の量は多い．これが肺の実質と間質の基本的な関係である（図2）．

　発生初期，血管は間質の中央を走行し，気道上皮からは遠いが，肺胞構造が出現する時期までには上皮の直下に移動する[4]．この挙動がガス交換可能な状況をつくる．そののち，急速に間質組織は減少していく（図3）．この点は，間質性肺炎というものを概念的に俯瞰するうえで重要．すなわち，いくら間質が厚くても血管が肺胞上皮直下に存

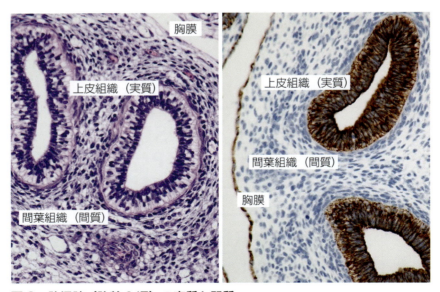

図2　胎児肺（胎齢9週）の実質と間質
左：組織像（HE染色）未熟な間葉組織（間質）の中に肺原基である肺芽の分岐構造が埋まっており，これが肺組織に分化していく（実質）．
右：組織像（抗cytokeratin抗体を用いた免疫組織化学）実質と間質の関係が明瞭に可視化されている．この関係は間質性肺疾患の基本形態でもある．

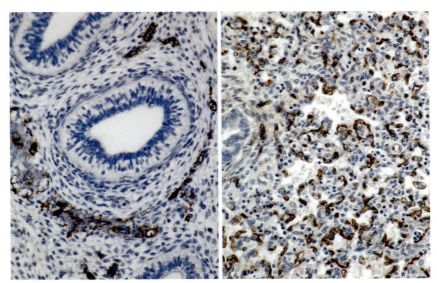

図3　胎児肺の免疫組織化学：血管内皮細胞を抗CD31抗体を用いた酵素抗体法によって可視化
左：9週．血管は上皮から遠い間質の中央に存在．
右：24週．間質はまだ厚いが血管は上皮直下に移動し，血管網構造が発達し，ガス交換可能な構造ができつつある．

在していれば，ある程度のガス交換は可能だからである．

2. 成人肺構造の要—肺胞道という構造の重要さ

　呼吸細気管支以遠の最末梢気道は肺胞道 Alveolargänge（肺胞管 alveolar duct）と呼ばれ，肺胞壁と区別しにくいほどの薄壁構造であり，二次元の組織像ではその全貌が現れることは少なく，意識して観察しなければ肺胞と混同してしまう．成人の肺は，二次元表現である組織標本では肺胞の集合体のようにみえ，気道や血管はその肺胞群のなかに埋まっているようにみえる（図4）．しかし，松本武四郎が鋭く指摘しているように，肺という臓器のすみずみに行きわたっているのは，ある"管系"である[5,6]．松本は，この基本構造を「実質管系あるいは通気路系」と呼んでいるが，その実体は肺胞道（肺胞管）である．肺胞はその「通気路系」から外方に突出する構造として存在している（図5）．肺胞は気道の末端に「ブドウの房」状に配置される構造である，と説明されることが多いが，これはまったく実情に合わない．隙間だらけになってしまうからである．実際は，ある肺胞道に付属する肺胞とそれに隣り合う肺胞道に付属する肺胞は，壁の一部を共有する背中合わせ構造をとっており，じぐざぐに密着して配列している（図5）．したがって，肺胞は"丸い"構造であるはずなく，多面体である[7]．

　肺胞道の内腔を眺めると，その壁には亀甲文様が観察される（図6）．これが肺胞の入り口である．亀甲文様の縁取りは肺胞入口（輪）と呼ばれ，肉眼的には肺胞壁とは明らかに異なる白いワイヤー状の構造として認識され，太くしっかりした弾性線維が配置されている（図7）．肺胞道の壁は，このしっかりした弾性線維の網目構造で形づくら

I章. 総　論

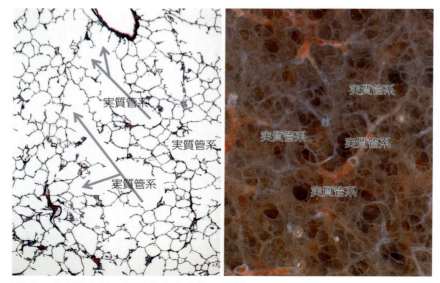

図4　成人肺末梢の組織像と実体像の比較
左：組織像（EMG染色）．肺末梢は肺胞だらけにみえるが，それと気づくと分岐を繰り返す構造がみえる．松本の言う「実質管系」であり，肺胞道（肺胞管）とも呼ばれる（→）．
右：実体像．実質管系（肺胞道）は図の面に直行するところでは"穴"にみえる．

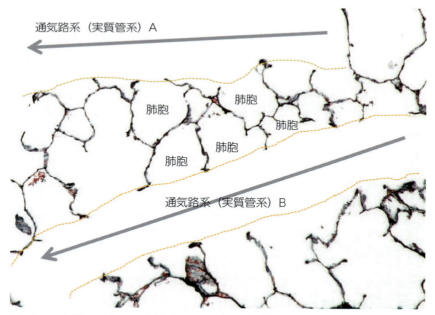

図5　肺胞道（松本の通気路あるいは実質管系）と肺胞の関係（EMG染色）
肺胞は肺胞道から外へ突出する薄壁の立体的構造（多面体）．肺胞道に壁構造はないので肺胞管という表現はふさわしくない．壁は"仮想の壁"（点線）であり，周囲に肺胞がびっしりと並んだ結果「道」になっている．
肺胞道Aに属する肺胞群と肺胞道Bに属する肺胞群はジグザクにぴったりと密着して組み合わさっている．

3 病理—間質性肺炎の病理形態学

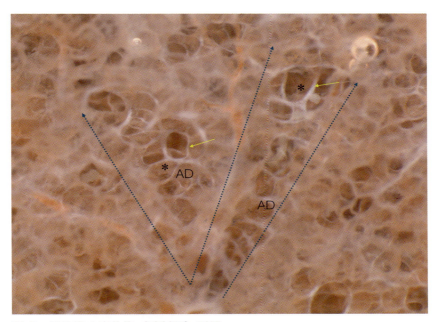

図6 肺胞道の実体像（肺割面）近景
肺胞道（AD）を示す破線（……）はおおよその場所を示すためのガイド．肺胞道内腔をのぞくと，肺胞入口輪（白く太い輪状構造，→）がよくみえ，場所によってはそれに連続して肺胞の薄壁がみえる（＊）．

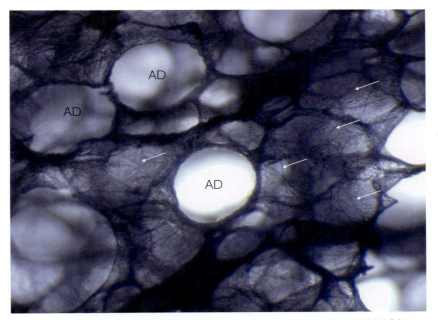

図7 肺胞道と肺胞の弾性線維（Weigert染色を施した肺の実体観察）
肺の一部を染色液に浸し，臓器自体を染色して実体観察．組織切片の観察ではみえない三次元の世界をみることができる．肺胞壁の弾性線維（→）は，一部で軽く波打ってみえるが多くは直線的．網目ではないが交差して配列し，緩やかなネットワークを形成している．

I章. 総　論

れているため，きわめて独特な構造体（ステントのような弾性体）となっており，これが肺のすみずみまで行き渡っていることから，肺構造全体を支える本質的な支持構造となっている．肺胞入口の弾性線維から連続して，細くしなやかな弾性線維が肺胞壁に分布している（図8）．これが肺胞のしなやかな動きを可能にしている．胸膜直下のごく一部分について，肺胞道と肺胞の関係を単純なモデルとして表現した一案を提示してみた（図9）．

3. 肺胞道がみえる―びまん性肺胞障害（肺硝子膜症）

　現在の最も進んだ画像システムでも分解能の限界のため，肺胞道は容易には描出できない．したがって，これを臨床の場で実感することは難しいかもしれない．しかし，「実質管系」が比較的顕在化する病態がいくつかあり，そのひとつがびまん性肺胞障害（diffuse alveolar damage：DAD）である．

　DADでは，硝子膜という一種の滲出物が肺胞入口を塞ぐために，肺胞に空気が入らず，肺胞道に付属する一連の肺胞が虚脱し，その結果肺胞道が拡張する（図10）．DAD病変が高度の場合，ある領域では空気の入っている構造のほぼすべてが肺胞道であることも経験され，空気の入っているところはほぼすべて肺胞道のみという現象が起きる．DADは急性間質性肺炎の形態変化の主体とされており，「間質性」病変と理解されているが，その本質は硝子膜形成の結果による肺胞虚脱であり，虚脱領域の肺胞では虚脱

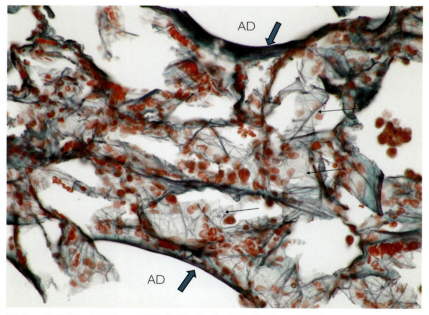

図8　肺胞道（AD）の弾性線維（➡）と肺胞壁の弾性線維（→）（厚切り切片のEMG染色，対物10倍）

肺胞道（肺胞入口部）の弾性線維は太く，一方，肺胞壁の弾性線維は細く繊細．赤血球（赤く染色される丸い構造物）は管外逸出ではなく，毛細血管内に存在しているもの．

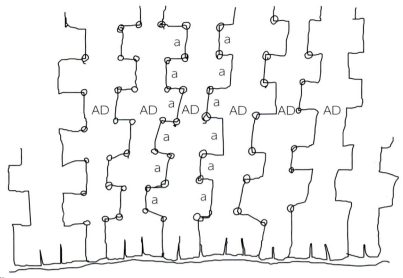

図9　肺胞道（肺胞管 AD）の模式図
松本武四郎の考えに基づく肺胞道（AD）と肺胞（a）の関係（岡原図[4]）．三次元を二次元に投影することは難しい．丸は肺胞入口輪．

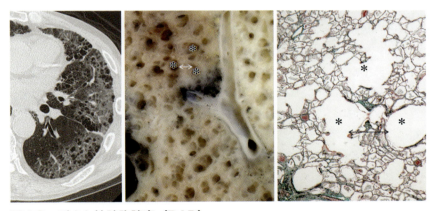

図10　びまん性肺胞障害（DAD）
左：生前のCT画像．気腫性変化とともに胸膜寄りの肺実質には広い範囲にすりガラス陰影（肺の空気が減少した状態）がみえる．
中：剖検肺割面実体像．空気の入っているであろうところ（＊）の隣に空気のないところ（⇔）があり，空気のない所は画像上は「間質」であろうし，肉眼所見でもうっかりすると間質に見えてしまう．
右：組織像（EMG染色）．肺胞入口部に硝子膜が付着したために肺胞は空気が入らず虚脱する（⇔）．その左右にある肺胞道には空気が入るので，肺胞道（＊）が拡張して目立っている．

したことによる肺胞壁のわずかな肥厚とその腔内に少量の滲出物があること以外はみるべき変化はない．したがって，DADを間質性疾患に括ることは正しくない[8,9]．虚脱

I章. 総 論

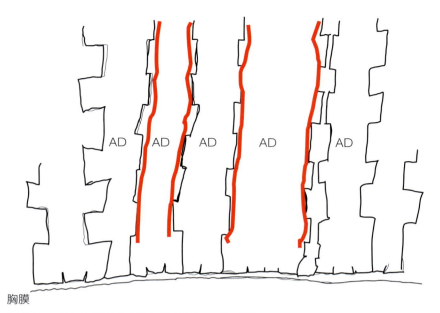

胸膜

図11 びまん性肺胞障害（DAD）の模式図
硝子膜（赤）が肺胞入口部に付着するため肺胞は空気が減り，虚脱する．その結果，
肺胞道が拡張する．この病態は肺末梢における肺胞虚脱の重要な機序のひとつを
教えてくれる．同時に，肺胞道が肺構造の要であることを再認識させてくれる．

した肺胞領域は当然含気が減少し，その隣に存在している肺胞道の含気が増加する．ここに，「空気のない領域」と「空気のある領域」の繰り返し構造が出現する（図11）．空気の少ない領域は，仮に画像で捉えられたとすれば「間質」と表現されるのであろうけれど，実像は「間質」化した（虚脱した）実質である．また，肺胞道のみではガス交換はほぼできないことから，呼吸機能的にも間質障害パターンとなると推測されるが，形態学的現象は実質の虚脱（無気肺）であって，「間質」病変はほぼない．

なお，ついでながらDADを起こした肺に空気を送り込もうとすると，空気の入りが悪く"硬い"肺になると聞く．肺胞壁の繊細な弾性線維が担保していた柔らかな弾力性が肺胞虚脱によって失われ，肺胞入口の太い弾性線維のみになったためではなかろうか．

4. 肺の実質と間質―その多様性

実質という用語の定義からすれば，肺の実質は肺胞の上皮のみということになるが，肺胞が開いていて，かつ，そこに空気がなければガス交換は不可能であることを踏まえれば，山中が指摘したように上皮とともに形態学的には実体のない肺胞腔の全体（空気）を実質と考えるのが理に適っている[10]．このことは，また，胸部画像と実際の病変（病理像）を対比するうえでも重要な点で，胸部X線写真やCT画像では「空気のあるところ」，「空気のないところ」，「空気のあるところ」という繰り返し構造における空気の量，すなわち陰影の濃度差によって肺構造を把握し，「空気のあるところ」が実質であり「空気のないところ」を間質と表現している（図10左）．

生理的状態での解剖学的構造と画像の対比は問題がないのだが，間質性肺病変における「間質」という'コトバ'には注意を払う必要がある．狭義の間質（ガス交換に寄与しうる肺胞中隔（胞隔）のことを指し，生理的間質である），広義の間質（小葉間結合組織，胸膜の結合組織，気管支・肺動脈周囲結合組織など，ガス交換には直接関与しない支持体），および，病的間質をみな「間質」という'コトバ'で呼ぶからである．肺線維症（IPF/UIP）の場合，狭義の間質（胞隔）に炎症性細胞浸潤（細胞性胞隔炎）や線維化が生じるばかりではなく，しばしば肺胞腔内の器質化物が胞隔に付着し（壁在性器質化・線維化）解剖学的な胞隔と一体化（胞隔への組み込み）してガス交換に寄与し得ない病的な間質が形成される（図12），あるいは，一定の領域の肺胞が虚脱・癒合して病的な間質ができる（肺胞の畳み込みや無気肺など）ことがむしろ本質的病変である．これら病的「間質」の両隣には空気の入っている肺胞腔があるから，ここに「空気のあるところ」，「（病的に）空気のないところ」，「空気のあるところ」という新たな繰り返し構造が生じ，「（病的に）空気のないところ」を「間質」と呼ぶことになる．その結果，形態学的には病的現象は腔内反応や肺胞虚脱であるにもかかわらず，「間質」が病変の座であるというコトバのすれ違いが生ずる．このことは間質性肺炎の理解を困難にして

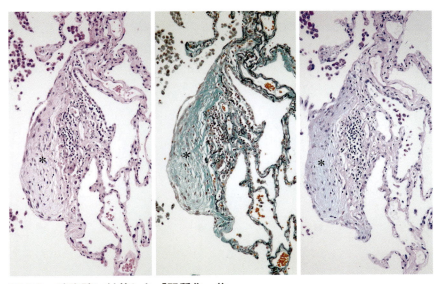

図12　肺胞壁に付着した「器質化」物
左：HE 染色
中：EMG 染色
右：alcian blue 染色
壁在性「器質化」と表現できる．これが本当に創傷治癒現象なのか，これ自体が病気を進行させる組織反応なのかの議論は置き，明らかに腔内現象であるにもかかわらず，HE 染色標本でみると「間質の線維性肥厚」にみえるかもしれない．基質はalcianophilic でその基質のなかに紡錘形細胞がみられることから，UIP/IPF ではfibroblastic focus と評価されるのであろう．この事例ではこのものの表面には上皮細胞の被覆がある．空気が減少した，あるいは，失ったところを「間質」と評価すると実際の組織反応とのあいだに著しい乖離が生じてしまい，共通の用語を失うことになる．

いる一因でもある．肺線維症とは，「間質」に炎症や線維化が起きている疾患ではなく「ガス交換に寄与し得ない病的「間質（空気のないところ）」ができる疾患と捉えておかないと画像と病理所見とに深刻な乖離が生じてしまう．

C. 線維化とは

　線維化（fibrosis）とは病理総論的には膠原線維（collagen fiber）の新生・増加である．皮膚などに創傷が生ずると，組織欠損部には血管の断裂によって出血が起こり，線維素が析出する．次いで好中球の浸潤や組織球が集簇し，時間経過とともに浸潤細胞はリンパ球，形質細胞，好酸球などに置き換えられる．また，肉芽組織の重要要素である血管新生や線維芽細胞の浸潤が線維化（膠原線維の増加）を招き，瘢痕化し，傷は修復へと向かう．この一連の過程の中で形成されるのが肉芽組織（日本語本来の読みは"にくが"だが，医学だけが"にくげ"と発音する）である（**図13左**）．肺でも肉芽組織は形成され，細菌感染などによる肺胞性肺炎の修復過程やポリプ状の器質化物で認められる．もちろん，肺でも線維化（膠原線維の新生・増加）は起きるが，それは創傷治癒の最終段階で生じる現象である．肺という臓器においては，線維化や瘢痕形成はどちらかといえば創傷治癒の異常な転帰と捉えられている[10]．

　肺線維症（IPF/UIP）では，その病名から線維化が一義的異常のように思われがちだが，本質的変化はすでに述べたように肺胞虚脱（無気肺）である．だから肺が縮むのだと思う．もちろん，線維化も起きるが，それは初期の変化ではなく一連の病的現象の終盤の出来事であろう．ある程度病気が進行した状態で生ずる，一種の局所的・続発的修復機転ではないだろうか．一連の経過の中では，皮膚などの創傷治癒で重要な役割を果

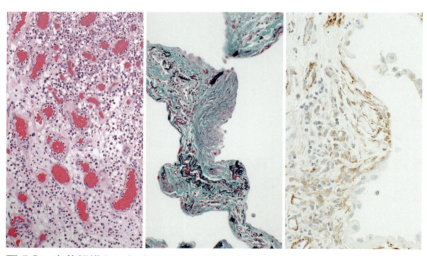

図13　肉芽組織といわゆる "fibroblastic focus"
左：肉芽組織は毛細血管網とその周囲の炎症性細胞からなる（HE染色）．
中：肺胞壁の表面に付着した myxoid mesenchymal tissue with fibroblasts（EMG染色）．
右：抗α-smooth muscle antigen 抗体を用いた免疫組織化学．Fibroblasts の多くは陽性反応を呈する．

たしている真の肉芽組織もできていない可能性がある．肉芽組織の構成要素で重要な血管新生があまりみられないからである．

　肺線維症でも壁在性の「肉芽組織」形成があって，いわゆる"fibroblastic foci"と呼ばれている（**図13**）．これは肉芽組織なのか？　"Fibroblastic foci"は，通常の創傷治癒過程ではその主体ではないし，それだけができている状態には遭遇しない．Fibroblastic fociと呼ばれている組織反応は，myxoidな基質の中に線維芽細胞が侵入・増加した状態にみえる．少数のリンパ球や形質細胞，時には好酸球などが観察されるが密な細胞浸潤は稀で，血管新生はほとんどない．特殊な肉芽組織なのかもしれないが，これを病理総論でいう肉芽組織とはいいにくい．そこに生じている組織現象をみえたまま'コトバ'にして，myxoid mesenchymal tissue（粘液様間葉組織）形成と表現すべきなのではなかろうか．その意味でgranulation tissueではなくfibroblastic fociと呼ぶのはある程度首肯できる．線維芽細胞の侵入や膠原線維の増加（線維化）が認められれば，with/without increase of fibroblast and/or fibrosisとすればよかろう．

　Myxoid mesenchymal tissueで重要なのは，もちろんfibroblasts（細胞）であるがmyxoid material（基質）も無意味ではなかろう．前者は膠原線維形成に必須であるが，fibroblastsは一種類ではないことがわかっている．癌などの転移研究では，α-smooth muscle actinを持つfibroblastsとmeflinという蛋白を持つfibroblastsでは浸潤などの病態が異なることが知られている．動物実験では肺の炎症性疾患（肺線維症）でも病変の進行が異なることが知られている[11]．もちろん，fibroblastsが持っている蛋白はα-smooth muscle actinやmeflin以外にもあるだろうが，少なくともfibroblastsとひとくくりにはできないことは確かである．また，基質について，現時点では病気との関連を示す情報は少ないが基質の構成成分，主体はヒアルロン酸やコンドロイチン硫酸などの複合糖質（proteoglycan）あるいはmatrix metalloproteinases（MMP）など，の違いが病気を進行させたり抑えたりする可能性があることは容易に想像できる．物理化学的には，組織同士をくっつける糊のような役目もする可能性がある．その意味でもfibroblastic fociがあるというだけではIPF/UIPを考える場合に何の情報にもならない．また，fibroblastic fociはIPF/UIPの専売特許ではなく，様々な間質性疾患，あるいは間質性肺疾患以外の肺病変でも観察される[12]．現時点では明確なことはいいにくいが，α-smooth muscle actinを持つfibroblastsが優勢なmyxoid mesenchymal tissue形成は線維化（膠原線維の増加）が進行する可能性が示唆されるし，肺の虚脱や構造破壊に関与している可能性もある．

　なお，組織標本上でfibloblastic fociを見出す目的でalcian blue染色を好む病理学徒もあるが，alcianophilic materialのほとんどない，すなわちalcian blue染色陰性のfibroblastic fociもあることには注意を払っておきたい．また，現在alcian blue染色はpH2.5が主流だが，かつて頻用されていたpH1.0などでは検出される物質が異なるわけで，alcian blue染色以外の酸性ムコ多糖類染色の意義も問い直さなければならないだろう．免疫組織化学万能時代ではあるが，古典的な組織化学は別の角度から思いがけない光を当ててくれる可能性がある．

I章. 総　論

D. 膠原病に伴う肺線維症はあるか

　関節リウマチ（RA）や全身性硬化症（SSc）では肺線維症が起こることがあるとされている．膠原病に原因不明の肺線維症（UIP/PF）が合併するのだろうか．RA やSSc に起こったとされる肺線維症の臓器をみていると，その本質は UIP/IPF に起こっている事象とはやや異なっている事例にしばしば遭遇する．ここでは象徴的な 2 事例を示説する．

　RA の経過観察中に主として両肺下葉に間質性陰影が生じ，緩徐ではあるが次第に増悪し，囊胞も出現してきたので画像診断としては肺線維症が生じ，進行していると評価された（図14，図15）．そして経過中に腫瘤が出現し，肺癌と判断されたので肺葉切

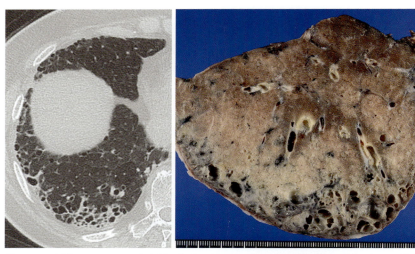

図14　関節リウマチの経過観察中，両肺下葉に間質性病変が出現し，蜂巣肺と考えられた．肺癌を併発したため手術が行われた
左：CT．肺下葉胸膜直下領域に蜂巣肺形成があると評価され，肺線維症と判断された．
右：切除下葉の非腫瘍部分の肉眼所見．遠景では穴あきにみえる．

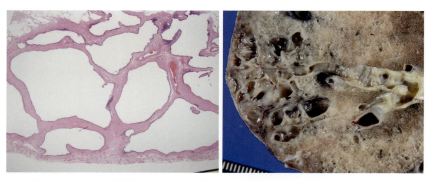

図15　図14の組織像（左 HE 染色）と肉眼部分像（右）
HE 染色標本では蜂巣肺にみえるが，臓器を消息子を使って観察すると，穴はすべて気管支と連続しており，細気管支拡張であることがわかる．

除が行われた．その非腫瘍部の組織標本を観察すると，蜂巣肺にみえる穴があり，そこを線維化部とすると正常部との境界は明瞭で，これらの組織所見からは典型的な IPF/UIP と判断したくなる．しかし，ゾンデを用いて臓器を子細に観察していくと"穴"はすべてつながっていて，拡張した気管支であることが読み取れた．二次元情報である組織標本の危うさである．組織標本には多くの情報があり，これをしっかり読み取ることは重要であるのだが，二次元情報しかないのである．一部分を連続切片で積み上げて組織再構築をすれば肉眼情報とまったく同じ情報は得られたであろう．しかし，日常的に何百枚もの組織標本をつくることはしない．肉眼情報は，不完全ではあるが三次元情報が得られる．

　もう一事例は SSc である．長期に経過観察された事例で，画像診断的には完成された蜂巣肺が肺下葉の多くの領域を占めていて，肺線維症と判断されていた．この事例では末期に太い肺動脈に血栓形成が生じ，右心不全が進行して亡くなられた（**図 16**，**図 17**）．その剖検肺である．組織所見は典型的な蜂巣肺にみえたが，部分的に気管支拡張が示唆されたので，ここでも臓器を見直してみた．二次元でみえていた"穴"はこの事例でもほぼすべてつながっていて，気管支拡張であろうと判断できた．

　ここでは膠原病に生じる肺線維症とされるものの全貌を論じることはできないが，提示した 2 事例は気管支拡張であった．二次元情報でしかない組織標本からは気管支拡張であることを見抜くことはなかなか難しい．もちろん，組織標本は重要だが，本質を見

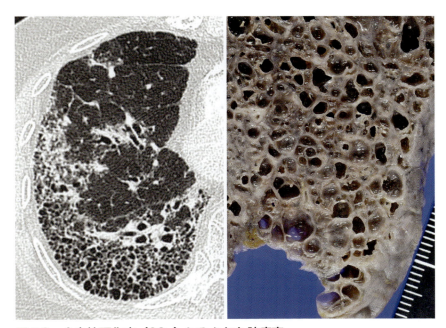

図 16　全身性硬化症（SSc）にみられた肺病変
左：CT 像．下葉胸膜直下領域に"蜂巣肺"が生じ，経過とともに進行したため肺線維症と考えられた．
右：剖検肺の下葉割面．確かに一見蜂巣肺にみえるが胸膜面はあまり凹凸がなく平坦な印象．

I章. 総　論

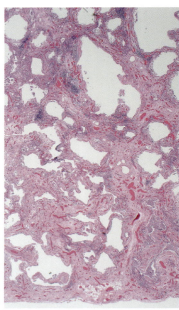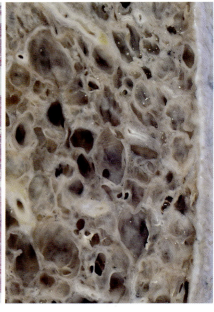

図17　図16と同一事例
左：組織像（HE染色）．二次元観察ではなかなか本質は見抜けず，一見，蜂巣肺にみえる．
右：実体像拡大．穴にみえたところは，二分岐する管状構造であり，消息子などを用いて検索するとつながりがわかる．すべて細気管支拡張であって蜂巣肺ではない．三次元観察が重要．

誤る場合もあることをぜひご理解いただきたい．組織標本（二次元情報）しかない臨床―画像―病理対比は，時に不毛である．

　この項の最後に，三次元観察が重要であることを教えてくれた事例を提示したい．それは胎児・新生児の肺にみられる先天性囊胞状腺腫様形成異常（congenital cystic adenomatoid malformation：CCAM）である（**図18，図19**）．二次元の情報である組織像は多数の囊胞の集合にみえる．だからCCAMという病名が与えられたのだろう．しかし，組織標本をつくった部分の肉眼観察をすると，そこに展開された三次元世界は二次元である組織標本からはにわかには想像できないものであった．二次元で"穴"にみえていた構造は全て一連の管状構造であることが一目瞭然．その内面の構造からこれが細気管支であることも肉眼で判断できる．三次元といっても構造物の再構築を行ったわけではないから不完全な三次元情報ではあるが，二次元の組織像で陥った判断の誤りを修正するには十分．想像をたくましくすると，この病気は細気管支の分岐は進むが肺胞が形成されない異常なのではないかという推測もできる．三次元情報おそるべしである．現在病名は，先天性肺気道形成異常（congenital pulmonary airway malformation：CPAM）と変更された．

E. 上葉優位型肺線維症と弾性線維

　　Pleuroparenchymal fibroelastosisと網谷病の異同についての議論は長くなると思う

のでここではしないこととする．ここでは pleuroparenchymal fibroelastosis とされているものが「間質性」肺疾患なのかについて考えてみたい．この病態も病的肺胞虚脱が進行し，肺が縮むという意味では IPF/UIP に類似している．これまでに数例の pleuroparenchymal fibroelastosis であろうと思われる事例に遭遇したが，これがそうだといえる自験事例がないので，この疾患については本書の別項の記載に譲りたい．以下の記述は pleuroparenchymal fibroelastosis とされている病態に極めて近似の組織反応である肺尖帽（apical cap）を題材としたい．

　肺尖帽（apical cap）は剖検肺や手術事例で比較的高頻度に遭遇する．肺尖部から肺上葉の側面にみられる不整形（地図状）の，一見，胸膜肥厚にみえるもの（**図 20**）．病気なのか健常範囲の局所形態変化なのかはわからないが局所変化である．通常，胸膜の肥厚はない．特徴的な形態変化は胸膜直下の一定範囲に弾性線維の密な畳み込みがあること．HE 染色ではほぼ均一に好酸性に染色される，板状ないし層状構造で，弾性線維染色をしなければ「線維化」にみえるかもしれない．このような組織所見を fibroelastosis と呼んでいるのだろう．しかし，多くの場合線維化（膠原線維の増加）はあってもわずかで，弾性線維染色をすると確かに弾性線維が肺の面積あたりは明らかに増えている．しかし，これは肺胞を含む肺組織の虚脱である．これだけの密な弾性線維があるのだから肺の相当面積が虚脱しているのだろう．どうしてこのようなことが起きるの

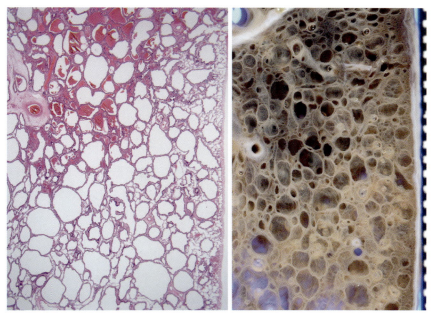

図 18 congenital cystic adenomatoid malformation（CCAM）先天性嚢胞状腺腫様（腺様）奇形（形成異常）
左：組織像（HE 染色）．二次元の組織では，比較的揃った穴（腺様構造）がひしめきあっている．蜂巣肺にも通じる形態．
右：ほぼ同部位の実体像．不完全ではあるが三次元の構造を見ると嚢胞などではないことが一目瞭然．組織像の限界を思い知るとともに，肺線維症における蜂巣肺も二次元観察では誤った結論へ導かれてしまうことを痛感．

Ⅰ章. 総　論

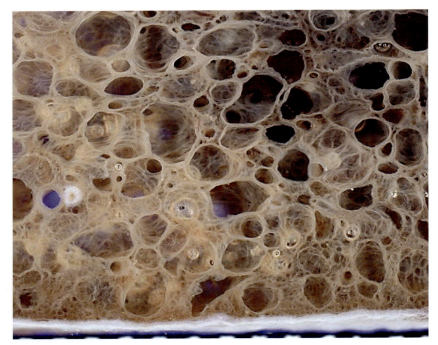

図 19　実体像（図 18 右）の拡大
穴のようにみえた構造物は 2 分岐をする管状構造の集合であることが読み取れる．そしてその内面をみると細かな皺（筋）状構造があり，これがすべて気管支（細気管支）であることがわかる．
CCAM は現在では congenital pulmonary airway malformation (CPAM) と変更された．納得である．
気道分岐は肺胞が萌出すると停止するのだが，肺胞の分化が起こらないために細気管支分岐が止まらない状況なのではないかと想像される．三次元の肉眼観察は遺伝子異常の存在をも想起させる意義がある．

かはよくわからない．肺尖部の全体に起こるものではなく限局性に生じる．弾性線維が増えているという実感はない．この部分の鍍銀染色を観察すると，弾性線維の間にやや好塩基性に染色される基質のようなところがあり，そこには細網線維（reticulin fiber）が増加していることがある．細網線維がどのように形成されるのかはわからないが，細網線維は重合すると 3 型 collagen になるとされる．

　弾性線維 elastic fiber はその構造特性から抽出が難しく，今世紀になって可能になってきた．したがって，弾性線維の研究はようやく緒に就いたのである．現時点では生化学的な分析が主であって，ヒトを含む哺乳類の生体内でどのように生合成されるのかなどについては今後の研究の進展に期待している．それが解明されれば，線維化は膠原線維の新生・増殖だけでなく弾性線維の増加によるものも新たに付け加えられる可能性があろう．ヒトを含む哺乳類の弾性線維はターンオーバーが極めて遅いので，elastase などによって破壊されるとほぼ新生できないとされる[13]．したがって，弾性線維の新生・増加というような病態は考えにくい．ヒトでは elastofibroma という軟部腫瘍以外に elastic fiber が病的に増加する疾患は知られていない．分化した肺腺癌の腫瘍中心部に

3 病理—間質性肺炎の病理形態学

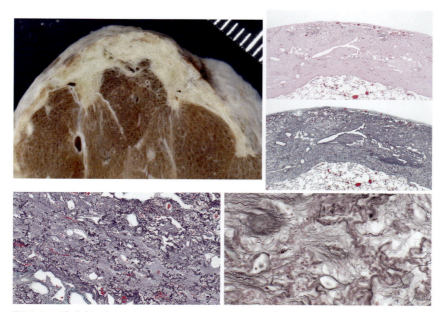

図 20　肺尖帽（apical cap）
左上：肉眼（水浸実体所見）胸膜直下に層状の貧血性領域があり，一見，線維化にみえる．
右上：その組織所見．右上の上は HE 染色標本で，一様にピンクに染色され，一定の幅を持つ線維化にみえる．しかし，同部位を弾性線維染色（EMG 染色）で観察すると肺実質（肺胞）の虚脱であることがわかる．
左下：その拡大．虚脱した肺胞腔内に空気も膠原線維（線維化）もないが，無構造な基質が存在している．
右下：同部位の鍍銀染色．基質のなかに弾性線維よりも細い線維（細網線維）の増加がみえる．細網線維は 3 型コラーゲンになると考えられている．

「中心瘢痕」と称される「線維化」部ができるが，これも肺胞虚脱である．もちろん，肺にも瘢痕はできる．一例が肺生検跡である（**図 21**）．

　Pleuroparenchymal fibroelastosis と呼称されている病変について現在わかっていることは，どのように起こるかはわからないが，胸膜直下の肺組織が無気肺に陥って虚脱し，空気を失った領域が生じ，それが進行することである．ガス交換に寄与できない病的な「空気のないところ」ができ，その隣には空気の入っている肺組織があるために，ここが「間質」と評価されるのであろうが，形態学的には「間質」の変化ではない．この観点から，pleuroparenchymal fibroelastosis は間質性肺疾患ではなく，間質性肺炎の類縁疾患でもないとせざるを得ない．ここでもコトバのすれ違いが起こっている．

文　献

1）日本呼吸器学会（編）．特発性間質性肺炎 診断と治療の手引き，第 4 版，南江堂，東京，2022
2）American thoracic society. Idiopathic pulmonary fibrosis：diagnosis and treatment.

Ⅰ章. 総 論

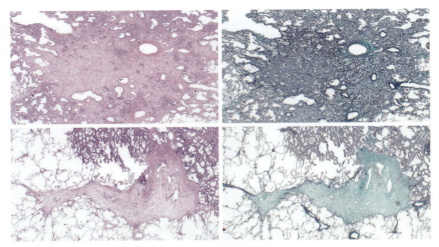

図21　肺腺癌の中心「瘢痕」と真の瘢痕組織
上段：肺腺癌の中心部にしばしば認められる「瘢痕」と呼ばれている組織反応．HE 染色（左）で観察すると一様にピンクに染色されているので「線維化」と誤解されるが，弾性線維染色（EMG）染色でみるとほぼ破壊のない肺胞（肺実質）の高度の虚脱である．これは「瘢痕」ではない．
下段：TBLB 跡の線維化．真の瘢痕は肺胞組織の消失の跡に線維化（膠原線維の増加）が生じた状態．

　　　International consensus statement. American Thoracic Society（ATS），and the European Respiratory Society（ERS）. Am J Respir Crit Care Med 2000；**161**：646664
3) Liebow AA, Carrington CB. The Interstitial Pneumonias. In：Simon M, Potchen EJ, LeMay M,（eds），Frontiers of Pulmonary Radiology, Grune & Stratton, New York, p.102-141, 1969
4) 岡　輝明. 肺構造の特徴を踏まえた呼吸器疾患の形態学的観察法. 病理と臨床 2014；**32**：955-969
5) 松本武四郎. 病理学講本 呼吸器, 杏林書院, 東京, 1963
6) 松本武四郎. 肺（岩波講座 現代生科学10　組織と器官Ⅱ），飯島宗一, 入沢　宏, 岡田節人（編），岩波書店, 東京, 1977
7) 諏訪紀夫. 器官病理学—器官の構築の機能に対する意味, 朝倉書店, 東京, 1968
8) 岡　輝明. 病理所見の解釈（病理診断の実際），間質性肺炎を究める, 滝澤　始（編），メジカルビュー社, 東京, p.54-69, 2012
9) 岡　輝明. 発生, 構造. 非腫瘍性疾患病理アトラス　肺, 蛇澤　晶, 熊坂利夫（編）. 文光堂, 東京, 2022
10) 山中　晃. 肺実質とは. 呼吸器病学, 第3版, 本間日臣（編），医学書院, 東京, 2013 27
11) Nakahara Y, et al, Fibroblasts positive for meflin have anti-fibrotic properties in pulmonary fibrosis. Eur Respir J 2021 DOI：10. 1183/13993003. 03397-2020
12) Katsuragawa H, et al, Location of fibroblastic foci: does the lesion you observe really suggest usual interstitial pneumonia? Modern Pathol 2025；**38**：100675
13) Van Doren R. Matrix metalloproteinase interactions with collagen and elastin. *Matrix Biol* 2015；**224**：44-46

II

各　論

症例 1 感染を契機に急性増悪を繰り返した慢性間質性肺炎

基本情報

属 性 72歳，男性

主 訴 突然の左胸痛，呼吸困難

患者背景 喫煙歴：20本/日×40年（ex smoker：20〜60歳），職業歴：17歳から鍛冶屋でグラインダー使用，その後農業に従事，粉塵曝露歴：あり，鳥接触歴：なし，ペット飼育歴：なし，漢方・健康食品使用：なし

既往歴 特記すべきことなし

家族歴 特記すべきことなし

現病歴 X-2年8月貧血精査のために施行したCTにて肺陰影を指摘され，9月18日に呼吸器内科を紹介受診，自覚的には3年ほど前から咳嗽，労作時呼吸困難（mMRC grade 1）を自覚しており聴診所見と合わせて間質性肺炎と診断され，精査入院を勧められるも拒否し，定期観察をされていた．ところがX年1月に突然呼吸困難が出現し，近医を受診し左気胸を指

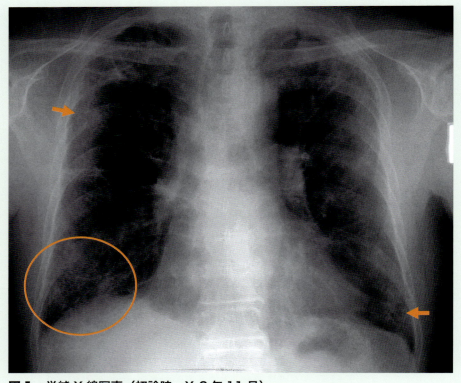

図1 単純X線写真（初診時，X-2年11月）
所見は右下肺野優位（丸印）だが，広く上肺野や左下肺野（矢印）も見られる．

摘され胸腔ドレナージ術を施行，軽快し，後日退院．ブラ切除ならびに間質性肺炎の精査を含め，2月に当院呼吸器内科を受診となった．緊急性はないため予定入院となっていたが，後日，未明トイレに立ったときに突然の左胸痛，呼吸困難が出現したため，当院救急外来を受診し，左緊張性気胸の診断で緊急入院となった．この間，関節痛・乾燥症状・レイノー現象・筋痛・筋力低下なし．

初診時現症　身長 161 cm，体重 59.5 kg，体温 35.6℃，血圧 136/86 mmHg，脈拍 60 回/分・整，呼吸数 28 回/分，酸素飽和度 79%（室内気）→ 92%（酸素 1L 吸入下），呼吸音：右上肺・肺底部にて fine crackles 聴取，左呼吸音は聴取せず，心音：純，四肢：ばち指なし，浮腫・皮疹なし．

臨床情報　は何を見て何を考えるか

　臨床的な基本情報から，①喫煙歴のある 70 歳代男性，②健側肺野背側で fine crackles 聴取，③胸部単純 X 線写真にて右有意な両下肺野にすりガラス陰影，③慢性経過の呼吸困難の存在，④突然の胸痛と呼吸困難から，慢性経過の間質性肺炎に合併した気胸と考えた．慢性経過の病態としては特発性肺線維症を疑う．問診や身体所見上は明らかでないが，慢性過敏性肺炎や肺病変先行型の膠原病の鑑別も必要である．

　以後は緊張性気胸に対してのドレナージならびに外科的処置の適応と考えた．基礎疾患としての間質性肺炎に対する検査として，詳細な画像評価のため HRCT を，そして血液検査として間質性肺炎のマーカーである KL-6 や SP-D，膠原病関連の各種自己抗体，鳥関連の鳥特異的 IgG 抗体やハト血清リンパ球刺激試験などを行うことになる．ただ，本症例は古い症例であるため，可能な検査は限られていた．

血算		生化学		生化学		自己免疫疾患関連	
Hb	13.4 g/dL	BUN	15.2 mg/dL	CK	38 U/L	RF	15.3 IU/mL
Hct	39.5%	Cr	0.8 mg/dL	Aldolase	NA	ANA	<40 倍
Plt	21.7×10⁴/μL	Glu	104 mg/dL	Na	139 mEq/L	抗 DNA 抗体	5.2 IU/mL
WBC	10,900/μL	TP	6.8 g/dL	K	4.1 mEq/L	抗 ENA 抗体	−
Lym	13.0%	Alb	3.7 g/dL	Cl	102 mEq/L	IgG	1,380 mg/dL
Mon	4.5%	LDH	283 U/L	Ca	8.8 mg/dL	IgA	304 mg/dL
Eos	1.0%	AST	18 U/L	BNP	21.6 pg/mL	IgM	85 mg/dL
Seg	80.5%	ALT	16 U/L	凝固		鳥関連：未施行	
Band	1.0%	T-bil	0.6 mg/dL	間質性肺炎マーカー		尿検査	
生化学		γ-GTP	22 U/L	KL-6	NA	蛋白	−
CRP	<0.2 mg/dL	ALP	256 U/L	SP-D	NA	潜血	−

II章. 各 論

1. 血液データの解釈

初回入院時当初は間質性肺炎マーカーである KL-6 や SP-D は検査できず，施行した範囲での自己免疫疾患関連では有意所見は認めない.

動脈血液ガス（nasal 1L）		呼吸機能検査（X-2 年 10 月）		6 分間歩行検査（術後 1 ヵ月）	
pH	7.404	VC	2.74 L（88.1%）	歩行距離	309 m
PaCO$_2$	40.1 Torr	FVC	2.72 L	SpO$_2$	max 98%→min 86%
PaO$_2$	55.5 Torr	FEV$_1$	2.21 L（105.7%）	Borg Scale	0 → 4
SaO$_2$	89.0%	FEV$_1$/FVC	81.3%	心エコー（UCG）：未施行	
		% D$_{LCO}$	31.4%	気管支鏡検査：BAL も含め未施行	
		% D$_{LCO}$/VA	4.04 cc/min/mmHg		

2. 呼吸機能と BAL の解釈

入院時の血液ガス検査では I 型呼吸不全を認めた. また，安定期の呼吸機能検査では容量の減少はなく閉塞性障害も認めなかったが，% D$_{LCO}$ 高度低下および D$_{LCO}$/VA 軽度低下より，拡散障害は高度であったが肺実質の破壊は比較的軽度であった. また，ブラ切除後に施行した 6 分間歩行検査では拡散障害による著明な酸素飽和度の低下を認め，歩行距離も予測距離より低下していた.

3. 臨床情報のまとめ

喫煙歴のある間質性肺炎患者で，肺容量は比較的保たれていたが，D$_{LCO}$/VA の軽微な低下と D$_{LCO}$ の著明な低下が認められ，間質性肺炎が主体の病態と考えられた. 今回の発症は気胸による突然の呼吸困難であり，再発を繰り返していたために外科的処置が必要と考えられる.

画 像 は何を見て何を考えるか

胸部単純 X 線写真も HRCT でもまず，肺内の所見の分布を捉えること，次いで HRCT では所見の時相を捉えることが重要.

1. 初診時の胸部単純 X 線写真（図 1）

所見は右下肺野優位である（○部）が，左下肺野や両側上肺野にもみられる（矢印）. 主として網状影で，右上葉にはブラも認められる.

2. 胸部単純 X 線写真と同時期の HRCT 像（X-2 年 10 月：図 2）

①右下葉の背側には，網状影の中に内部の嚢胞が散見される（**図 2-b** の○1）.
②右中葉背側には，広がりは小さいが上記①と同様の所見がある（**図 2-b** の○2）.

症例1　感染を契機に急性増悪を繰り返した慢性間質性肺炎

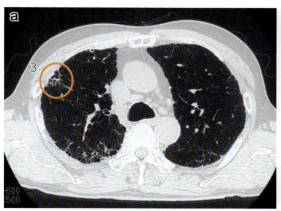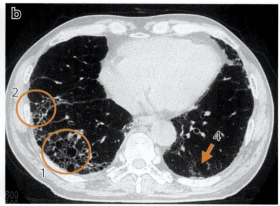

図2　CT（初回，X-2年10月）

③右の上葉には，周辺が全くの正常肺の中に突然上記①②と同様の網状影と囊胞が出現している（図2-aの○3）．

④注意してみると，左肺の末梢にも粒状影といえるようなわずかな所見が指摘できる（図2-bの矢印4）

3. 画像の解釈

多くの間質性肺炎と異なり，本症例では気道周囲間質の所見はない．所見は肺野の末梢，正常肺の中に突然狭い範囲の網状影と囊胞が出現する．図2のHRCT像の4から始まり3→2→1へと進行していると理解することができる．この所見が，分布がバラバラで時相もバラバラというIPFの特徴と我々が考えている所見である．

病　理

1. 病理解説

①左肺．ハイツマン法による伸展固定後のCT相応の水平断の割面

図3では下葉を主体に，径5mmからやや小型の囊胞性病変（球状なので，断面ではお椀型）が多数みられ，上葉にかけても胸膜側などに囊胞性病変が散見される．囊胞性病変周囲に線維化病変が広がり，胸膜側など線維化部分は黒色調で，小葉中心の気道周囲も肺門部のリンパ節も黒色調で，炭粉沈着がうかがわれる．その他の背景肺の線維化は軽度で，構造は比較的よく保たれている．図4に代表的な病変部，矢印部の大切片の詳細を示す．

図4には前方，胸膜側，後方に線維化を伴った囊胞形成があり，上の胸膜側の大きい囊胞は径約1cm弱，下の下方の囊胞は大きいもので径5mm弱．囊胞の切断面の肉眼像は，いずれもお椀型で底が認められるものが多く，囊胞は立体的には球状で，蜂巣

61

II章. 各論

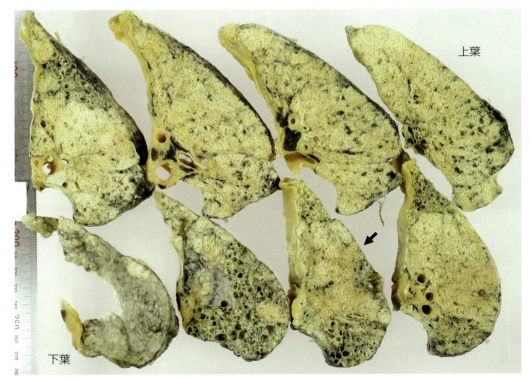

図3　左肺. ハイツマン法による伸展固定後の CT 相応の水平断の割面
図4に代表的な病変部, 矢印部の大切片の詳細を示す.

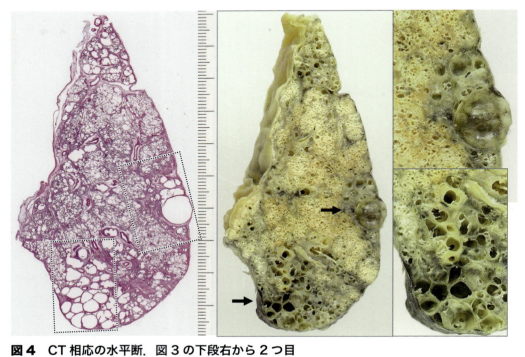

図4　CT 相応の水平断. 図3の下段右から2つ目
左は切断面の大切片 HE 染色, 中は切断面の肉眼像, 右は中図の矢印部分の拡大. 以降, 代表的な嚢胞部分, 点囲み部分を呈示する.

症例1　感染を契機に急性増悪を繰り返した慢性間質性肺炎

肺（蜂窩肺）が主体の病変と考えられる．以降，代表的な囊胞部分，囲み部分を呈示する．

②囊胞の拡大図

図5の左は径5mm弱からやや小型の比較的揃った囊胞性病変で，いずれも囊胞壁は薄く一様で，多くは蜂巣肺と思われる．右は外側胸膜側近傍に広がる斑状の線維化部で，線維化病変内に径1cm弱の大型囊胞と近傍に径3～4mmの小型の囊胞性病変がみられる．大型のものも含め，いずれの囊胞も肉眼形態では蜂巣肺と思われるが，囊胞壁は比較的薄い．

図6では囊胞の大きさは径5mm弱で比較的揃っており，囊胞壁も一様に薄く，EvG染色でみても壁に弾性線維の集簇巣などもなく，蜂巣肺と考えられる．一部，複数の囊胞が交叉するところで，やや間質の広くなった部分（囲み部分2）もみられる．

図7は代表的な薄い囊胞壁で，少数の平滑筋と弾性線維の混在よりなる薄い膜様構造で，下の拡大図では，膜の両側の気腔面に細気管支上皮類似の上皮（矢印）が認められる．

図8上は図7の囲み部分2の拡大図で，複数の囊胞の境界部分と思われるが壁は薄く，

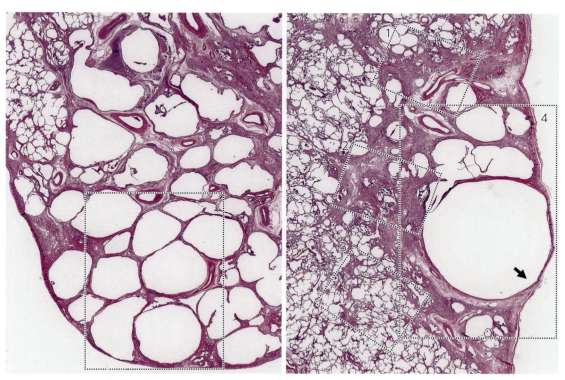

図5　図4の囲み部分の拡大図
左は後方部の代表的な蜂巣肺主体の囊胞性病変部，右は外側胸膜側，大型囊胞のみられる線維化病変部．HE染色．以降に囲み部分：左の囊胞部と右の線維化病変（1と2）と線維化巣周囲の肺胞領域の病変（3）および大型囊胞部の詳細（4）を呈示する．矢印は内腔側．

II章. 各論

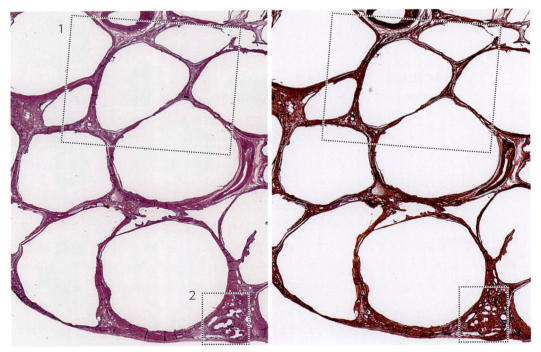

図6 図5の左図の囲み部分の拡大図
左：HE染色，右：EvG染色．薄い囊胞壁の部分（囲み部分1）と，複数の囊胞が交叉する部分でやや広くなった部分（囲み部分2）を図7，図8に呈示する．

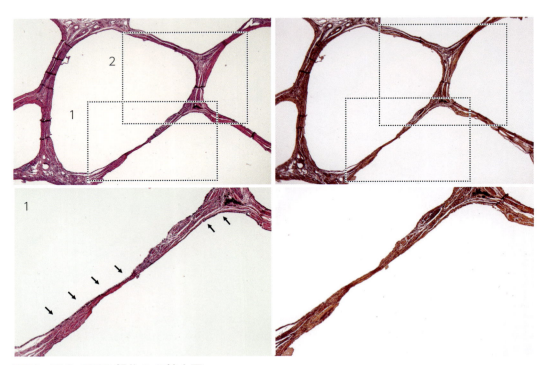

図7 図6の囲み部分1の拡大図
薄い囊胞壁の代表的な部分で，上図の囲み部分1の拡大図を下に，囲み部分2の拡大図を図8に示す．
左：HE染色，右：EvG染色．

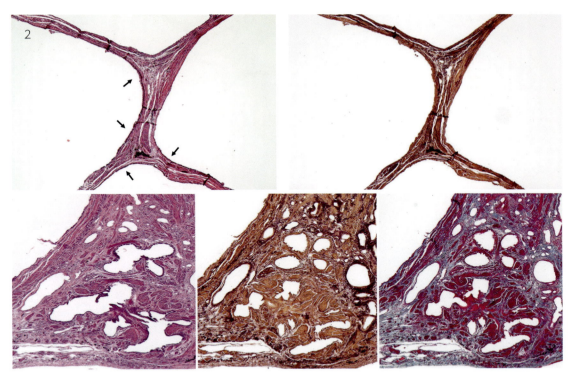

図8 図7の囲み部分2の拡大図（上，左：HE染色，右：EvG染色）と，図6の囲み部分2の拡大図（下，左：HE染色，中：EvG染色，右：Azan-Mallory染色）

　いずれも内面は細気管支上皮類似の上皮（矢印）で被覆されており，上皮下には少数の平滑筋と断裂した少数の弾性線維よりなる薄壁層がみられ，中心部のやや厚い部分では小血管構造も認められる．下は**図6**の囲み部分2の拡大図で，胸膜側の，複数の囊胞が交叉するやや広くなった部分と思われるが，背景構造の詳細は不明瞭で，不規則な空隙がみられるが，内面は細気管支上皮，周囲は平滑筋層の増生よりなり，複数の萎縮した細気管支領域と思われる．周囲肺胞構造は弾性線維でみてもほぼ消失している．

　図9では大型囊胞の近傍に径3～4 mmの小型の囊胞性病変と線維化病変がみられる．大型のものも含めいずれの囊胞も肉眼形態ではお椀型で，囊胞性病変は蜂巣肺が主体と思われる．ただ大型囊胞壁では薄壁の部分とやや厚い部分があり，壁の厚い部分についてさらに検討してみた．

　図10では囊胞の内面側に膠原線維よりなる薄膜構造がみられ，その外側には平滑筋と断裂した弾性線維よりなる薄膜層があり，この薄い2層構造の膜で大型囊胞が形成されており，ここでは明らかでないが，一部には内腔面に細気管支上皮類似の上皮の被覆もみられ，大型囊胞は蜂巣肺と考えられる．囊胞膜周囲で線維化巣に続く領域は背景構造の明らかでない広い疎な結合織よりなり，線維化の内側部では，平滑筋と弾性線維の集合巣が認められるところもある．

　図11の線維化病変部では背景に平滑筋の増生が目立つが，EvG染色で弾性線維をみても，背景の肺胞構造などは不明瞭で，弾性線維の集簇巣なども比較的少ない．

Ⅱ章. 各 論

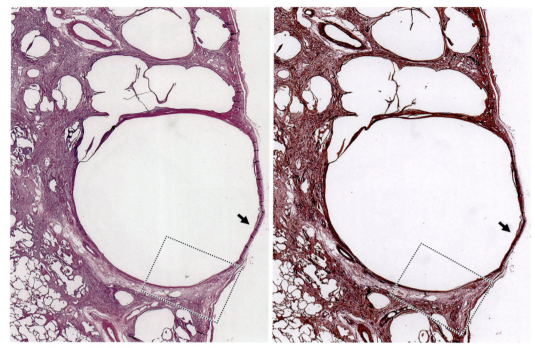

図9 図5の右側の囲み部分4の拡大図
外側胸膜側近傍の径1cm弱の大型嚢胞部分. 左：HE染色, 右：EvG染色. 図10にこの囲み部分, 大型嚢胞壁の代表的部分を呈示する. 矢印は嚢胞腔の内腔側.

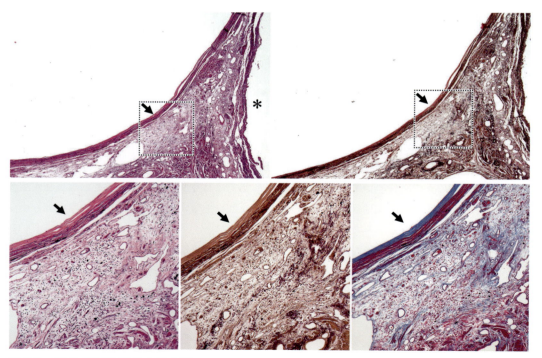

図10 図9の囲み部分の拡大図
大型嚢胞壁の代表的部分. 左上：HE染色, 右上：EvG染色. 下は上図の囲み部分の拡大図で, 左：HE染色, 中：EvG染色, 右：Azan-Mallory染色. 矢印：嚢胞の内面側, ＊：胸膜側.

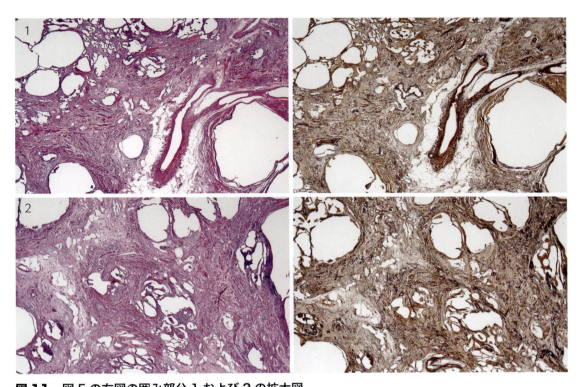

図 11　図 5 の右図の囲み部分 1 および 2 の拡大図
小型の囊胞性病変を含みながら広がる斑状の線維化病変部．左：HE 染色，右：EvG 染色．

　図 12 では肺胞構造は比較的よく保たれているが，肺胞壁の一部，末梢気道周囲などに軽度の線維化病変がみられ，少ないが線維芽細胞様の病変（囲み部分など，右下に拡大図）も散見される．

　以上，病理組織学的には chronic interstitial pneumonia, UIP pattern とまとめられる．胸膜側に広がる斑状の線維化巣に囊胞性病変が形成され，ハイツマン法による伸展固定後の割面肉眼像でいわゆるお椀型，底のある囊胞を示すものが多くみられ，肉眼像で蜂巣肺が主体の肺の線維化病変と考えられた．病理組織学的にも囊胞の膜は一様に薄壁で，部分的に細気管支上皮様の上皮に被覆された膠原線維，平滑筋よりなる細気管支化もみられ，蜂巣肺に相当する所見と考えられた．付随する線維化病変も非特異的で，他の病態を示唆する組織学的所見は明らかでなく，IPF/UIP の範疇に属する症例として矛盾しないと思われる．剖検時でも，斑状の線維化病変部近傍の肺胞領域で，線維芽細胞巣を伴った活動性のある線維化病変が少ないが認められるなど，病変の時相が多彩な点も UIP 病変としてよく合致するが，背景の斑状の線維化巣で平滑筋の増生がやや目立ち，喫煙などの関与も少しはあるのではと推測される．

2. 病理診断

Autopsy lung：(1) chronic interstitial pneumonia, consistent with UIP pattern

Ⅱ章. 各 論

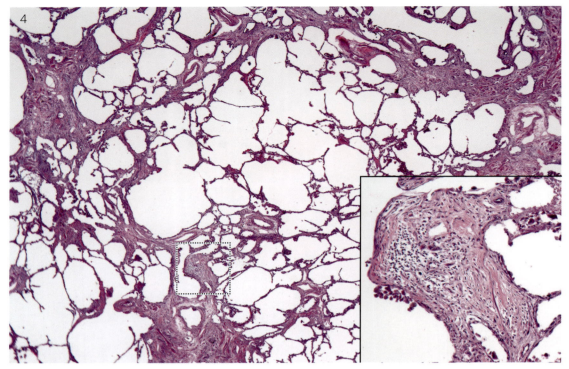

図12 図5の右図の囲み部分3の拡大図
斑状の線維化病変の内側部，正常肺胞領域との境界部を示す．

3. 病理のまとめ

　正常肺を介して胸膜側に広がる斑状の線維化病変内に囊胞性の病変，伸展固定後の割面・肉眼所見で蜂巣肺が多数形成されており，組織学的にも蜂巣肺に合致する所見である．線維化病変近傍の比較的正常に近い肺野に線維芽細胞巣が散見されるなど病変の時相も多彩で，背景に原因を示唆する組織所見はなく，IPF/UIPに相当する症例と考えられた．

　　　　　　　　MDDの結果　　特発性肺線維症（IPF）
　　　　　　　　今後の方針　　経過観察

経　過

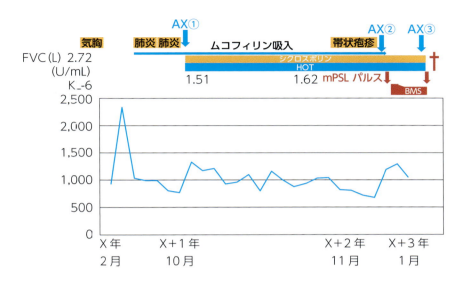

1. 臨床経過

　再発する気胸に対して，経時的に増大が確認されていた左肺尖部のブラ切除が必要と判断し，X年2月に左肺尖部ブラ切除術を胸腔鏡下で施行した．術中の酸素投与は，肺障害も考慮して60%以下を維持して施行し，KL-6の変動は認められたものの，術中・術後問題なく経過し，同年3月に退院となった．

　その後，病態は安定していたが，病態進行抑制目的にX+1年9月よりムコフィリン吸入を開始した．同年10月悪寒，発熱（38.3℃），黄色痰が出現し，持続するため救急外来を受診し，肺炎の診断で入院となった．基礎疾患として肺線維症があることから，PAPM/BPおよびCAM併用での治療が開始され，順調に改善し同年11月に退院となった．

　ところがその後，突然の右胸痛，呼吸困難，発熱（38℃）があり，救急外来を受診した．胸部X線写真では右上肺野にair-fluid levelを伴う陰影を認めたことより，囊胞感染症とそれに伴う胸膜炎による症状と判断し，抗菌薬治療を開始し，緩徐ではあるが病態の改善を認めた．しかし，同年12月から呼吸困難が増強し，胸部画像上すりガラス陰影が出現して呼吸状態の悪化を認め，臨床的に感染を契機とした急性増悪と考えられた．シクロスポリン50 mg/日の投与を開始したところ，緩徐に病状の改善を認めていった．しかし，労作時の呼吸困難が残存し，FVCは1.62 Lと減少し，6分間歩行検査での低酸素血症（SpO_2 86%）も認めたことから在宅酸素療法（HOT）を開始して，X+2年2月に退院となった．

　その後，外来では病状の悪化はなく経過していたが，X+2年11月から帯状疱疹の治療のため皮膚科に入院し5日後に退院となった．ところが同日夕方，入浴直後より呼吸困難が増悪し，その翌日緊急受診し，リザーバー（12 L）でSpO_2が94%の状態で入院

Ⅱ章. 各　論

となった．CT 画像所見と臨床経過より急性増悪と診断し，NPPV を装着した上でステロイドパルス療法＋シクロホスファミド（200 mg/日）を 3 日間行ったところ，徐々に呼吸状態は改善し，画像所見も改善したため，ステロイドパルス療法後のベタメタゾン 8 mg から減量し 2 mg まで減量したところで，12 月 22 日に患者の強い希望もあり退院となった．

しかし，X＋3 年 1 月より，ベタメタゾン 2 mg 内服を自己判断で中止ししていたところ，呼吸困難が増悪し，安静時呼吸困難が出現してきたため，同日救急外来を受診し，急性増悪との診断で入院となった．その後，ステロイドパルス療法を再度施行したが反応は乏しく，1 月下旬永眠され，家人の承諾を得て病理解剖を施行した．

2. 画像経過

- 気胸で入院時の胸部単純 X 線写真（X 年 2 月；図 13）：左胸腔にはドレーンが挿入されている．初診から 2 年半の経過で所見が進行しているのがわかる．
- 経過の胸部単純 X 線写真（X＋1 年 10 月；図 14）：気胸は改善しているが，線維化はさらに進行しているのがわかる．
- HRCT 像（X＋1 年 11 月；図 15）：2 年半の経過観察で図 2 でみられた所見は，各々線維化の進行を示す荒い網状影となり，嚢胞も拡大している．右上葉の所見に代表されるように，正常肺野中に突然線維化の進んだ嚢胞が現れ進行しているのがわかる．
- HRCT 像（X＋2 年 12 月；図 16）：さらに 1 年の経過で各々の所見が進行している．縦隔気腫も出現している．
- HRCT 像，急性増悪時（X＋3 年 1 月；図 17）：全肺野の正常肺の部分に斑状のすりガラス陰影が出現している．心拡大，右胸水，気管支壁の肥厚もあり，心不全を合併している．

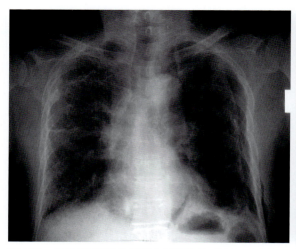
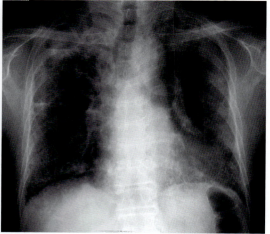

図 13　気胸治療時の単純 X 線写真（X 年 2 月）　　**図 14**　単純 X 線写真（X＋1 年 10 月）

症例 1　感染を契機に急性増悪を繰り返した慢性間質性肺炎

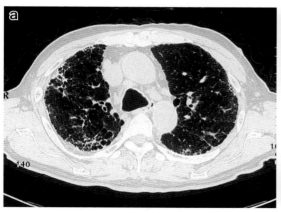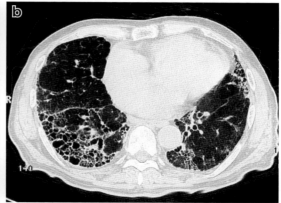

図 15　HRCT（X+1 年 11 月）

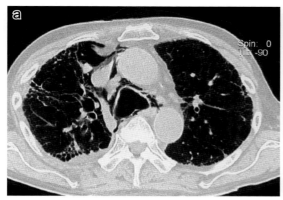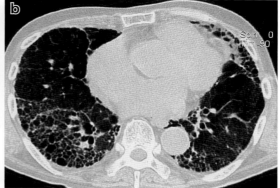

図 16　HRCT（X+2 年 12 月）

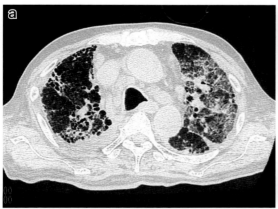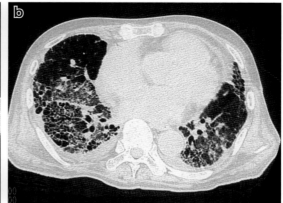

図 17　HRCT（X+3 年 1 月）

Ⅱ章. 各 論

本症例のまとめ

　筆者らはほとんどの間質性肺炎には原因があると考えている．他項で示したように膠原病や慢性過敏性肺炎の間質性肺炎は間質性"肺炎"である．しかしながら，ごくわずかな症例ながら，IPF（UIP）と呼ぶに足る症例のあることも事実で，本症例に示すように蜂巣肺と呼べるような嚢胞が，周辺に炎症も何もない正常肺の中に突然現れる．King 氏が彼の講演の中で「IPF（UIP）は線維増殖性疾患と考えた方が合理的である」と言うのを聞いたことがある．

　筆者らはしたがって，膠原病や慢性過敏性肺炎にみられる線維化病変を UIP pattern と呼んで区別している．

最終診断　　IPF/UIP

Column

蜂巣肺，蜂窩肺と牽引性細気管支拡張

　蜂巣肺，蜂窩肺（HC）は，山中晃先生，横山武先生による肺病理アトラス[1] では，様々な間質性肺炎，肺線維症の末期に，径が 5 ～ 10 mm の多数の嚢胞性病変が形成され，蜂の巣に似た肉眼像を呈することから命名された病変で，HC は主として呼吸細気管支の拡張によるものであると記載されている．特発性間質性肺炎の基本型とされる UIP では，HC の存在が重視され，過去にも組織学的検討が様々なされているが[2, 3]，2004 年初版のガイドライン[4] では，蜂巣肺および牽引性細気管支拡張の項が設けられ，組織学的鑑別が記されている．HC は背景の肺胞構造が破壊消失した線維化のなかにみられる不規則に拡張した気腔の形成を指し，しばしば内腔面は細気管支上皮類似の上皮で被覆され，壁には時に平滑筋の増生を伴い，細気管支類似の構造を呈し，細気管支化と呼ばれることもあるなど，本来の細気管支そのものが，周囲の肺胞領域などの線維化による収縮などで，二次的に拡張をきたしてくる牽引性細気管支拡張（traction bronchiolectasis：TBE）との鑑別が難しい場合があると記されている．TBE では，多くは本来の細気管支に伴走していた肺動脈が認められ，壁に連続性に平滑筋と弾性線維が保存されていることなどが鑑別点としてあげられている．TBE は間質性肺炎にみられるものとしては，膠原病関連など，原因のある間質性肺炎に付随してみられることが多く，背景の線維化病変では肺胞構造などは比較的よく保たれており，治療により改善のみられることもあり，両者の鑑別は重要である．特発性間質性肺炎としての組織学的な分類がなされた初期の症例の中には，現在の知見では原因の明らかな間質性肺炎，特に膠原病関連の間質性肺炎が少なからず含まれていたのではと考えられるが，従来 HC とされていた病変のなかに，現在の知見では TBE が主体のものがあったのではないかと推察される．特発性間質性肺炎のなかでの IPF/UIP の比率は，欧米では 1998 年の報告[5] で 63/102 例で 62％，日本では 2002 年の報告[6] で 313/606 例で 52.6％とされているが，われわれも関与した，NHO 姫路医療センター 2006-2008 年における IIPs 162 例（生検 35 例）の検討（外部の画像専門家 2 名参加）では，IPF/UIP は others not UIP 症例を入れても 20％弱と少なく，CT などの画像診断の精度の向上もあり，こうしたことを踏まえた組織学的所見の再検討の必要性を感じている．

　症例は 80 歳代女性，臨床的には特発性間質性肺炎を疑っている．胸部陰影出現から 16 年の経過．図 1 ～図 12 で肉眼像，組織図を示す．HC 主体だろうか，TBE 主体だろうか．

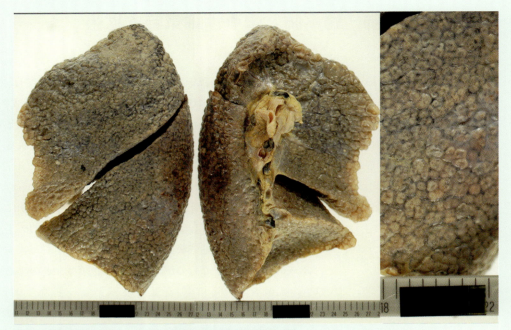

図1　80歳代女性，左肺の伸展固定標本の肉眼像
臨床的には特発性間質性肺炎を疑っている．胸部陰影出現から13年の経過．左肺450g．左より外側，内側．右は外側の一部の拡大．肺全体に一様に5mmから1cm位の囊胞性病変がみられる．右の拡大でみると，胸膜表面に隆起する部分と，その周囲のやや黒色調の窪んだ網目状の部分よりなり，肉眼的には蜂巣肺様の病変と思われる．

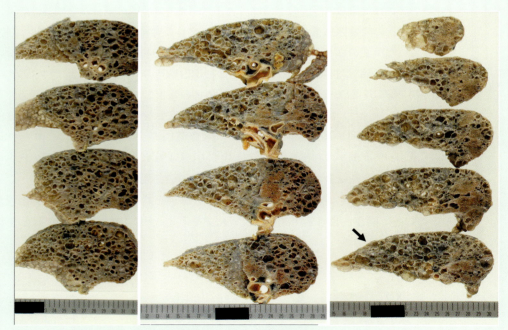

図2　左肺の水平断．右側上肺尖部，左側下部下葉部
断面でみても肺尖部から下葉に，一様に囊胞性病変がみられる．囊胞性病変は径が5mmから1cm位のものが多いが，やや大型のものも散見される．内側部あるいは後部の一部に範囲は狭いが正常肺の残存もみられる．

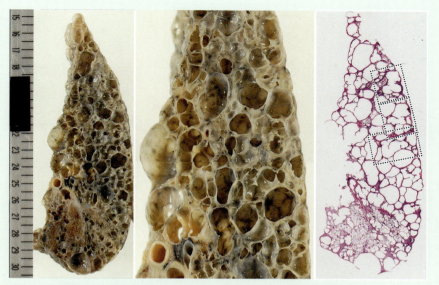

図3　前掲図の矢印部の標本の肉眼像と同部の大切片 HE 染色

後方内側などに正常肺の残存部位も認められるが，囊胞性病変が比較的一様に広がってみられる．囊胞は一見輪状で底のみえるものが多いが，筒状で拡張した気管支腔の長軸に添った切り口を思わせる，つづら折り状のものもかなりみられる．なかの一部の拡大したものでは，多くの囊胞壁にやや目立って黒色の線状物が認められる．次に HE 大切片の点囲み部分，代表的な囊胞部分の組織を呈示する．

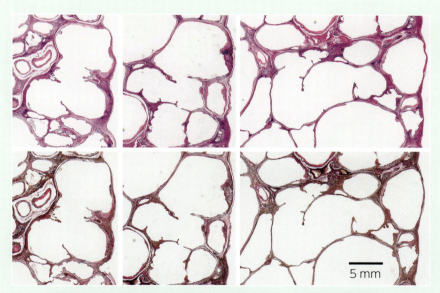

図4　前掲図右側の大切片 HE 染色の点囲み部分．代表的な囊胞部分で，上 HE 染色，下 EvG 染色

囊胞径は 5 mm から 1 cm くらいのものが多く，組織標本の二次元でみても，囊胞型は輪状のものもみられるが，筒状の断面を思わせる，つづら折り状のものが多くみられる．囊胞壁も薄いものが多く，こうした部分では，下の EvG 染色（弾性線維染色）でみても，血管などはみられるものの，肺胞構造など背景構造は認められない．ただ，つづら折り状の壁の一部には，畳込まれた肺胞壁の弾性線維の集簇を思わせる所見も散見され，肺動脈に相当すると思われる血管構造も認められる．

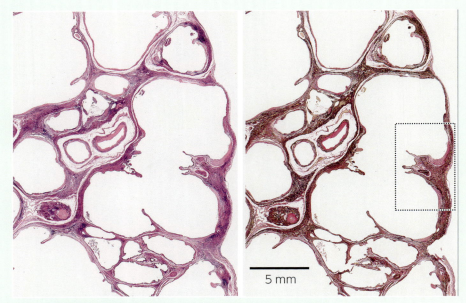

図5 前掲図，左側図の拡大．左 HE 染色，右 EvG 染色
代表的なつづら折り状嚢胞の拡大で，壁は薄いものの，右の EvG 染色でみると，畳込まれた肺胞壁の弾性線維の集簇よりなる線維化が認められる．嚢胞の胸膜側の代表的な部分（点囲み部分）の拡大を次図に示す．

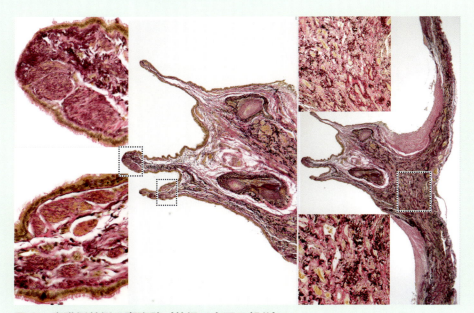

図6 胸膜側外側の嚢胞壁（前掲の点囲み部分）
左が気腔の内側に，右が気腔の外側に相当する．内腔側から細気管支上皮（代表的な部分，点囲みの拡大を左側に示す）平滑筋層，肺動脈などの血管，無気肺硬化型の線維化（肺胞壁の弾性線維，腔内の器質化，弾性線維の凝集）よりなり，細気管支上皮下に基底膜様の構造の認められるところもあり，内腔側の細気管支上皮は化生ではなく，本来の細気管支壁構造を有していると考えられる．こうした細気管支壁構造の部分から連続して，内側に，一見線維化した硝子膜様の構造がみられ，上に細気管支上皮の伸びているところもみられる．

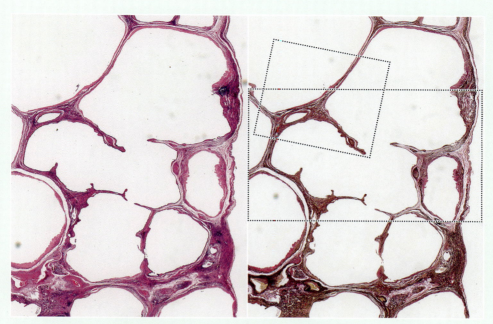

図7 前掲図4，中央の図の拡大．左 HE 染色．右 EvG 染色

右側が胸膜側．つづら折り状嚢胞とその周囲に輪状の嚢胞のみられる部分の拡大で，壁の厚い部分では，右の EvG 染色でみると，畳込まれた肺胞壁の弾性線維の集簇が認められるが，輪状の部分では，弾性線維の凝集のやや不明瞭なところ，また内腔面が膠原線維の薄い膜様の構造で覆われるところもみられる．嚢胞の胸膜側の代表的な部分（点囲み部分2ヵ所）の拡大を次に示す．

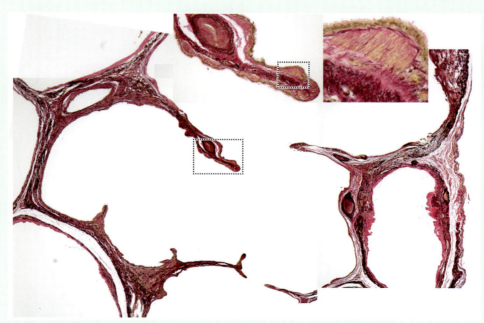

図8 前図点囲み部分，下つづら折り状嚢胞部分の中拡大，EvG 染色

点囲み部分の詳細を上に示すが，細気管支上皮下に基底膜様の構造の認められるところ，平滑筋層もあり，こうしたつづら折り部分の多くは，もともとの細気管支壁構造を有していると考えられる．

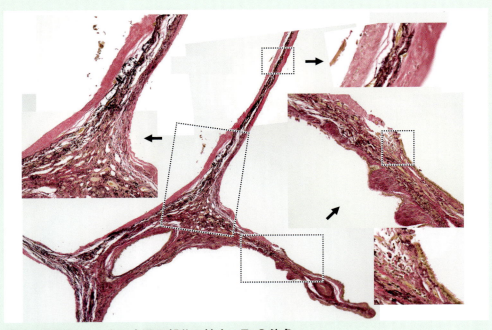

図 9　前掲図 7 の上の点囲み部分の拡大，EvG 染色
つづら折り状の部分から続いた，輪状部の壁で，内面が膠原線維の薄い膜様の構造よりなる部分の詳細を示す．上側に示した，輪状の壁の薄い部分で，両側の気腔内面が，膠原線維の薄い膜様構造よりなる部分でも，膜の間には弾性線維の凝集巣がみられる．右側に薄い膠原線維の膜様構造と細気管支壁との移行部を示す．

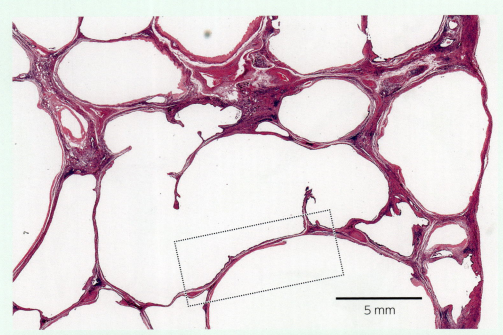

図 10　前掲図 4 の右側図の拡大．径 1 cm 前後の，拡張した気腔の代表的部分の HE 染色
中央部にはつづら折り状の気腔がみられ，周囲に輪状の気腔が認められるが，いずれも比較的膜は薄い．つづら折りと輪状の気腔の間の比較的薄い膜の部分（点囲み部分）の詳細を以下に呈示する．

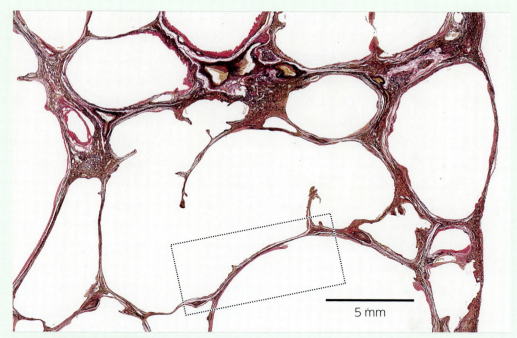

図 11　前図の EvG 染色
線維化のやや広い部分では凝集した弾性線維（黒色に染色）がみられ，薄い部分でも少ないが弾性線維が認められる．輪状部内側の壁は，赤褐色の薄い膜様構造よりなるところがかなり認められ，膠原線維の薄い膜様の構造よりなる部分が多いと思われる．

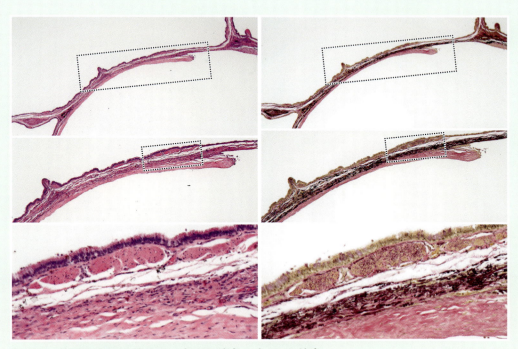

図 12　前図の点囲み部分で，左 HE 染色，右 EvG 染色
上から下方に点囲み部分の拡大を呈示．上のつづら折り状の気腔側は細気管支壁構造が明らかで，薄いが弾性線維の凝集層を挿んで，下方，輪状の気腔側は，膠原線維の薄い膜様の構造が認められる．

蜂巣肺の識別には，肉眼所見も重要で，膨らまし固定標本の割面など，三次元の所見でみると，HC は囊胞状，球状で，TBE は筒状で蛇腹状であることがよく知られている．しかし，こうした三次元の肉眼所見を加味しても HC と TBE の識別が難しいことがしばしば経験される．われわれはハイツマン法による伸展乾燥固定標本での立体的な画像─病理対応を合わせて検討しているが（参考例，図 13 〜 18），ハイツマン標本での CT による，かなり広い範囲での気腔の立体的な像を作製して比べると，左側の HC では中枢側から末梢に到る気道の内腔の太さはほぼ保たれ，囊胞性の病変は，胸膜側の限られた範囲に広がってみられるだけであるが，右側の TBE では比較的中枢側の気道から胸膜にいたるまで，多数の蛇腹状に拡張した気腔が認められ，両病変の立体的な違いがよくみてとれる．こうした検討から，従来，肉眼的に蜂巣肺が主体の病変とされていた症例のなかに，TBE が主体の症例がかなり含まれていたのではないかと考えている．本例は，CT など画像の所見も加味して TBE が主体の病変と考えたが，いかがだろうか．肉眼では，囊胞状病変は輪状のものもあるが，つづら折り状のものが多く，また気腔壁の多くに，黒色のヒモ状の血管の存在が窺える．組織学的にも，つづら折り状のものでは，内腔壁には細気管支上皮下に基底膜様の構造，その下に平滑筋層があり，本来の細気管支壁構造が残存し，肺動脈様の血管も認められ，多くは TBE と考えられる．

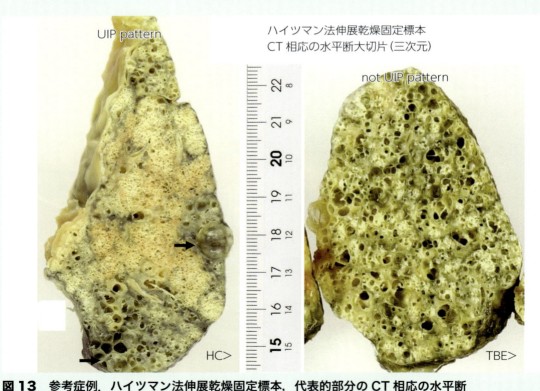

図 13　参考症例．ハイツマン法伸展乾燥固定標本，代表的部分の CT 相応の水平断
三次元の観察が可能で，左では囊胞性病変は主に後部，側壁，前方などに分布，底のみえるものが多く，蜂巣肺（HC）が主体と考えられ，右では囊胞性病変はびまん性にみられ，多くは筒状で底はなく，牽引性気管支拡張（TBE）が主体と思われる．

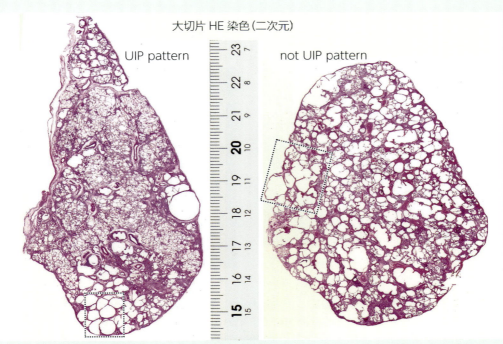

図14 参考症例．前掲のハイツマン法伸展乾燥固定標本，左 UIP pattern および右 not UIP pattern の大切片 HE 染色
二次元に相当．嚢胞性病変は，左は主に輪状で，右は輪状と筒状の気腔断面を思わせるつづら折り状のものが混在してみられる．以下に HC, TBE の代表的な部位，点囲み部分を呈示する．

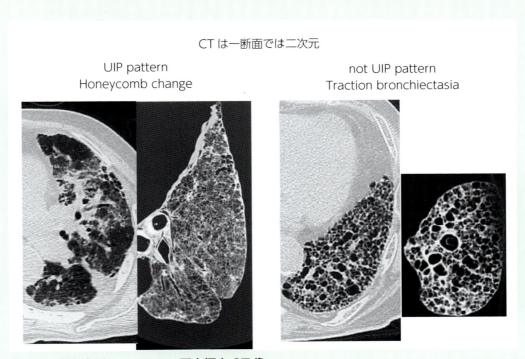

図15 参考症例のハイツマン固定標本 CT 像
左 UIP pattern, 右 not UIP pattern. CT 像は前掲の大切片 HE 染色と同じ二次元の表示．

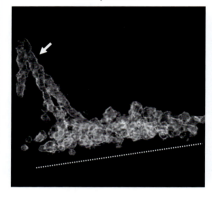
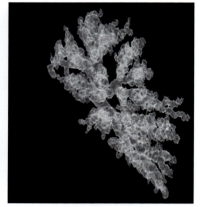

図16 参考症例．前掲の左 UIP pattern，右 not UIP pattern のハイツマン固定標本で，水平断前に CT でみた気管支内腔の立体像

三次元に相当．左 UIP pattern では蜂巣肺，嚢胞腔のかたまりは胸膜（点線部）近傍に形成され，蜂巣肺に向かう中枢側の気道（矢印）には拡張などはみられない．右 not UIP pattern では比較的中枢側の気道から胸膜にいたるまで，多数の蛇腹状に拡張した気腔が認められ，牽引性気管支，細気管支拡張が主体の病変と考えられる．

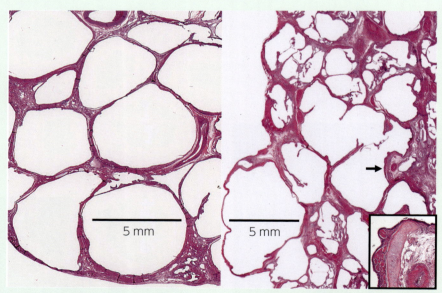

図17 前掲左 UIP pattern，右 not UIP pattern の代表的な部位，点囲み部分の HE 染色

左は HC の典型像で，右は TBE の典型像．左の嚢胞状病変は殆ど輪状で，壁も薄く一様であるが，右の嚢胞状病変は輪状のものもあるが，つづら折り状のもの，拡張した気管支腔の長軸に添った切り口を思わせるものが多く，壁に付随する肺動脈などの血管構造みられるところも多い．一部，軟骨の認められるところもあり（矢印，右下に拡大），上皮下に平滑筋層を伴うところも散見される．

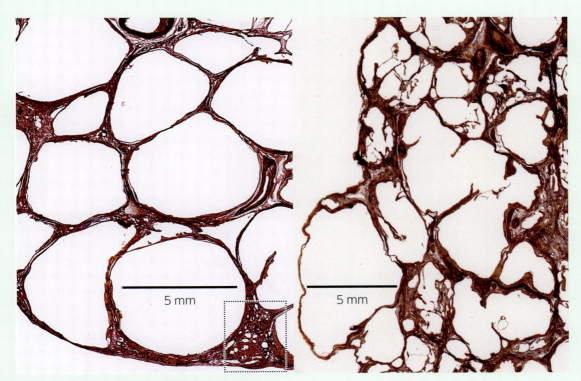

図18 前掲のHE染色と同部のEvG染色
左は典型的なHCで，下の胸膜壁近い部分でやや広い線維化部分（点囲み）があるが弾性線維の凝集などは認められず，囊胞壁は一様に薄く，一部にみられる血管以外，特別な構造は認められない．右はTBEの典型像で，EvG染色では，壁が薄く背景構造の明らかでない部分もあるが，多くは壁が比較的薄い部分でも，弾性線維の凝集からなる線維化が主体で，背景の肺胞構造の破綻が少ない．肺動脈に相当する血管も付随しており，多くの囊胞はTBEとしてよいのではと思われる．

輪状部では，内面は薄い膠原線維の膜様構造で覆われ，一部に細気管支上皮類似の上皮の認められるところもあるが，細気管支壁構造は明らかでなく，組織学的にもHCとの鑑別の難しい病変である．ただこうした薄い隔壁でも中心部にEvG染色で弾性線維の凝集巣が少ないながら認められるところが多く，畳込まれた肺胞壁の弾性線維が凝集したものとも捉えられ，背景の肺構造の破綻は比較的少なく，輪状部も含め本例はTBEが主体の病変ではと考えている．

UIPの病理組織学的なクライテリアとしては2011年のATS/ERS/JRS/ALATのガイドライン[7]で取り上げられており，組織学的所見としては，蜂巣肺形成を伴う胸膜側の密な線維化病巣，間質性肺炎病巣および，密な線維化病巣と正常肺との境界部などにみられる線維芽細胞の増生巣（fibroblastic foci）があげられている．Katzenstein[8]も，UIFの本質的な組織所見として，弱拡大でみると時相の多彩な病変が正常肺胞を介在しながら比較的狭い範囲で繰り返す像，すなわちパッチワークパターン様の病変分布をとることをあげ，背景の正常肺胞構造の消失した部位に形成された囊胞性病変（気管支上皮で覆われ，内腔に粘液を入れる場合もある）を囊胞の大小にかかわらず蜂巣肺としており，生検時のUIPの診断でも，背景の正常肺胞構造の消失が重視されている．

文 献

1）山中　晃，横山　武．蜂窩肺形成，特発性間質性肺炎．肺病理アトラス，文光堂，東京，p.116-120，1985

2）北川正信．特発性間質性肺炎の病理形態，とくに蜂か肺の成立機序について．厚生省特定疾患びまん性肺疾患調査研究斑平成 4 年度報告書，p.150-152，1993

3）斎木茂樹．蜂窩肺の病理形態像．第 50 回　間質性肺疾患研究会討議録，p.39-50，1994

4）日本呼吸器学会 びまん性肺疾患診断・治療ガイドライン作成委員会（編）．間質性肺炎の病理組織総論，特発性間質性肺炎診断と治療の手引き．南江堂，東京，p.14-17，2004

5）Bjoraker JA, et al. Prognostic significance of histopathologic subsets in idiopathic pulmonary fibrosis. Am J Respir Crit Care Med 1998；**157**：199-203

6）千田金吾，ほか．本邦における特発性間質性肺炎（IIPs）の実際．厚生科学研究特定疾患対策研究事業びまん性肺疾患研究班 平成 13 年度研究報告書，p.106-108，2002

7）Raghu G, et al. An official ATS/ERS/JRS/ALAT Statement：Idiopathic pulmonary fibrosis：Evidence-based guidelines for diagnosis and management. Am J Respir Crit Care Med 2011；**183**：788-824

8）Katzenstein AA. Interstitial Diseases Ⅱ：Fibrotic Variants In Diagnostic Atlas of Non-Neoplastic Lung Disease Demos Medical, p.55-84, 2016

症例 2 肺がんを合併した CPFE の一例

基本情報

属　性　76歳，男性

主　訴　胸部異常陰影

患者背景　喫煙歴：15本/日×56年（current smoker：20～76歳），職業歴：自営（置き薬販売），粉塵曝露歴：なし，鳥接触歴：なし，ペット飼育歴：なし，漢方・健康食品使用：なし

既往歴　前立腺肥大，腰部脊柱管狭窄症，高血圧

家族歴　間質性肺炎や膠原病なし，父：胃がん，母：脳卒中，姉：脳梗塞

現病歴　X-7年9月健診で網状影を指摘され，10月当科紹介初診となった．CT では気腫性変化が主体とのことで経過観察の方針となった．X-5 年 12 月より階段での労作時呼吸困難が出現し徐々に増強した．スパイログラムでは軽度の閉塞性換気障害（FEV_1/FVC 65％）認め，サルメテロール（セレベント®）の吸入を開始した．また，CT からは喫煙関連間質性肺炎が

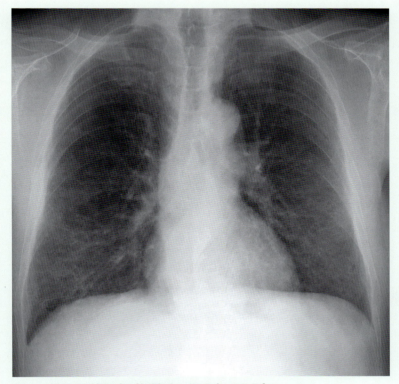

図 1　単純 X 線写真（初診時，X-7 年 11 月）
両側中下肺野に淡い網状影を認める．肺容積減少は目立たない．

85

II章. 各 論

疑われ，定期的に CT でフォローされていた．X 年 2 月，CT で右肺底部に結節が出現し，4 月肺がん疑いで精査加療目的に入院となった．関節痛・乾燥症状・レイノー現象・筋痛・筋力低下なし．

初診時現症　身長 162.5 cm，体重 70.5 kg，体温 36.7℃，血圧 97/84 mmHg，脈拍 85 回 / 分・整，呼吸数 20 回 / 分，酸素飽和度 94％（室内気），呼吸音：両肺野で fine crackles 聴取，心音：純，四肢：ばち指あり，浮腫・皮疹なし．

臨床情報　は何を見て何を考えるか

　臨床的な基本情報から，① current smoker の 70 歳代男性，②両肺野背側で fine crackles を聴取，③胸部単純 X 線写真にて両下肺野にすりガラス陰影を認めるが容積減少は明らかでない，という点から特発性肺線維症や気腫合併肺線維症（combined pulmonary fibrosis and emphysema：CPFE）をはじめとする喫煙関連間質性肺疾患を疑う．問診や身体所見上は明らかでないが，慢性過敏性肺炎や肺病変先行型の膠原病の鑑別も必要である．肺結節影については，重喫煙者でもあり，まずは肺がんを疑って精査を進める必要がある．

　以後の検査として，詳細な画像評価のため HRCT を行い，そして血液検査として間質性肺炎のマーカーである KL-6 や SP-D，鳥関連の鳥特異的 IgG 抗体やハト血清リンパ球刺激試験，膠原病関連の各種自己抗体，そして腫瘍マーカーも含め検索を行う．

血　算		生化学		凝　固		自己免疫疾患関連	
Hb	13.5 g/dL	AST	12 U/L	PT	11.6 sec	抗 SS-A 抗体	<7.0 U/mL (<10)
Hct	41.9％	ALT	18 U/L	PT-INR	0.99		
Plt	24.0×10⁴/μL	T-bil	0.3 mg/dL	APTT	30.0 sec	抗 SS-B 抗体	<7.0 U/mL (<10)
WBC	6,900/μL	γ-GTP	33 U/L	FDP	NA		
Lym	37.9％	ALP	388 U/L	D-dimer	NA	抗 Scl-70 抗体	<7.0 U/mL (<10)
Mon	7.9％	CK	NA	間質性肺炎マーカー			
Eos	2.3％	Aldolase	NA	KL-6	1,147 U/mL	抗セントロメア抗体	<5.0
Bas	0.4％	Na	140 mEq/L	SP-D	NA		
Seg	51.5％	K	3.8 mEq/L	自己免疫疾患関連		抗 Jo-1 抗体	<7.0 U/mL (<10)
生化学		Cl	106 mEq/L	RF	<5.0 IU/mL		
CRP	<0.2 mg/dL	BNP	21.6 pg/mL	抗 CCP 抗体	<0.6 U/mL	抗 ARS 抗体	NA
BUN	13.3 mg/dL	HbA1c	6.1％	ANA	<40 倍	MPO-ANCA	<10 EU
Cr	0.8 mg/dL	CEA	14.5 ng/mL	抗 DNA 抗体	5 IU/mL	PR3-ANCA	<10 EU
Glu	117 mg/dL	CYFRA	4.8 ng/mL	抗 RNP 抗体	<7.0 U/mL (<10)	MMP-3	36.2 ng/mL
TP	6.7 g/dL	Pro GRP	NA			ACE	12.0 IU/L
Alb	3.6 g/dL	クリプトコッカス抗原	－	抗 Sm 抗体	<7.0 U/mL (<10)	IgG	1,724 mg/dL
LDH	193 U/L					IgA	223 mg/dL

自己免疫疾患関連		尿検査		鳥関連			
IgM	137 mg/dL	蛋白	–	鳥特異的 IgG 抗体		セキセイインコ	3.1 mgA/L
IgG4	35.2 mg/dL	潜血	–				
				ハト	18.9 mgA/L	ハトリンパ球刺激試験	NA
				オウム	10.2 mgA/L		

*当院の鳥特異的 IgG 抗体の基準値：ハト（14.0 mgA/L 以下），オウム（18.0 mgA/L 以下），セキセイインコ（7.5 mgA/L 以下），ハトリンパ球刺激試験（200% 未満）

1. 血液データの解釈

　間質性肺炎マーカーである KL-6 の上昇を認め，鳥特異的 IgG 抗体ではハト IgG 抗体の軽度上昇を認めた．自己免疫疾患関連では有意所見は認めない．

動脈血液ガス：未施行		呼吸機能検査		心エコー（UCG）	
呼吸機能検査		%D_{LCO}	38.3%	LV motion	good
VC	4.08 L（123.3%）	%D_{LCO}/VA	34.0%	EF	68.0%
FVC	4.03 L（125.1%）	6 分間歩行検査		TR	none
FEV_1	2.41 L（94.7%）	歩行距離	320 m	IVC 拡張	–
FEV_1/FVC	59.9%	SpO_2	max 94%→min 77%	気管支鏡検査：BAL も含め未施行	

2. 呼吸機能と BAL の解釈

　呼吸機能検査では拘束性換気障害は認めず，むしろ過膨張の所見で，閉塞性換気障害を軽度認めた．強い拡散障害かつ D_{LCO}/VA の著明な低値から間質性肺炎＋肺気腫に矛盾しない所見と考えられ，6 分間歩行検査では著明な酸素飽和度の低下を認め，歩行距離も予測距離の 7 割程度まで低下していたが，肺高血圧の所見は認めない．

3. 臨床情報のまとめ

　重喫煙歴のある男性で，両下肺野に間質性肺炎を疑う所見を認めるが，間質性肺炎単独としては画像や呼吸機能上は肺容積の減少は認めず，肺高血圧も明らかでないにも関わらず，D_{LCO}，D_{LCO}/VA 低下が著明であり，間質性肺炎と気腫の併存と高度な労作時の低酸素血症から CPFE を疑う．一方，鳥特異的 IgG 抗体の軽度上昇もあり，慢性過敏性肺炎も否定はできない．また，CT では右肺底部に結節影を認め，後に行った PET にて右肺底部の結節に有意集積を認め，肺がんが疑われる．

　X 年 4 月，確定診断と治療のため胸腔鏡下右下葉切除術を施行した．

ポイント　重喫煙歴があり，呼吸機能や画像上肺容積の減少が目立たず，それに比し D_{LCO}，D_{LCO}/VA 低下や 6 分間歩行検査での酸素飽和度の低下が目立つ慢性間質性肺炎をみた場合，CPFE を疑う．また，肺がんや肺高血圧を合併する頻度が高いため，それらの評価も重要である．

II章. 各論

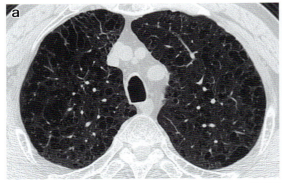
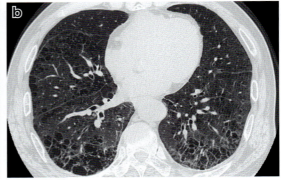
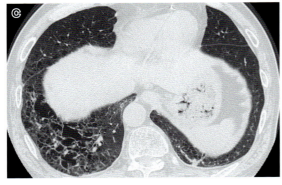

図2 単純HRCT（初診時，X＋7年11月）
両側上肺野優位に気腫性変化（a），両側下葉では，背側胸膜側に壁の厚い嚢胞性変化を認める（b，c）．

画 像　は何を見て何を考えるか

　両側下葉に壁の厚い嚢胞性変化を認める．胸膜直下に存在する嚢胞もあるが（**図2-b**），嚢胞と胸膜の間に正常肺が存在するもの（**図2-c**）が認められる．下葉の胸膜面の凹凸不整は目立たず，肺容積減少も乏しく，蜂巣肺とは考えにくい．また，肺の最も底の部分に線維化所見が乏しいこともUIPパターンとして典型的ではなく（**図2-c**），喫煙に関連した変化を第一に考える．細気管支病変を疑う小葉中心性粒状影ははっきりしない．牽引性気管支拡張は認めない．

病 理

1. 病理解説

①右肺下葉切除，膨らまし固定後の割面

　図3の囲み部分などに扁平上皮がんがある．大きいものではブラ様の径3cmくらいのものから，やや小型で径0.5cmくらいのものまで，多数の嚢胞性病変の目立つ症例で，嚢胞性病変の代表的部分である矢印1（上方部分）および矢印2（肺底部近傍）を**図4**に呈示する．胸膜は灰白色調で肥厚し，黒褐色調の炭粉沈着がかなりみられる．

症例 **2** 肺がんを合併した CPFE の一例

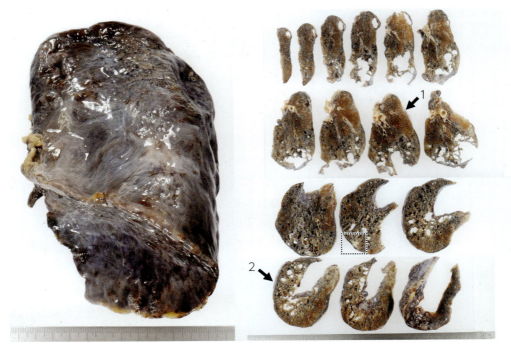

図3 右肺下葉切除，膨らまし固定後．右は固定後の割面
矢印1：上方および矢印2：肺底部近くを図4に呈示する．

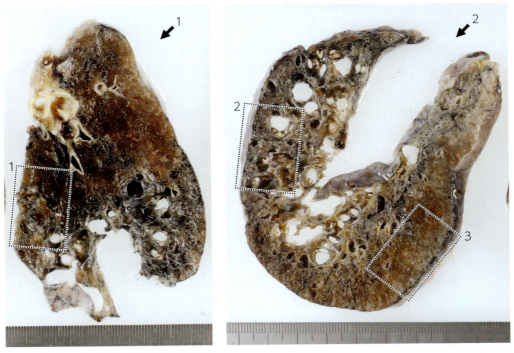

図4 図3の矢印1，矢印2の割面
矢印1は上方部分で，大きい嚢胞が目立つ部分．矢印2は肺底部に近い部分で，嚢胞が比較的小型な部分．以降に代表的な嚢胞性病変（囲み部分1・2）および嚢胞のない部分の背景病変（囲み部分3）の詳細を呈示する．

II章. 各 論

図4の左図の囊胞性病変は，大きいブラ様の囊胞以外も胸膜側にみられ，背景の肺構造も不明瞭で，気腫性変化が主体と考えられ，右図では囊胞は内側に広がるものが多く，周囲に線維化病変がみられ，気管支の構造がうかがわれるところもあるなど，囊胞の多くは牽引性気管支拡張によるものと考えられる．

②囊胞の拡大図

図5のルーペ像1の囊胞性病変は比較的小型だが，気腔壁の壊れを伴い，背景の肺胞は比較的正常に近く，気腫様の気腔の拡大が主体と考えられる．ルーペ像2は不規則な気腔の拡大で，一見，拡張した細気管支などの気道が不規則に連なったようにみえ，部分的に気腔壁の壊れもあり，気腫性の変化と牽引性気管支拡張が重なっているようにみられる．ルーペ像3は背景病変の代表的なところで，胸膜の軽度の肥厚，胸膜側などの肺胞腔の軽度の拡張および肺胞壁などに軽度の線維性肥厚がみられる．

図6では囊胞性病変は径5〜6mmで，細気管支などで壁の壊れを伴って気腔が拡張しているが，EvG染色でみても胸膜側部分を含め背景の肺胞はほぼ正常で，囊胞性病変は気腫性病変が主体であると考えられる．ただ，細気管支壁などに軽度のリンパ球の浸潤，集簇巣が散見される．

図7でみられる囊胞状の病変は，不規則に拡張した囊胞壁に軽度の線維化性肥厚と肺動脈などの構造がうかがえ，牽引性細気管支拡張が主体の病変部と考えられ，病変は胸膜近くにまで及ぶ．残存する肺胞部分は気腔の軽度の拡張はみられるものの，構造は比較的よく保たれている．小気道周囲あるいは拡張した気腔壁にみられる線維化病変は，EvG染色でみると気腔内埋め込み型など，背景の肺構造の破綻がない形の線維化病変よりなるが，一部に線維芽細胞巣様の活動性のある病変がみられる（囲み部分，右下に拡大図）．なお，小気道周囲の線維化部などではリンパ球の集簇巣が散見されるところもある．

図8は背景病変の代表的なところで，軽度の線維化病変のみられる部分．胸膜の軽度の肥厚，胸膜側などの肺胞腔の軽度の拡張および肺胞壁などに軽度の肥厚がみられるが，内側部はほぼ正常の肺胞が広がっている．胸膜側に近い部分ほど気腔の拡張はやや強く，肺胞壁の軽度の破綻もみられる．軽度の線維化が肺胞壁あるいは末梢気道壁にみられ，膠原線維の増生，一部では平滑筋の増生を伴う．胸膜には軽度の線維性肥厚，炭粉沈着，リンパ球の小集簇巣が散見される．

以上，右肺下葉が切除されており，肺がん（中分化型扁平上皮がん）と気腔の拡張，囊胞化を伴う間質性肺炎がみられ，上葉に近い部分では肺気腫およびブラ様囊胞化が目立つ．背景の間質性肺炎は，肺胞壁の軽度の肥厚，囊胞化周囲では気腔内埋め込み型よりなる，背景の肺構造の破綻が少ない形の線維化病変が主体で，平滑筋増生を様々な程度で伴う．線維化病変内の炎症細胞浸潤は軽度であるが，リンパ球の集簇巣が散見され，また，線維化巣の周辺部，正常肺胞部との移行部などで，線維芽細胞巣様の病変が散見されるなど，依然活動性のある病変と考えられる．肺底部などの気腔の拡大は牽引性気管支拡張がほとんどであるが，上葉に近い部分の気腔の拡大は気腫性のものも多く，両

症例 **2** 肺がんを合併した CPFE の一例

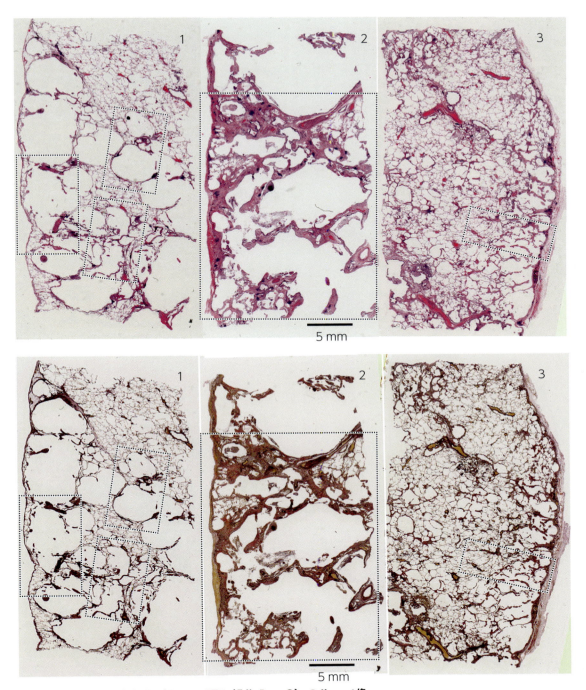

図5 代表的な病変部分（図4の囲み部分1〜3）のルーペ像
上：HE染色．下：EvG染色．以降に囲み部分の詳細を呈示する．

者が混在していると思われる．

　本症例の間質性肺炎は，囊胞性病変，線維芽細胞巣様の病変が認められ，UIPパターンが鑑別になるものの，組織学的にも蜂巣肺は明らかでなく，特発性間質性肺炎の7組

91

Ⅱ章. 各　論

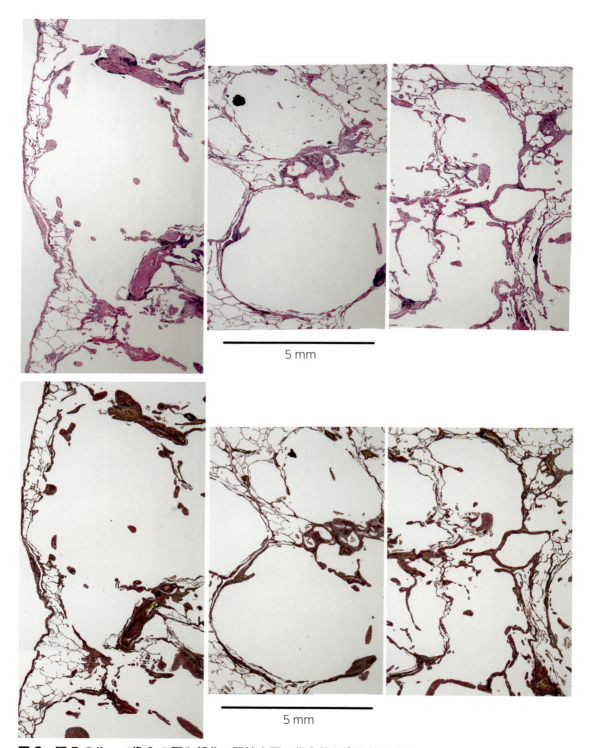

図6　図5のルーペ像1の囲み部分の弱拡大図. 代表的な嚢胞状の病変
上：HE染色. 下：EvG染色

症例 **2** 肺がんを合併した CPFE の一例

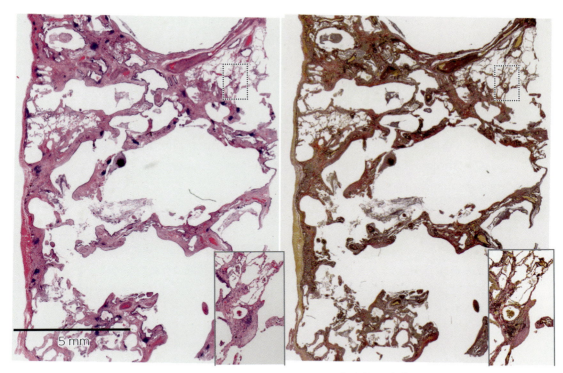

図7 図5のルーペ像2の囲み部分の弱拡大図．代表的な嚢胞状の病変
右下は点囲み部分の拡大．左：HE染色，右：EvG染色．

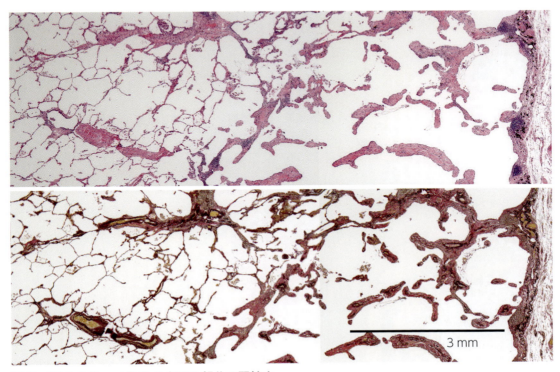

図8 図5のルーペ像3の点囲み部分の弱拡大
上：HE染色，下：EvG染色．

93

織パターンの典型像には当てはまらず，まず二次的な間質性病変が疑われる．特に基礎疾患がないようであれば，喫煙関連の間質性肺炎の一型である可能性が高く，CPFE の範疇に含まれる病変としても理解可能である．

2. 病理診断

Lung, right lower, lobectomy（RLL）:
(1) squamous cell carcinoma, moderately differentiated（G2）, pl0, ly0, v0, br.
(2) chronic interstitial pneumonia with cystic change.
(3) pulmonary emphysema.

3. 病理のまとめ

ブラ，肺気腫，牽引性気管支拡張など囊胞性病変の目立つ線維化病変で，線維芽細胞巣もあり，UIP パターンとの鑑別を要するが，線維化部の背景の肺の構造破綻は少なく，蜂巣肺は明らかでなく，UIP パターンとはしがたく，CPFE などの喫煙関連の病変が示唆された．

MDD の結果　　肺がんを合併した CPFE
今後の方針　　術後経過観察

経　過

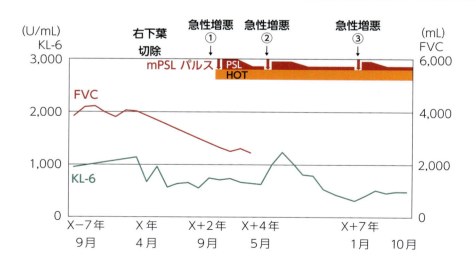

1. 臨床経過

本症例はCPFEと考えられたが，いわゆるIPFや膠原病肺，過敏性肺炎の合併というよりは，喫煙に伴う病理学的にいうところのairspace enlargement with fibrosis（AEF）との鑑別も問題となった．

X年4月胸腔鏡下右下葉切除術を施行し，右下葉原発扁平上皮がん，pT1aN0M0，Stage IAと診断した．術後エアーリークが遷延し，後日，自己血による癒着術を行い肺瘻は停止し，5月胸腔ドレーンを抜去した．

X+2年9月より労作時呼吸困難の増強があり，後日救急搬送されたところ，左肺優位にすりガラス陰影の出現と呼吸不全を認め，間質性肺炎急性増悪と診断した．ステロイドパルス療法（メチルプレドニゾロン1,000 mg/日×3日間）を行い，後療法はプレドニゾロン（PSL）60 mg/日とし，以後漸減したが再燃なく経過し，在宅酸素療法を導入し退院した．外来でPSLを漸減し，X+3年10月よりPSL 5 mg/日とし，以後同量を継続していた．

X+4年5月より発熱あり，後日受診時に両肺野のすりガラス陰影が左肺優位に出現し，酸素飽和度も普段より低下を認めた．左 S^{1+2} や左 S^6 に浸潤影を伴っており，感染契機の急性増悪と判断し，ステロイドパルス療法に加え，抗菌薬［アンピシリン・スルバクタム（ABPC/SBT）］を開始した．その後，呼吸状態や画像所見は徐々に改善を認め，ステロイドミオパチーなど副作用も強く，後療法はPSL 25 mg/日とした．その後，両下腿浮腫が強くなり，ミネラルコルチコイド作用を軽減するため，PSLと等価のメチルプレドニゾロンに変更した．

X+7年1月，呼吸困難の増強と発熱のため入院となった．酸素飽和度の低下と左下葉嚢胞性病変の壁肥厚と液貯留を認め，嚢胞感染と間質性肺炎急性増悪と判断し，ピペラシリン・タゾバクタム（PIPC/TAZ）とステロイドパルス療法を行った．治療への反応は良好であったが，ADLの低下が著しくなりベッド上での生活が増えるようになった．2月自宅退院したが，徐々に外来通院も困難となり，同年10月を最後に近医でのフォローとなった．

2. 画像経過 （図9〜図12）

上肺野優位に気腫性変化，下肺野優位に網状影と壁の厚い嚢胞性変化からなる間質性変化を認め，CPFE（combined pulmonary fibrosis and emphysema）と考えられる症例である．

CPFEの下肺野の線維化パターンについては，UIPパターンだけでなく，びまん性間質性疾患の種々のパターンを示すことが報告されている．肺底部背側の，周囲に網状影を伴う壁の厚い嚢胞性病変（thick-walled cystic lesion）は，気腫性変化を伴わないIPF症例よりもCPFE症例でより高頻度に認められる所見とされているが，この壁の厚い嚢胞性変化がCPFEに特有の所見かどうかはまだ結論が出ていない[1]．

CPFE症例では，肺高血圧と肺がんが高頻度に合併することが知られている[2]．CPFEに限らず線維性間質性肺炎に合併する肺がんは，正常肺と線維化病変の境界もし

II章. 各 論

くは線維化病変内に発生することが多いことが知られている．充実性腫瘤を呈することが多いが，囊胞壁に沿う不整形陰影など肺がんとして非典型的な形態を示すことがあるので，新規の陰影を認めた場合は肺がんを念頭に置いた慎重な経過観察が必要である．

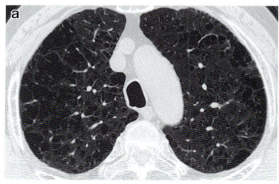
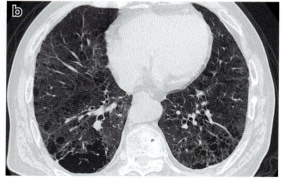
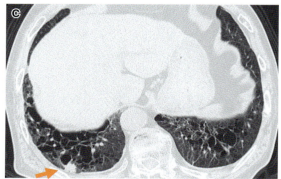

図9 単純 HRCT（肺がん術前，X 年 4 月）
上肺野の気腫性変化は 7 年前と大きな変化はない．下葉では個々の囊胞が増大しているが，下葉の容積はほとんど減少していない．右肺底部の囊胞壁の沿った充実性結節から肺がんが疑われる（c 矢印）．

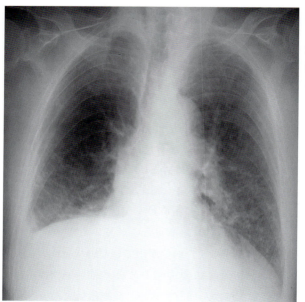

図10 単純 X 線写真（術後，急性増悪時，X+2 年 9 月）
右下葉切除，肺瘻に対する自己血癒着後．右胸郭狭小化，右横隔膜挙上と肋横隔膜角の鈍化がみられる．両側肺の中下肺野で透過性が低下している．

症例 **2** 肺がんを合併した CPFE の一例

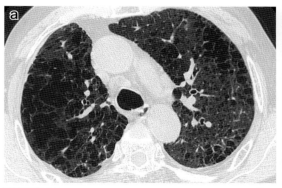
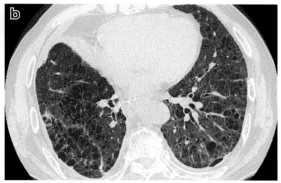
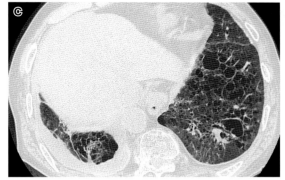

図11 単純 HRCT（急性増悪，X＋2 年 9 月）

右下葉切除，肺瘻に対する自己血癒着後．右の胸水と胸郭狭小化を認める（b，c）．
両側肺の比較的正常な領域にごく淡い濃度上昇が認められ，急性増悪が疑われる．

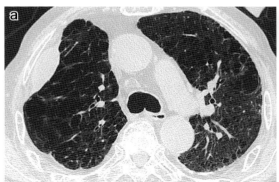
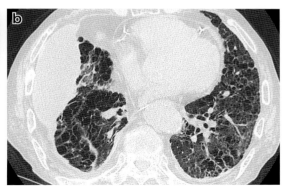
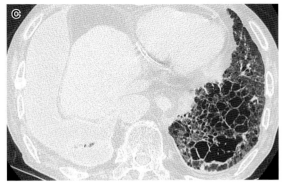

図12 単純 HRCT（3 回目の急性増悪，X＋7 年 9 月）

左の舌区と下葉を中心に，囊胞性変化の乏しい領域にすりガラス陰影が認められ，急性増悪が疑われる．初回 CT（図 2）と比較すると，左下葉の囊胞性変化の増悪（囊胞の増加と拡大）が明らかである．

97

II章. 各 論

本症例のまとめ

　一般に気腫合併間質性肺炎では肺がん合併頻度が高いことが知られており，かつ急性増悪時の予後は気腫のない症例に比し予後は良好といわれており，本症例では3回の急性増悪を乗り切ることができた．

　本症例はCPFEの経過中に肺がんを発症し急性増悪を併発した一例である．

　鑑別が問題となるAEFは，喫煙関連肺疾患の1つとして河端らが提唱した病理学的特徴であり[3]，現在ではCPFEの1つのタイプとして認識されることが多い．

　CPFEは画像上，上肺野に気腫性変化，下肺野に線維化を認め，重喫煙者男性に多く，拘束性や閉塞性換気障害は生じにくいものの高度の拡散障害を生じるとされる[1,4]．本症例はやや過膨張を示し閉塞性換気障害を認めており，気腫性の病変が主体と考えられた．

　CPFEは喫煙との関連から肺がんの合併が懸念され，また，本症例のように急性増悪の報告もあり，両者ともCPFEの予後を規定する可能性があるため慎重なフォローを要する．

最終診断　　**肺がんを併発した気腫合併肺線維症**

文　献

1）Cottin V, et al. Syndrome of Combined Pulmonary Fibrosis and Emphysema：An Official ATS/ERS/JRS/ALAT Research Statement 2022. Am J Respir Crit Care Med 2022；**206**：e7-e41

2）楠本昌彦．IV．腫瘍性病変 4．肺野型肺癌 b．非典型的な画像所見を示す肺野型肺癌．胸部のCT，第4版，村田喜代史ほか（編），メディカル・サイエンス・インターナショナル，東京，p.188-194，2018

3）Kawabata Y, et al. Smoking-related changes in the background lung of specimens resected for lung cancer：a semiquantitative study with correlation to postoperative course. Histopathology 2008；**53**：707-714

4）日本呼吸器学会 びまん性肺疾患診断・治療ガイドライン作成委員会（編）．合併症の対策とその管理．特発性間質性肺炎 診断と治療の手引き 2022（改訂第4版），南江堂，東京，p.151-152，2022

症例3 多発浸潤影を呈した特発性器質化肺炎

基本情報

属　性　78歳，女性

主　訴　咳嗽，労作時呼吸困難

患者背景　喫煙歴：never smoker，飲酒歴：機会飲酒，職業歴：主婦，粉塵曝露歴：なし，鳥接触歴：なし，ペット飼育歴：なし，漢方・健康食品使用：肝臓のサプリメントを半年前から再開．

既往歴　高血圧，C型肝炎ウイルス（HCV）キャリア

家族歴　特記事項なし

現病歴　X年8月から乾性咳嗽が出現し，その後，倦怠感や労作時呼吸困難，食欲不振を伴うようになった．お盆前に近医受診し鎮咳薬など処方されたが改善なく，前医受診し，低酸素血症と両肺の浸潤影を認め，同日精査加療目的に当院へ転院となった．関節痛・乾燥症状・レイノー現象・筋痛・筋力低下なし．

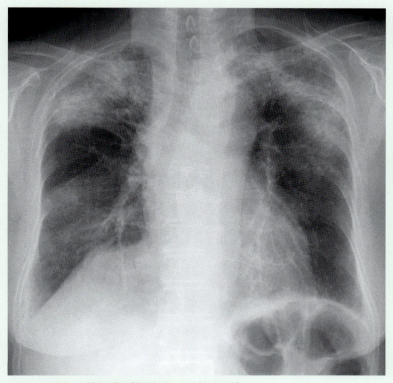

図1　単純X線写真（初診時，X年8月）
両側上肺野優位に多発する浸潤影を認める．

II章. 各論

入院時現症　身長 151 cm，体重 51.0 kg，体温 36.2℃，血圧 150/90 mmHg，脈拍 95 回 / 分・整，呼吸数 16 回 / 分，酸素飽和度 97%（nasal 3 L/ 分），呼吸音：両肺野で fine crackles 聴取，心音：純，四肢：ばち指なし，浮腫・皮疹なし.

臨床情報　は何を見て何を考えるか

　臨床的な基本情報から，①非喫煙者の高齢女性，②急性に生じた乾性咳嗽と労作時呼吸困難，③両肺野背側で fine crackles を聴取，④胸部単純 X 線写真にて両上肺野優位に収縮傾向を示す多発浸潤影を認めることから，特発性器質化肺炎や好酸球性肺炎，薬剤性肺障害といった間質性肺疾患のほか，呼吸器感染症も鑑別に精査を進める.

　以後の検査として，詳細な画像評価のため HRCT を，そして血液検査として間質性肺炎のマーカーである KL-6 や SP-D，鳥関連の鳥特異的 IgG 抗体や膠原病関連の各種自己抗体などの検索を行う.

血算		生化学		自己免疫疾患関連		自己免疫疾患関連	
Hb	14.0 g/dL	T-bil	0.6 mg/dL	RF	15.6 IU/mL	PR3-ANCA	<1.0 U/mL
Hct	44.0%	γ-GTP	23 IU/L	抗 CCP 抗体	<0.6 U/mL	MMP-3	44.6 ng/mL
Plt	30.6×10^4/μL	ALP	243 IU/L	ANA	<40 倍	ACE	9.7 IU/L
WBC	7,600/μL	CK	29 IU/L	抗 DNA 抗体	4 IU/L	IgG	3,076 mg/dL
Lym	16.7%	Aldolase	4.3 U/L	抗 RNP 抗体	<2.0 U/mL	IgA	201 mg/dL
Mon	5.1%	Na	132 mEq/L		(<10)	IgM	86 mg/dL
Eos	2.4%	K	3.9 mEq/L	抗 Sm 抗体	<1.0 U/mL	IgG4	111.0 mg/dL
Bas	0.7%	Cl	99 mEq/L		(<10)	鳥関連	
Seg	75.1%	BNP	47.8 pg/mL	抗 SS-A 抗体	<1.0 U/mL	鳥特異的 IgG 抗体	
生化学		凝固			(<10)		
CRP	0.77 mg/dL	PT	14.2 sec	抗 SS-B 抗体	6.3 U/mL(<10)	ハト	6.3 mgA/L
BUN	8.1 mg/dL	PT-INR	1.18	抗 Scl-70 抗体	<1.0 U/mL	オウム	5.5 mgA/L
Cr	0.5 mg/dL	APTT	27.2 sec		(<10)	セキセイインコ	2.7 mgA/L
Glu	133 mg/dL	FDP	NA	抗セントロメア抗体	<5.0		
TP	8.3 g/dL	D-dimer	1.9 μg/mL			ハト血清リンパ球刺激試験	206%
Alb	2.3 g/dL	間質性肺炎マーカー		抗 Jo-1 抗体	<1.0 U/mL		
LDH	253 IU/L	KL-6	387 U/mL		(<10)		
AST	26 IU/L	SP-D	382.1 ng/mL	抗 ARS 抗体	<5.0 INDEX		
ALT	18 IU/L			MPO-ANCA	<1.0 U/mL		

その他					微生物学的検査	
トリコスポロン・アサヒ抗体	0.05 (<0.15)	クラミジア・ニューモニエ IgG	1.10 (<0.90)	β-D-グルカン	<5.5 pg/mL	喀痰	有意菌認めず
マイコプラズマ（PA 法）	<40 倍	クラミジア・ニューモニエ IgM	0.34 (<0.90)	アスペルギルス抗原	0.1 COI	尿検査	
				アスペルギルス抗体	-	蛋白	+／-
オウム病クラミジア(CF 法)	4 倍	クリプトコッカス・ネオフォルマンス抗原	-			潜血	-

1. 血液データの解釈

　　間質性肺炎マーカーである KL-6 の上昇は認めず，SP-D の上昇を認めた．自己免疫疾患関連では RF や IgG4 の軽度上昇，IgG の上昇のほか有意所見は認めなかった．ハト血清リンパ球刺激試験は陽性だったが，鳥特異的 IgG 抗体は陰性であった．

動脈血液ガス (nasal 3 L／分)		呼吸機能検査		心エコー（UCG）		気管支鏡検査(BAL, 部位：左 B^3)	
pH	7.451	FVC	1.41 L (72.0%)	EF	68.9%	Lym	61%
$PaCO_2$	38.3 Torr	FEV_1	1.15 L (76.3%)	TR	なし	Neu	10.5%
PaO_2	80.8 Torr	FEV_1/FVC	81.4%	IVC	拡張なし	Eos	8.5%
BE	2.2 mmol/L	% D_{LCO}	47.9%	気管支鏡検査(BAL, 部位：左 B^3)		Mφ	20%
HCO_3	26.1 mmol/L	% D_{LCO}/VA	98.1%	回収率	68.7%	CD4/CD8	1.5
$A-aDO_2$	106.6 Torr	6 分間歩行検査：未施行			(103/150 mL)	細胞診	class Ⅱ
呼吸機能検査		心エコー（UCG）		総細胞数	$3.7×10^5$/mL	微生物検査	有意菌認めず
VC	1.43 L (67.5%)	LV motion	good	細胞分類			

2. 呼吸機能と BAL の解釈

　　呼吸機能検査では拘束性換気障害と拡散障害を認めた．気管支肺胞洗浄ではリンパ球分画の顕著な上昇を認めるほか，好中球および好酸球の上昇を認めた．

3. 臨床情報のまとめ

　　非喫煙者の高齢女性における急性発症の両肺多発浸潤影であり，KL-6 の上昇は認めず，気管支洗浄液よりリンパ球分画の著明な上昇を認め，特発性器質化肺炎の可能性を疑うが，軽微ながら RF の上昇もあり肺病変先行型関節リウマチや薬剤性肺障害の可能性は完全には否定できない．ハト血清リンパ球刺激試験が陽性だが，明らかな鳥接触歴はなく，胸部単純 X 線写真の所見や KL-6 の上昇を認めず過敏性肺炎は否定的と考える．
　　X 年 8 月，経気管支肺生検を左 B^{1+2}，左 B^3 の 2 ヵ所から行った．

Ⅱ章. 各　論

> **ポイント**
> 1. 急性発症の多発浸潤影をみた場合，特発性器質化肺炎を想起しやすいが，感染症や背景となりうる膠原病や薬剤の関与などを慎重に見極める必要がある．
> 2. 感染症を鑑別する上で気管支肺胞洗浄は有用であり，非感染性の病態と治療方針も大きく異なることから，積極的に行い感染症を除外することが重要である．

画　像　は何を見て何を考えるか

　両側肺の上中肺野優位，胸膜側優位に非区域性広がる浸潤影を認める（**図2**）．境界はおおむね明瞭で，透見される気管支がやや拡張しており，器質化肺炎を疑う形態である．鑑別疾患として，特発性器質化肺炎のほか，二次性の器質化肺炎を呈するもの（感染症，膠原病関連，薬剤性など）が挙げられる．

　上肺野優位の分布を示すことから慢性好酸球性肺炎も考慮されるが，器質化肺炎と慢性好酸球性肺炎を画像から鑑別するのは困難である．

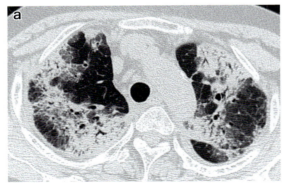
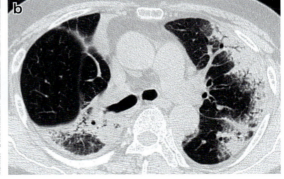
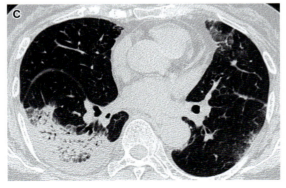

図2　単純HRCT（初診時，X年8月）

症例 3　多発浸潤影を呈した特発性器質化肺炎

病　理

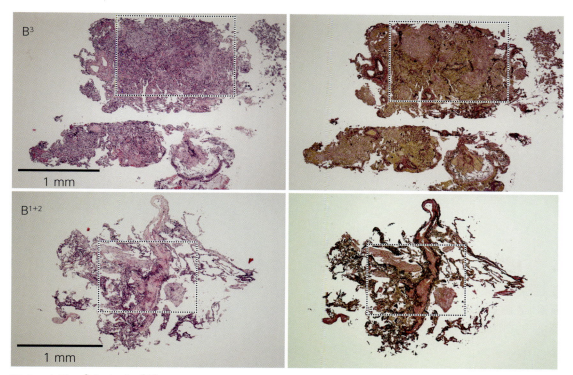

図3　左肺 B^3 および B^{1+2} の TBLB 標本
左：HE 染色，右：EvG 染色（弾性線維染色）．図 4 ～図 7 に囲み部分の拡大図を呈示する．

1. 病理解説

①左肺 B^3 および B^{1+2} の TBLB 標本（図3）

B^3 の HE 染色では一見斑状の線維化病変にみえるが，EvG 染色でみると，肺胞道から周囲の肺胞腔内を埋めるような器質化病変で，肺胞構造などはよく保たれている．

B^{1+2} では気腔内にポリプ型の器質化病巣を認める．周囲の間質に軽度～中等度の線維化が認められ，通常の器質化肺炎としては間質性病変の変化がやや強いと思われる．図 4 ～図 7 に点囲み部分の拡大を呈示する．

②左肺 B^3 の拡大図

図 4 では組織学的には腔内を埋める器質化病変が主体で，リンパ球などの炎症細胞浸潤がみられるが，線維成分の増生は軽度である．

図 5 の気腔内には器質化病変が充満してみられるが，背景の肺胞道，肺胞の構造はよく保たれており（肺胞壁あるいは肺胞入口輪の弾性線維の構造が明瞭），組織構造の破綻はほとんどないと考えられる．器質化病変部でやや赤褐色調のところもあり，軽度

103

II章. 各論

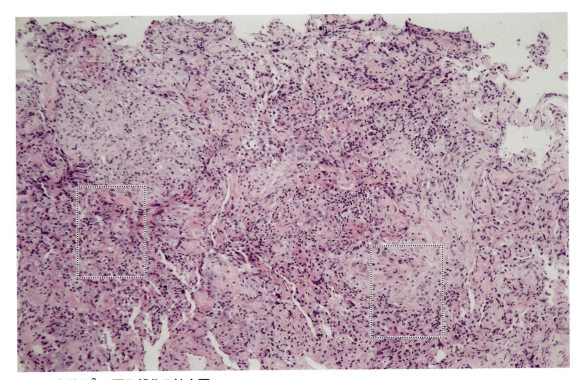

図4 左肺 B³ の囲み部分の拡大図
HE 染色．図6に囲み部分の強拡大図を呈示する．

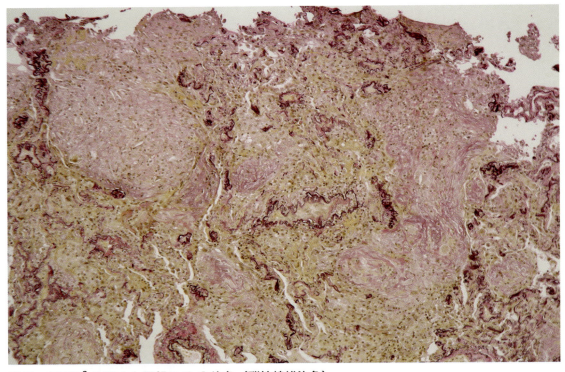

図5 左肺 B³ の図4と同部の EvG 染色（弾性線維染色）

症例 3　多発浸潤影を呈した特発性器質化肺炎

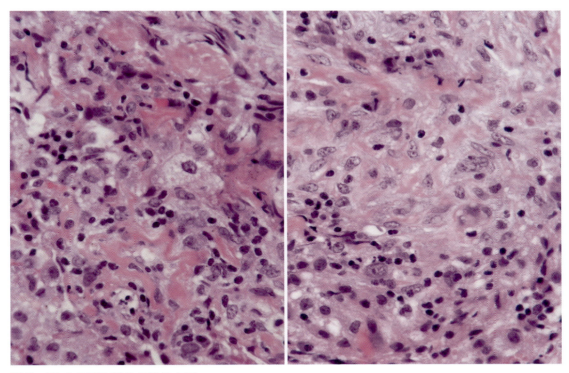

図 6　図 4 の囲み部分の強拡大図

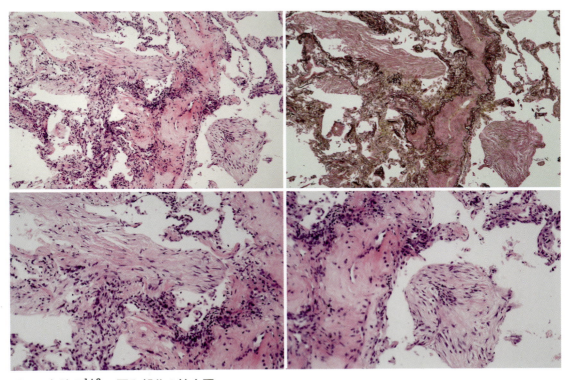

図 7　左肺 B^{1+2} の囲み部分の拡大図
左と右下は HE 染色，右上は EvG 染色．

II章. 各 論

線維成分の増生のみられる部分もあると考えられる.

図6は図4の囲み部分の強拡大図で,気腔内器質化病変あるいは肺胞壁などではリンパ球の浸潤があり,組織球も散見される.

③左肺 B^{1+2} の拡大図（図7）

ここでは気腔内にポリプ型のやや時間の経過した器質化病変,線維成分が増加している病変がみられ,間質にも軽度～中等度の線維化が認められる.特発性器質化肺炎としては,間質性病変の変化がやや強い印象である.

以上,病理組織学的には,特発性器質化肺炎として定型的な気腔内のポリプ型の器質化病変よりなる部分と,特発性器質化肺炎としてはやや非定型的な気腔内埋め込み型の器質化病変からなる部分がみられたが,背景の肺胞などの構造はよく保たれており,特発性器質化肺炎の範疇としてもよいのではと考えられる.ただ本症例では間質性病変もやや目立つなど,二次的な病変の可能性は残ると思われる.

2. 病理診断

Lung, left, B^{1+2}, B^3, biopsy（TBLB）:
alveolitis and intra luminal organization

3. 病理のまとめ

ポリプ型の気腔内器質化病変と斑状の線維化病変よりなるが,EvG 染色で背景の肺構造の破綻はなく,特発性器質化肺炎の範疇でよいのではないかと考えられた.

MDD の結果　特発性器質化肺炎（COP）
今後の方針　治療介入.ステロイド単独療法

経 過

1. 臨床経過

画像・病理の結果も踏まえ器質化肺炎と診断し,X 年 9 月よりプレドニゾロン（PSL）25 mg/ 日で治療を開始した.その後,速やかに陰影の改善を認め,酸素化の改善もあり,その後,O$_2$ 投与も中止することができた.PSL を漸減し,X＋1 年 3 月より PSL 2 mg/ 日から 1 mg/ 日に減量したところ,同年 4 月画像上再燃が疑われ,PSL を 5 mg/ 日へ増量した.この際に,以前使用していたサプリメントや新規薬剤の使用もなく,鳥との

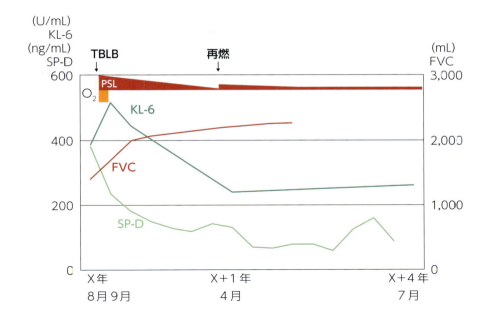

接触や鳥製品の使用もなく，症状・身体所見・血液検査でも明らかな膠原病の発症はみられなかった．以上より，特発性器質化肺炎（cryptogenic organizing pneumonia：COP）と診断した．

PSL増量後，画像所見の改善もあり，再燃した経過もあったためPSLはより緩徐に少量ずつ減量しPSL 1 mg/日とし再燃なく経過している．

2. 画像経過（図8～図11）

多発する浸潤影を示す典型的なCOPの画像がみられる．ステロイドの反応は良好で陰影は速やかに改善したが，半年後に再燃がみられた．本例は特発性と考えられるが，二次性のものもあり，再燃するものもあるので慎重に経過を追う必要がある．

本症例のまとめ

本症例は，COPに対しステロイド単剤での治療に奏功したが，減量過程で再燃した一例である．初診時にはサプリメントの摂取や軽微ながらRFの上昇もあり，薬剤性肺障害や膠原病を背景とした器質化肺炎の可能性が否定できなかったが，再燃時も含め経過を通じてそれらの関与が否定的と判断しCOPと診断した．COPと診断しても，器質化肺炎は感染症や薬剤，膠原病，腫瘍など様々な病態から二次性に生じることもあるため，背景疾患の有無を鑑別しつつ，経過や治療反応性を通じて判断することが重要である[1,2]．

また，COPは治療中ないし治療終了後に約30％前後で再発することが知られており，一般的に発症から1年以内に再発するといわれている．特にステロイドを急速に減量や終了した場合に生じるとされ，本邦の手引き[2]では，ステロイド単独療法で治療導入

II章. 各 論

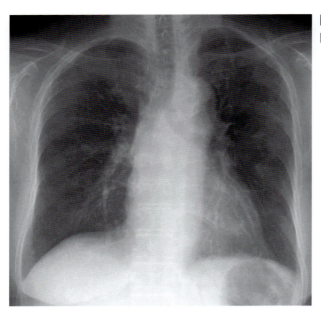

図8 X線写真（PSL治療後，X年10月）
陰影はほぼ消失している

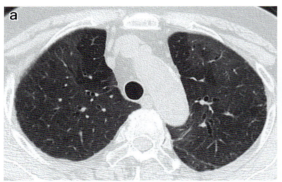
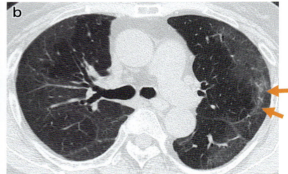
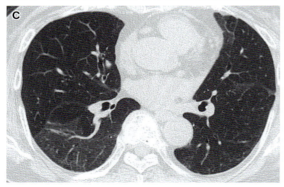

図9 HRCT（PSL治療後，X年10月）
浸潤影は肺野の中枢側と末梢から消退し，最後にいわゆるSCLS（subpleural curvilinear shadow）様の索状影（bの矢印）が，アコーディオンが開くように消失し，正常に復する．

する場合，PSL 0.5〜1.0 mg/kg/日を4〜8週の後，2〜4週ごとに5 mgずつ漸減する例が示されている．しかし，実臨床ではそれでも再発する例はあり，その場合，ステロイドを再投与もしくは増量して治療することになる．その際のステロイドの用量について，PSL 20 mg/日以下でもそれより多い用量と比べ寛解率や再発率に差はみられず，

症例 3　多発浸潤影を呈した特発性器質化肺炎

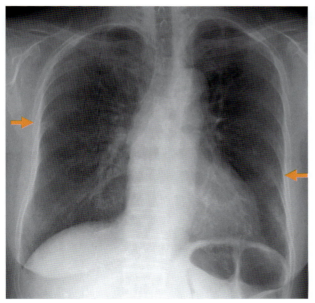

図10　X線写真（PSL減量後再燃，X＋1年4月）
PSLの減量に伴い，両側中肺野外側に狭い範囲の浸潤影が出現している（矢印）．

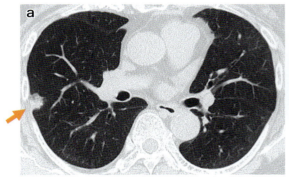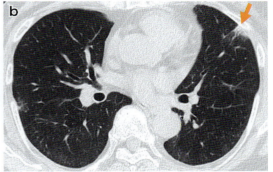

図11　HRCT（PSL減量後再燃，X＋1年4月）
X線斜視の所見と一致した領域に狭い範囲のコンソリデーションが認められる（矢印）．

副作用も少なくなることが示されている[3]．本症例でも少量のステロイドで奏功していたが，再発を繰り返す場合や難治性の場合は免疫抑制薬やリツキシマブなどの併用の報告もある．

　本症例は画像の観点からは，CTで胸膜側優位で軽度の容積減少を伴う非区域性浸潤影を示し，線維化を残さず消退したことも含めて，典型的な器質化肺炎の経過と考えられる．上肺野優位の分布は，しばしば慢性好酸球性肺炎で認められるが，画像からの両者の鑑別は困難であり，気管支肺胞洗浄や血液検査と併せての検討が必要である．膠原病や薬剤に関連した二次性の器質化肺炎と特発性器質化肺炎についても画像からは鑑別は困難であり，器質化肺炎パターンを呈する症例では，原因となるものがないか臨床的に検索が必要である．

Ⅱ章. 各 論

最終診断 特発性器質化肺炎

文　献

1）King TE Jr, et al. Cryptogenic organizing pneumonia. N Engl J Med 2022；**386**：1058-1069
2）日本呼吸器学会びまん性肺疾患診断・治療ガイドライン作成委員会（編）. 特発性間質性肺炎 診断と治療の手引き 2022（改訂第 4 版），南江堂，東京，p.99-104，2022
3）Lazor R, et al. Cryptogenic organizing pneumonia. Characteristics of relapses in a series of 48 patients. Am J Respir Crit Care Med 2000；**162**（2 Pt 1）：571-557

症例 4　上葉優位な慢性経過を示す肺線維症

基本情報

属　性　44歳，女性

主　訴　胸部異常陰影

患者背景　喫煙歴：なし，飲酒歴：なし，職業：主婦，自宅の縫製工場手伝い，粉塵曝露歴：なし，ペット飼育歴：なし，鳥との接触歴：なし，漢方・健康食品使用：なし

既往歴　34歳時：くも膜下出血で手術，43歳時：気胸（自然軽快）

家族歴　間質性肺炎，膠原病ともになし

現病歴　X-1年検診でCA19-9の高値を指摘され，同年6月に当院総合内科を受診し，胸部異常陰影を指摘される．このときにX-10年時の胸部X線写真との比較読影で胸部異常陰影の明らかな増強を認めたため，無症状であったが精査目的でX年5月に入院となった．明らかな関節痛，筋痛・筋力低下，皮疹はない．

入院時現症　身長162 cm，体重48 kg，体温36.7℃，血圧120/80 mmHg，脈拍72回/分・

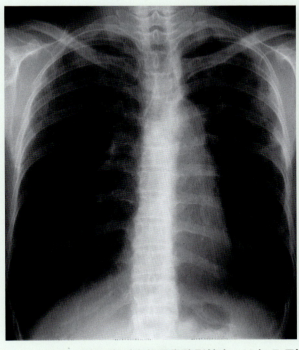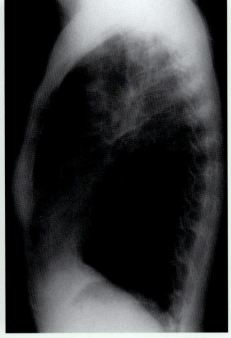

図1　単純X線写真（胸部異常陰影精査，X年5月）
両側上肺野に散在性に小結節状の陰影が散見される．側面でも同様の所見がみられる．両側下肺野に異常はない．

II章. 各　論

整，呼吸数18回/分，外観良好，意識清明，表在リンパ節触知せず，扁平胸（＋），呼吸音清，心音純，心雑音なし，腹部：異常所見なし，皮疹なし，四肢：メカニックスハンドなし，ばち指なし，下腿浮腫なし，関節腫脹なし．

臨　床　は何を見て何を考えるか

臨床的には，①無症状の検診発見例，②両肺尖部胸膜下陰影，③気胸既往歴，④扁平胸から上葉限局型肺線維症や pleuroparenchymal fibroelastosis（PPFE）などの疾患が疑われる．

以後の検査としては，感染症の除外，膠原病などの除外などを行う必要があり，間質性肺炎のマーカーであれば，KL-6 は正常で SP-D 高値などを認める可能性が高い．

血算		生化学		生化学		腫瘍マーカー	
Hb	13.6 g/dL	Cr	0.8 mg/dL	Cl	107 mEq/L	CEA	1.3 ng/mL
Hct	42.3 %	Glu	81 mg/dL	KL-6	242 U/mL	CA19-9	88.2 U/mL
Plt	15.3×10^4/μL	TP	7.4 g/dL		（X＋10年時）	尿検査	
WBC	3,000/μL	Alb	4.0 g/dL	凝固系		蛋白	－
Lym	32.0 %	LDH	265 IU/L	PT	11.3 sec	潜血	－
Mon	6.0 %	AST	17 IU/L	PT	11.6 sec	動脈血液ガス（室内気）	
Eos	2 %	ALT	9 IU/L		（control 11.3）	pH	7.422
Seg	58.0 %	T-bil	0.8 mg/dL	APTT	25.1 sec	PaCO$_2$	42.0 Torr
Band	2.0 %	γ-GTP	8 IU/L		（control 26.7）	PaO$_2$	92.4 Torr
生化学		ALP	135 IU/L	FDP	<10 μg/mL	BE	2.8 mmol/L
CRP	<0.2 mg/dL	Na	141 mEq/L			HCO$_3$	26.7 mmol/L
BUN	12.6 mg/dL	K	4.4 mEq/L			A-aDO$_2$	14.0 Torr

1. 血液データの解釈

血液検査では炎症反応は認めず，間質性肺炎のマーカーのひとつとされる LDH の上昇は認めなかった．

症例 **4** 上葉優位な慢性経過を示す肺線維症

呼吸機能検査		気管支鏡検査（BAL，部位：右 B³）			
VC	3.12 L（110.2%）	回収率	49%（73／150 mL）	Eos	0.0%
FVC	3.04 L	色調	淡黄色	Mφ	92.0%
FEV$_1$	3.03 L	総細胞数	0.5×10^5/mL	CD4/CD8	4.2
FEV$_1$/FVC	99.0%	［細胞分類］		細胞診	class Ⅱ
%D$_{LCO}$	80.8%	Lym	7.0%	微生物検査	有意菌認めず
D$_{LCO}$/VA	95.6%	Neu	1.0%		

入院後，6月3日に右 B³ で2ヵ所，経気管支肺生検（TBLB）．確定診断を得られず，9月3日に外科的肺生検を左 S^{1+2} と舌区下縁の2ヵ所で施行．

2. 呼吸機能と BAL の解釈

スパイログラムでは肺容量は保たれており，閉塞性障害もなく拡散障害も認めない．自覚症状はないため6分間歩行検査は施行されなかった．気管支肺胞洗浄液（BALF）は総細胞数，細胞分類は正常であったが，CD4/8 の上昇が認められた．

3. 臨床情報のまとめ

中年女性に胸部異常陰影が発見され，10年の経過で両肺尖部の縮小に伴う肺門挙上が進行していること，また扁平胸の存在や気胸の既往があることから，確定診断の目的で左上葉の外科的肺生検を施行した．

画　像　は何を見て何を考えるか

初診時の X 線写真（**図1**）では，両側上肺野に散在性に小結節状の陰影が散見される．側面像にも同様の所見がみられる．いわゆる apical cap（両側肺尖部胸膜肥厚のこと．ほとんどの場合，陳旧性の炎症や周辺の胸膜の炎症が治癒した跡，つまり非特異的線維性炎症瘢痕で病的意味はない．左右非対称のこともある）といわれる所見で，この写真のみでは病的意味のある所見とは言い切れない．本症例には10年前に撮られた X 線写真（**図2**）があり，apical cap の所見はわずかに進行しているようにみえる．X 線写真では両側の下肺野に異常はない．精査のため撮られた CT（**図3**）では，X 線と同様に apical cap の範囲内の所見がみられるのみである．

ポイント　肺尖部に限局した線維化巣で，画像は一見 apical cap と区別がつかない．

II章. 各論

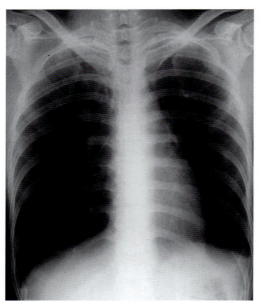

図2　単純X線写真（正常コントロール，X-10年6月）
最も古い胸部単純X線写真で，特に異常は指摘できない．

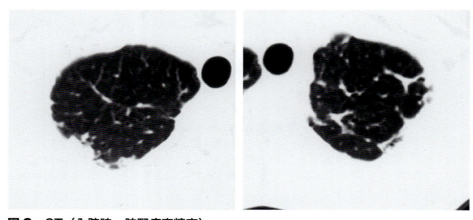

図3　CT（入院時，肺野病変精査）
両側に肺尖部にやや目立つapical cap様の所見があるが，他に異常はない．

病　理

1. 病理解説

①左 S^{1+2} および S^4 のルーペ像（図4）

　S^{1+2} では胸膜側から内側にかけて比較的密な線維化巣が広がるが，正常肺との境界は明瞭に境されている．S^4 では胸膜の肥厚および胸膜側などにわずかに線維化巣をみるが，上葉でみられる線維化病変は認められない．

症例 4　上葉優位な慢性経過を示す肺線維症

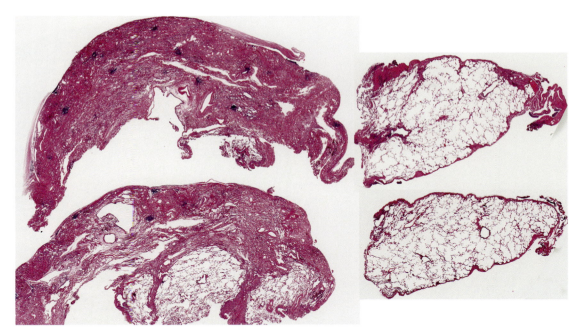

図4　左 S^{1+2}（左側）および左 S^4（右側）のルーペ像．HE 染色

②左 S^{1+2} の線維化病変の拡大図

　図5 の HE 染色でみると比較的一様の密な線維化巣が胸膜側から内側にかけて広がっているが，右の EvG（弾性線維）染色でみると気腔内線維化，肺胞腔の虚脱がみられる一方，背景の肺胞構造はよく保たれており，いわゆる無気肺硬化型の線維化病変が主体と思われる．

　図6 の線維化病変と正常肺との境界は極めて明瞭で，下の中弱拡大図でみると，線維化部位から正常部位に気腔内線維化が広がっているようにみえる．おそらく，こうした気腔内線維化が時間の経過とともに収縮して，胸膜側の線維化でみたように無気肺硬化型の線維化を形成するものと考えられる．線維化のパターンは特発性上葉限局型肺線維症によく合致すると考えられる．

　以上，病理組織学的には特発性上葉限局型肺線維症（idiopathic pulmonary upper lobe fibrosis：IPUF）に相当する組織で，肺結核，肺非結核性抗酸菌症，好酸球性肉芽腫症，サルコイドーシス，じん肺などは明らかでなく，これらが臨床的にも否定されるのであれば，IPUF の一例と考えられる．ただ，線維化部でリンパ濾胞が散見されるところがあり，膠原病関連の間質性肺炎なども考慮しながらの経過観察が必要と考えられる．

II章. 各 論

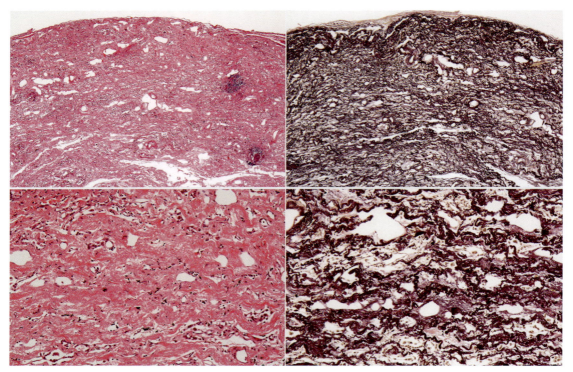

図5 左 S^{1+2} の胸膜側の部分の線維化巣. 左：HE 染色, 右：EvG 染色

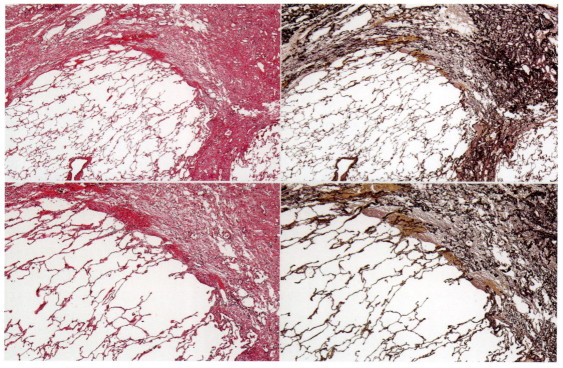

図6 左 S^{1+2} の線維化病変と正常肺との境界部位. 左：HE 染色, 右：EvG 染色

2. 病理診断

Lung left S^{1+2} and S^4, biopsy (VATS):
idiopathic pulmonary upper lobe fibrosis. IPUF, most probable

3. 病理のまとめ

　上葉の肺尖近傍の胸膜側から下方に広がっていく線維化病変で，いわゆる気腔内埋め込み型の線維化病変から無気肺硬化型の線維化病変が主体であり，組織学的にも，結核などの感染症，じん肺，サルコイドーシスなど他の疾患は否定的で，IPUFに矛盾しない症例と考えたい．

　MDDの結果　　IPUF
　その後の方針　経過観察

経　過

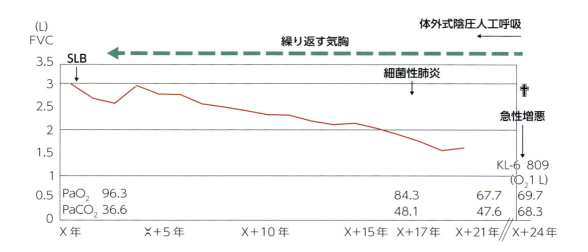

1. 臨床経過

　画像所見，外科的肺生検の結果から，上葉限局型肺線維症ないしPPFEとして経過観察のみを行ったが，緩徐にFVCの低下を認め，気胸の発症を繰り返した．しかし，いずれも処置の必要な程度ではなく，経過観察のみで終始した．

　X＋22年に入り，気胸が持続しながら経過中，1回換気量の減少に伴い呼吸数は安静時にも30回／分程度となり，呼吸困難感が強くなったため，体外式陰圧人工呼吸器の

導入を行った．この際の入院時には心エコー上で肺高血圧を生じていた．体外式陰圧人工呼吸器の使用により6分間歩行検査での歩行距離の明らかな改善がみられ，ADLも改善した．

しかし，X＋23年頃からはPCO$_2$ 48.1 TorrとⅡ型呼吸不全を呈するようになり，急性増悪を生じてX＋24年7月に永眠された．

2. 画像経過

本症例は肺生検後，治療方法が確立されていない疾患のため，対症療法のみで経過観察された．画像の経過をみてわかるように，apical cap様線維化巣が肺尖から尾側に向かって緩徐に進行していっている．両側上葉からの線維化の進行は，肺門陰影の頭側への吊り上がりや気管の拡張・屈曲として捉えられる（図7）．これらの縮みの所見はCTより胸部単純X線写真の方がよく捉えられる（図8）．経過中，気胸の生じることもよくあり（図9〜12），このことからもこのIPUFという病態は結核や非結核性抗酸菌症などで生じるapical capとは異なるものであることがわかる．

病期の終末まで両側の下肺野の所見が軽いことをみても，よくみられる間質性肺炎とは異なる病態であることがわかる．

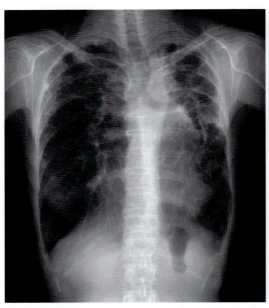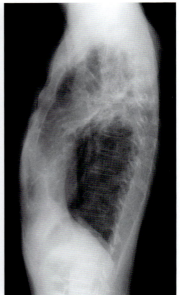

図7　単純X線写真（動脈瘤経過観察中，X＋15年10月）
両側の肺尖部にはapical capにしては範囲の広い線維化巣がみられる．大動脈弓部の輪郭はシルエットアウトしている．また，気管は左に向かって凸となっており，両側上葉気管支は頭側に吊り上っている．両側下肺野に特に異常はない．側面像では胸郭が扁平化しているのがわかる．

症例 **4** 上葉優位な慢性経過を示す肺線維症

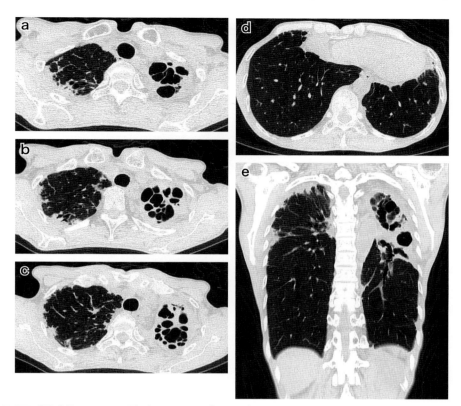

図 8 HRCT（肺炎疑いでの入院時，X＋17 年 2 月）
左上葉は気管支拡張と嚢胞性変化に置き換わっている．右上葉には apical cap 様の所見が広がっている．両側下葉には間質性肺炎の所見はなく，特に異常はない．

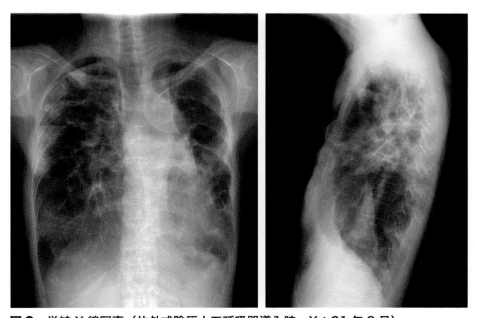

図 9 単純 X 線写真（体外式陰圧人工呼吸器導入時，X＋21 年 8 月）
陰影は少し尾側に広がってきており，右では気胸を併発している．この時点でも右の下葉には所見は乏しい．側面では扁平胸郭の進行が著明である．

119

II章. 各 論

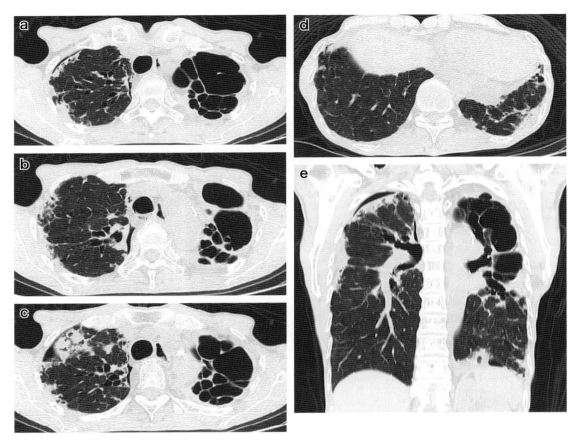

図 10 CT（X＋21 年 10 月）
右の気胸が確認できる．臓側胸膜の肥厚はあるが，胸膜に癒着のないことがわかる．所見は尾側に向かって進んできているが，やはり右下葉では所見は軽い．

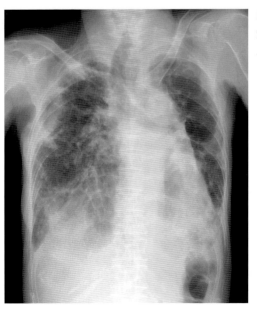

図 11 単純 X 線写真（X＋24 年 7 月）
気管は大きく右に凸となり，今まで所見の軽かった右の下肺野に浸潤影が出現している．

症例 **4** 　上葉優位な慢性経過を示す肺線維症

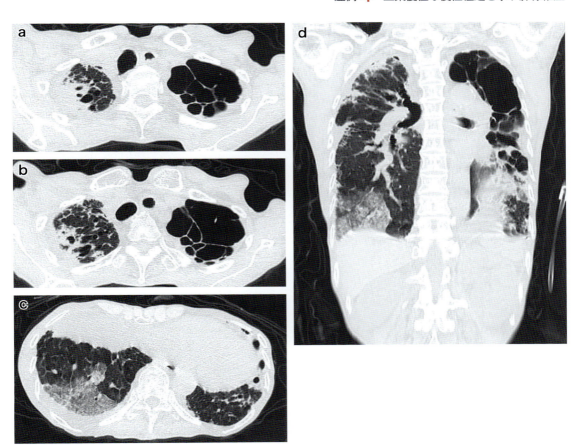

図12 　CT（X＋24年7月）
右下葉背側に新たにすりガラス陰影を中心とした浸潤影が出現している．

本症例のまとめ

　　上葉に優位な所見分布を示す症例の全経過が観察できた貴重な症例である．上葉に優位な肺の線維症は，1992年に網谷が13例をまとめて特発性上葉限局型肺線維症（IPUF）としてその臨床像と画像を報告したことに始まる[1]．本症例はこの報告13例の中の1例である．2003年には臨床像もまとめて報告している[2]．その後，Frankelがpleuroparenchymal fibroelastosis（PPFE）として類似症例も含めて発表[3]して以来，疾患概念が極めて曖昧になっている．しかし，本来IPUFは間質性肺炎とは明らかに異なる肺の線維症であることを強調しておく．本症例は古い症例で画像も不十分ではあるが，胸部単純X線写真は極めて教育的である．

　　本症例はIPUFとして報告されている症例であるが，現在の特発性間質性肺炎（IIPs）の分類の中ではPPFEの中に含まれている．

　　参考までに，次のコラムに典型的なIPUFの画像と病理像を示しておく．

Ⅱ章. 各　論

最終診断　　特発性上葉限局型肺線維症（IPUF）

文　献

1）網谷良一ほか. 特発性上葉限局型肺線維症. 呼吸 1992；**11**：693-699
2）網谷良一ほか. 肺癌発生の分子病態的メカニズム　1）臨床像. 日胸 2003；**62**：S190-S-195
3）Frankel SK, et al. Idiopathic pleuroparenchymal fibroelastosis：description of novel clinicopathologic entity. Chest 2004；**126**：2007-2013

Column
典型的な IPUF 像

　症例 4 には，IPUF とするには尾側にも所見が出たり，最後に急性増悪を呈するなど，非典型な所見があった．そこで古い症例の中から，剖検のある典型的な IPUF の症例の画像（図 1，図 2）と，病理の冠状断のマクロ像（図 3）をここに提示する．CT 像は apical cap が進行する形で，両側の下肺野には患者が亡くなるまで陰影の出現はない．剖検肺の冠状断マクロ像でも同様に下肺野には所見のないことがよくわかる．実際には，上葉に優位な所見分布を示しても様々な疾患が入り混じっており，特に PPFE の報告以降，疾患概念が揺らいでいるので，ここに IPUF の典型例を示しておく．

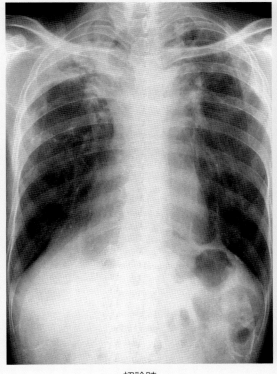 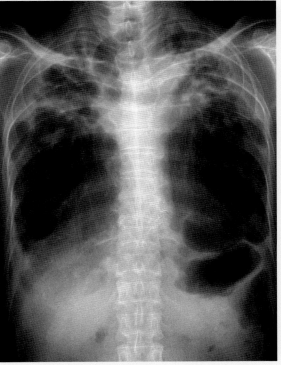

初診時　　　　　　　　　　　　　　　　17 年後

図 1　典型的な IPUF 症例の画像経過

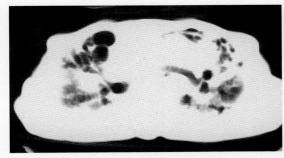 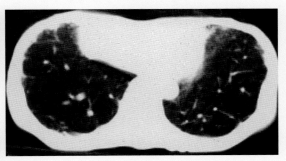

図 2　典型的な IPUF 症例の CT（初診から 17 年後）

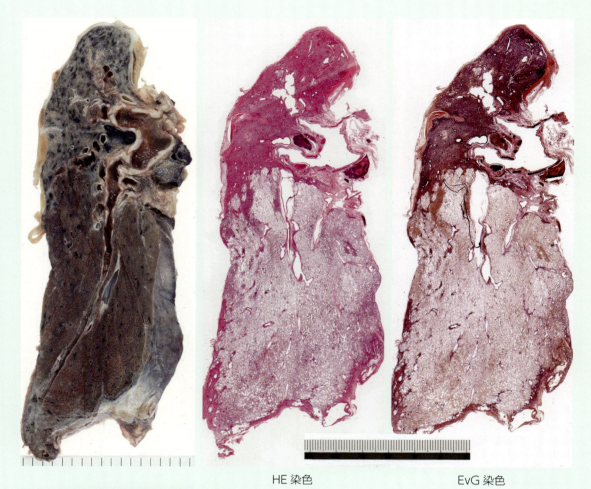

HE 染色　　　　　　　　EvG 染色

図3 IPUF 症例剖検肺冠状断像

症例 5 剥離性間質性肺炎の一例

本症例は古い症例で臨床データも不十分なため，画像と病理所見を中心に症例の提示を行う．

基本情報

症　例　43歳，男性

主　訴　咳嗽，労作時呼吸困難

患者背景　喫煙歴：50本／日，飲酒歴：3日間でウイスキーをボトル1本（23年間），職業：会社経営，粉塵曝露歴：なし，ペット飼育歴：なし，鳥との接触歴：なし，漢方・健康食品使用：なし，1年の半分以上ゴルフに行く

既往歴　41歳：A型肝炎，糖尿病，慢性甲状腺炎．43歳：アレルギー性痒疹

家族歴　父：気管支喘息，姉：膠原病

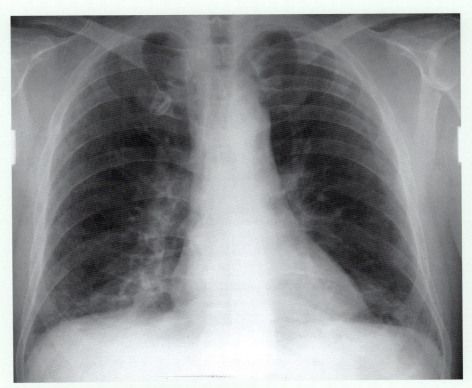

図1　単純X線写真（初回，X年10月）
両側下肺野にすりガラス陰影を認める．心陰影や横隔膜陰影にシルエットアウトはない．肺野の血管陰影はぼやけている．

II章. 各　論

現病歴　数年前より咳嗽，喀痰に気づいていたが，喫煙のためと思い放置していた．ところがX年9月中旬より咳嗽増強し，ゴルフ中での息切れを自覚するようになった．このため10月当院受診し，胸部異常影を指摘され，その後入院となった．

入院時現症　身長170 cm，体重75 kg，体温36.3℃，血圧114/84 mmHg，脈拍76回/分・整，呼吸数16回/分，外観良好，意識清明，皮膚は乾燥し痒疹を認める．表在リンパ節触知せず．呼吸音：両下肺野背側で吸気終末時に fine crackles 聴取，心音純，心雑音なし，腹部：異常所見なし，四肢：メカニックスハンドなし，ばち指なし，下腿浮腫なし，関節腫脹なし．

臨床情報　は何を見て何を考えるか

　　X年11月に開胸肺生検を実施．生検後ステロイドパルスを行うも，患者本人の希望により無治療で経過観察とした．その後も喫煙は継続し，X+21年5月に自宅で他病死した症例である．

血算		生化学		Thyroid function		血液ガス	
RBC	$556×10^4$/cmm	Glob	3.6 g/dL	T$_4$	6.9 µg/dL	PO$_2$	72.3 mmHg
Hb	17.6 g/dL	$α_1$	3.4%	FT$_4$-RTA	0.88 ng/dL	PCO$_2$	46.8 mmHg
Ht	51.9%	$α_2$	6.5%	T$_3$	135 ng/dL	**呼吸機能検査**	
PLT	$25.6×10^4$/cmm	$β$	15.2%	TSH	7.17 µU/mL	%VC	94.9%
WBC	4,900/cmm	$γ$	22.3%	**自己免疫疾患関連**		FEV$_1$/FVC	84.3%
Seg	69.0%	Glu	119 mg/dL	RA	−	**気管支鏡検査（BAL）**	
Band	1.0%	Cholesterol	238 mg/dL	ANA	×80	総細胞数	$5×10^5$/mL
Eos	4.0%	Cr	0.8 mg/dL	LE	−	Neu	7%
Mon	4.0%	BUN	11.3 mg/dL	$β_{1A}$	107.2 mg/dL	Eos	23.5%
Lym	20.0%	TB	0.7 mg/dL	$β_{1E}$	57.7 mg/dL	Lym	1.5%
生化学		GOT	35 K.U.	anti-thyroglobulin antibody	×100	M$φ$	68%
CRP	<0.2 mg/dL	GPT	30 K.U.				
ESR	4 mm/hr	LDH	48.9 U	anti-microsomal antibody	×1,600		
Urine	n.p.	ALP	2.2 B.U.				
Stool	n.p.	Na	142 mEq/L	IgG	1,700 mg/dL		
PPD	negative	K	4.1 mEq/L	IgM	168 mg/dL		
PHA（5r）	35×45 mm	Cl	106 mEq/L	IgA	356 mg/dL		
TP	7.6 g/dL	Ca	4.6 mEq/L	IgE	2,279 U/mL		
Alb	4.0 g/dL						

症例 5　剥離性間質性肺炎の一例

画　像　は何を見て何を考えるか（図2〜図9）

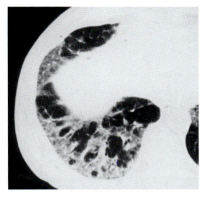

図2　HRCT（初回，当時：4mm厚，X年10月）
右下肺野優位にすりガラス陰影を中心とした陰影が不均一に広がっている．病変部の血管陰影は認識できる．

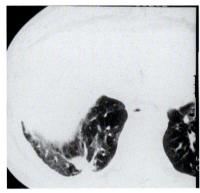
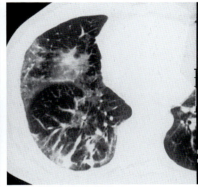

図3　HRCT（X+1年2月）
右下肺野に開胸肺生検の痕がみえる．肺野のすりガラス陰影はステロイドパルス療法に反応し，少し改善しているのがわかる．

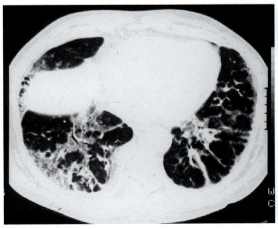

図4　HRCT（X+5年10月）
ステロイドパルス療法の後，無治療で経過観察．陰影の性状に著変はない．すりガラス陰影の領域は緩徐に広がっているが，牽引性気管支拡張や蜂巣肺はない．

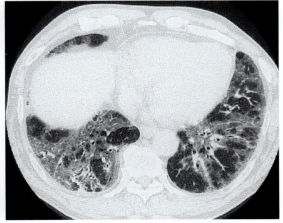

図5　HRCT（X+8年11月）

II章. 各 論

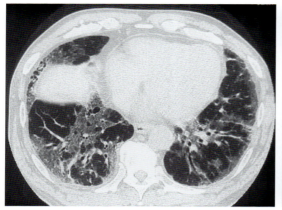

図6　HRCT（X＋9年5月）

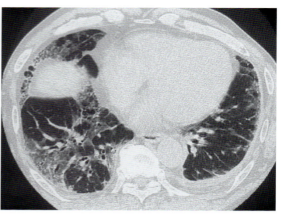

図7　HRCT（X＋14年9月）

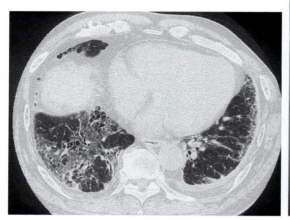

図8　HRCT（最終，X＋17年3月）
図5から図8の9年の間にわずかに牽引性気管支拡張が出現し，わずかに線維化が少し進行しているのはわかるが，依然として蜂巣肺はない．

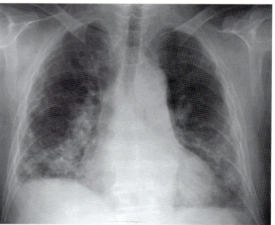

図9　胸部単純X線写真（最終，X＋18年12月）
初回の胸部単純X線写真と比べて心陰影は拡大しており，肺野の血管陰影の増強と少量の右胸水があるが，肺野の所見については少し広がりがあるものの，大きな変化はない．

病　理

1. 病理解説

①右肺 S^6 と S^{10} の代表的な割面（図10）

S^6 では病変の軽い軟らかい肺組織を背景に，斑状のやや実質状の病変が散見される．S^{10} は全体に実質状で硬く，びまん性で気腔は認められない．ただ，斑状の実質状部分を含め肺構造の破綻は明らかでなく，線維化に伴う硬い部分，気腔の拡張などは認められない．

症例 5　剥離性間質性肺炎の一例

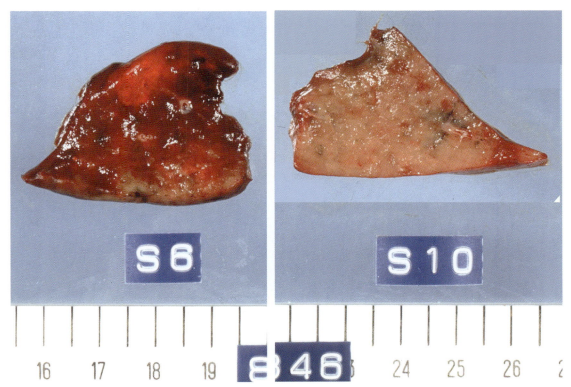

図10　右肺の S⁶ および S¹⁰ から，開胸肺生検で採取された組織の代表的な割面

②右肺 S⁶ の代表的な部分のルーペ像

　図 11 では肺野全体に軽度の間質の肥厚が広がり，胸膜側あるいは気道周囲などに気腔を埋め込む形の実質性病変が広がっている．

　図 12 では背景の肺胞壁などの間質は，軽度の線維化および炎症細胞浸潤などでびまん性にごく軽度から軽度肥厚するが，肺胞道，肺胞腔などの構造はよく保たれている．呼吸細気管支から肺胞道などの気腔内に，肺胞マクロファージの小集簇巣が散見され，胞体内にやや濃いめの smokers' pigment が認められる．

　図 13 では間質の病変，軽度の線維化，細胞浸潤などが，前掲の部分よりもやや強く，小葉間隔壁，胸膜などの線維性肥厚も軽度みられるが，肺胞腔など背景の構造は比較的よく保たれている．気腔内に肺胞マクロファージの集簇巣が散見され，胸膜に近い部分では気腔に充満する部分もみられる．集簇巣部分で胞体内にやや濃いめの smokers' pigment が認められる．

　図 14 では肺胞壁などの間質の病変はさらに強くなり，気腔内を充満する形の肺胞マクロファージの滲出がみられるが，やはり背景の肺胞構造などは比較的よく保たれている．ここでは気腔内の肺胞マクロファージの胞体内に，やや薄めの smokers' pigment が認められる．なお，気道周囲などにリンパ球の集簇巣，リンパ濾胞が散見される．以上，組織学的には，背景の広い範囲は，いわゆる respiratory bronchiolitis interstitial lung disease（RB-ILD）様の病変で，胸膜側などには desquamative interstitial pneu-

129

II章. 各　論

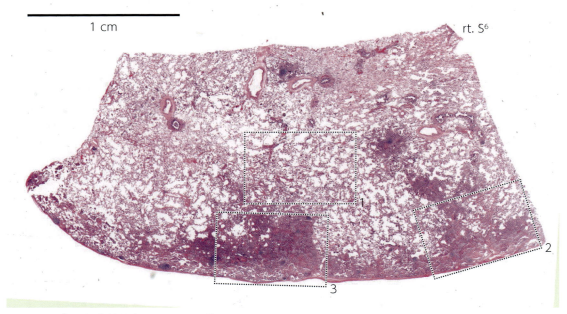

図11 S^6の代表的な部分のルーペ像
図12～図14に代表的な病変（囲み部分1・2・3）の詳細を呈示する．HE染色．

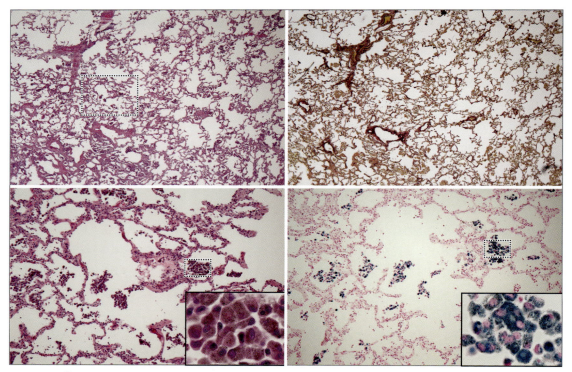

図12 S^6，図11の囲み部分1の拡大図
上は囲み部分1の対物×2の弱拡大図（左：HE染色，右：EvG染色）で，背景に広がる病変の軽度な部分．下は左上の図の囲み部分の中拡大図［左：HE染色，右：鉄染色（Berlin blue染色）］．各右下の図は囲み部分の肺胞マクロファージの強拡大図．

症例 5　剥離性間質性肺炎の一例

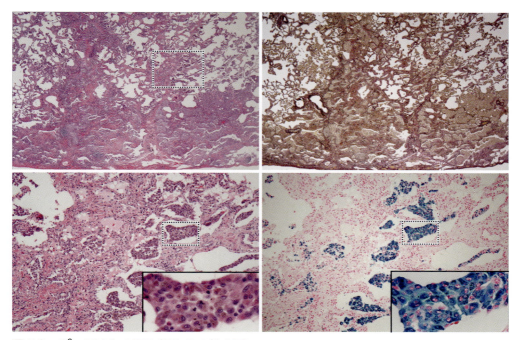

図13 S⁶，図 11 の囲み部分 2 の拡大図
上は囲み部分 2 の対物×2 の弱拡大図（左：HE 染色，右：EvG 染色）で，胸膜側に広がる病変のやや強い部分．下は左上の図の囲み部分の中拡大図［左：HE 染色，右：鉄染色（Berlin blue 染色）］．各右下の図は囲み部分の肺胞マクロファージの強拡大図．

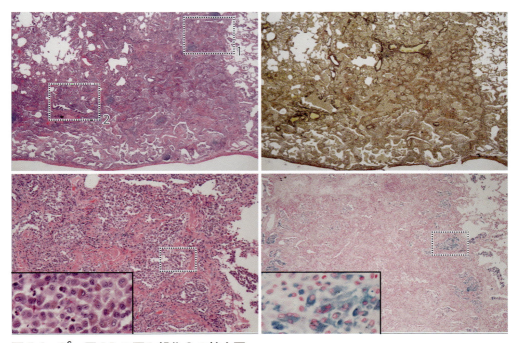

図14 S⁶，図 11 の囲み部分 3 の拡大図
上は囲み部分 3 の対物×2 の弱拡大図（左：HE 染色，右：EvG 染色）で，胸膜側にみられる斑状かつ肉眼で嚢質状の病変部分．下は左上の図の囲み部分 1 の中拡大図［左：HE 染色，右：鉄染色（Berlin blue 染色）］．各左下の図は囲み部分の肺胞マクロファージの強拡大図．

monia（DIP）様の病変部もみられ，RB-ILD と DIP の overlapping した病変と考えられる．

図 15 では細気管支腔内にも肺胞マクロファージが充満するところがあり，やや少ない印象ではあるが smokers' pigment が認められる．また，ここでは好酸球の混在も少なからず認められる．

③右肺 S¹⁰ の代表的なルーペ像

図 16 では病変は一様に広がり，EvG 染色でみると背景の肺の構造はよく保たれ，気腔内に何かが埋め込まれている形の病変である．

図 17 では病変はほぼ一様で，肺胞壁など間質は軽度肥厚するが，背景の肺構造はよく保たれ，気腔内を充満するかたちの病変が広がる．気道周囲などにリンパ球の集簇巣，リンパ濾胞が散見される．

図 18 の弾性線維染色でみると，肺胞壁など間質は軽度肥厚するものの，肺胞道，肺胞などの構造はよく保たれている．右下の CK7（肺胞上皮に陽性）免疫染色でみると，上皮細胞は肺胞腔などに面して 1 層の構造をよく保っており，気腔内に充満する細胞は Kp-1 陽性で，肺胞マクロファージが主体と考えられる．

図 19 では，気腔内に充満する細胞は単核あるいは一部多核の肺胞マクロファージが

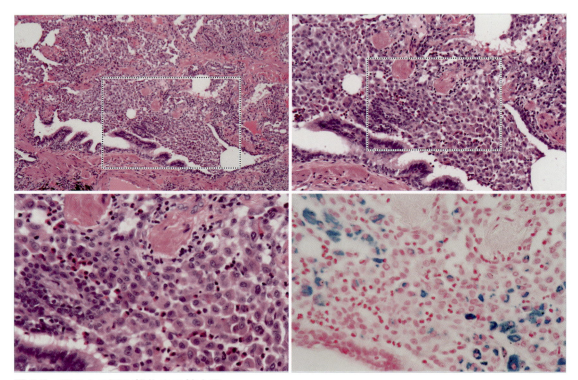

図 15　図 14 の囲み部分 2 の拡大図
細気管支部分．左上は中拡大図，右上は左上の図の囲み部分の拡大図（HE 染色）．下は右上の図の囲み部分の強拡大図［左：HE 染色，右：鉄染色（Berlin blue 染色）］．

症例 5　剥離性間質性肺炎の一例

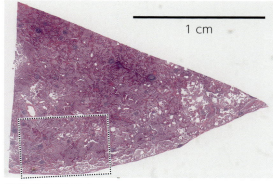

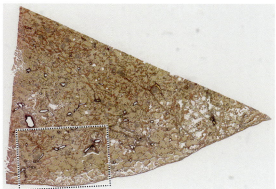

図16　右肺 S^{10} の代表的なルーペ像
上：HE 染色，下：EvG 染色．囲み部分を図 17 に拡大する．

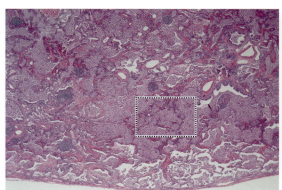
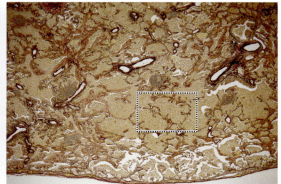

図17　図 16 の囲み部分の対物 ×2 の弱拡大図（左：HE 染色，右：EvG 染色）
図 18 に囲み部分の詳細を呈示する．

　主体で，少数の好酸球もみられる．マクロファージの胞体は比較的濃く，D-PAS 染色で赤色，Berlin blue 染色でやや淡い青色を示し，微細顆粒状のものもうかがわれ，やはり smokers' pigment を有していると思われる．

　以上，病理組織学的には比較的軽度の間質性の病変と，気腔内に様々な程度の肺胞マクロファージの滲出がみられる病変で，肺胞マクロファージの胞体に鉄染色（Berlin blue 染色）で微細顆粒状に染まる物質があり，長期にわたる重喫煙者との臨床情報も

II章. 各 論

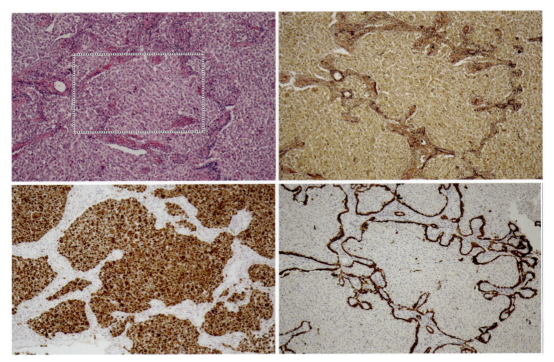

図18 図17の囲み部分の拡大図
代表的な病変部分で，左上：HE染色，右上：EvG染色（弾性線維染色），左下：Kp1（CD68）の免疫染色，右下：CK7の免疫染色．

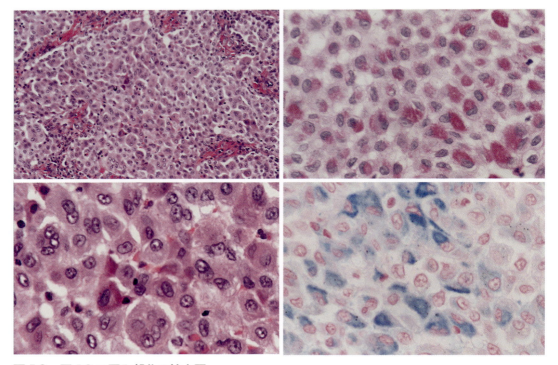

図19 図18の囲み部分の拡大図
左上はHE染色の中拡大図，他は強拡大図［右上：D-PAS染色，右下：鉄染色（Berlin blue染色）］

あってこれらは smokers' pigment と考えられ，RB-ILD/DIP の範疇で overlapping pathologic findings in RB-ILD and DIP とまとめられると思われる．なお，本症例では，組織学的に気腔内の肺胞マクロファージに混在して好酸球がやや目立つ所見もみられ，何らかのアレルギー的要因の関与も考慮された．

2. 病理診断

Lung left S^5 and S^6, biopsy（OLB）：
respiratory bronchiolitis interstitial lung disease/desquamative interstitial pneumonia

3. 病理のまとめ

病理組織学的には，比較的広い範囲に DIP として典型的な病変があり，臨床的にも重喫煙者とのことで，当初 DIP と診断していた．しかし画像所見ではすりガラス陰影が主体の病変で，臨床経過も比較的長く，病変の軽度な部分の所見を再検討して，RB-ILD/DIP overlapping pathologic finding で，RB-ILD 様の病変が主体と考えられた．

本症例のまとめ

本症例は患者の自覚症状に乏しく，糖尿病の背景があったため，いちどステロイドパルス療法を行って陰影の改善は認めたが，以降は無治療でも明らかな増悪もなく，18年にわたるほぼ手つかずの自然経過が観察された貴重な症例である．残念ながら今から36年も前の症例なので，HRCT とはいえ当時は 4 mm 厚の画像で，しかも 4 cm 飛ばしの画像ではあるが，陰影にごく緩徐な線維化の進行はあるものの，すりガラス陰影を主体とした所見の特徴は年余にわたって変化していないことはわかる．多くの間質性肺炎をみてきたが，他に類のない特異な画像経過で，当院でもこの 1 例しか DIP と診断できる症例はない．自宅で他病死されたので，残念ながら肺の病理標本は開胸時のものしかないが，標本的価値は高いと考え提示した．

最終診断　**剝離性間質性肺炎（DIP）**

Column

ガイドラインの扱い方１：臨床

　2024 年 8 月現在，間質性肺疾患（以下 ILD）の診療で参照すべきガイドラインなどは次のようになる．日本での発行は，「特発性肺線維症の治療ガイドライン 2023 改訂第 2 版」[1]（以下 IPF2023 と略す），「特発性間質性肺炎診断と治療の手引き 2022 改訂第 4 版」[2]（IIP 手引き 2022），「過敏性肺炎治療指針 2022」[3]（HP 指針 2022），「膠原病に伴う間質性肺疾患 診断・治療指針 2020」[4]（CTD-ILD 指針 2020）であり，ATS などの official guideline の「Idiopathic pulmonary fibrosis（an update）and progressive pulmonary fibrosis in adults」[5]（IPF-ATS2022），「Diagnosis of idiopathic pulmonary fibrosis」[6]（IPF-ATS2018），「Diagnosis of hypersensitivity pneumonitis in adults」[7]（HP-ATS2020）である．

　臨床医が ILD の診療を IIP 手引き 2022 を参考に行い，仮に IPF と診断ができたら，IPF の治療に特化したガイドライン・IPF 2023 が有用であろう．ただ，IPF と確定するのが容易ではないのは，本書の各症例が示すとおりである．膠原病肺と過敏性肺炎の鑑別が問題となり，特に線維性 HP と IPF の異同は常に MDD の議論となる．臨床医は HP 指針 2022 や CTD-ILD 指針 2020 を参考に，患者から詳細な情報収集を行うのが肝要である．背景因子や環境の評価には，たとえば，HP 指針 2022 の第 4 章内の抗原曝露評価表や抗原問診票が至便である．また，膠原病については，身近に膠原病専門医がいない診療環境では CTD-ILD 指針 2020 が手元にあると心強いだろう．

　画像や病理の所見においても，特発性，膠原病肺，HP，またそれ以外のいずれの確定は難しい．当院の MDD では，HRCT 読影は，IPF-ATS2022（e29, Table5）と HP-ATS2020（e46, Table5）を参照し，また，病理所見も IPF-ATS2018（e57, Table5）と HP-ATS2020（e50, Table7）を参照し，結果を提示してもらっている．

　臨床医（主治医）は，画像や病理所見に対して，対等とはいえなくても，上記のガイドラインや手引きを参考にし，一定の知識を持って MDD でディスカッションできるようにしておきたい．また，MDD のできる環境にない臨床医におかれては，本書のような実際の患者と成書の間を繋ぐ症例検討を，疑似 MDD として参考にしてもらえればと思う．

文　献

1）「特発性肺線維症の治療ガイドライン」作成委員会（編）．特発性肺線維症の治療ガイドライン 2023（改訂第 2 版），南江堂，東京，2023

2）日本呼吸器学会びまん性肺疾患診断・治療ガイドライン作成委員会（編）．特発性間質性肺炎診断と治療の手引き 2022（改訂第 4 版），南江堂，東京，2022

3）日本呼吸器学会過敏性肺炎診療指針 2022 作成委員会（編）．過敏性肺炎治療指針 2022，日本呼吸器学会，東京，2022

4）日本呼吸器学会・日本リウマチ学会（編）．膠原病に伴う間質性肺疾患 診断・治療指針 2020，日本呼吸器学会，2020

5) Raghu G, et al. Idiopathic pulmonary fibrosis (an update) and progressive pulmonary fibrosis in adults. An official ATS/ERS/JRS/ALAT clinical practice guideline. Am J Respir Crit Cre Med 2022 ; 205 : e18-e47

6) Raghu G, et al. Diagnosis of idiopathic pulmonary fibrosis. An official ATS/ERS/JRS/ALAT clinical practice guideline. Am J Respir Crit Cre Med 2018 ; 198 : e44-e68

7) Raghu G, et al. Diagnosis of hypersensitivity pneumonitis in adults. An official ATS/ERS/JRS/ALAT clinical practice guideline. Am J Respir Crit Cre Med 2020 ; 202 : e36-e69

Column
ガイドラインの扱い方2：画像

　日本呼吸器学会のびまん性肺疾患診断・治療ガイドライン作成委員会による「特発性間質性肺炎　診断と治療の手引き　2022（改訂第4版）」に記載されている間質性肺疾患（interstitial lung disease：ILD）の診断についてフローチャート[1]では，胸部単純X線写真や聴診所見でILDを疑う場合，原因となりうる要因の検討を十分行って原因の特定できるILDを除いたあと，ATS/ERS/JRS/ALATによるIPF国際ガイドラインのHRCTパターン（表1）に則って診断を進めることになる．

　現状では2022年に改訂されたIPF/UIPの診断・治療に関する国際ガイドライン[2]が用いられており，これを表1に示す．2018年に発表されたIPFの診断に関する国際ガイドライン[3]（表2）からの変更点として，①HRCTでのprobable UIPパターンはUIPパターンと同様に扱われ診断後の組織学的検索の必要性が低下する，②indeterminate for UIPから"早期UIPパターン"が削除された，③組織学的UIPパターンの確信度の項目が追加になったことがあげられる．

　さて，実際にHRCTを評価するにあたり，「IPFと診断できるのか，他疾患の可能性はないか」「治療をどうするか」「予後はどう予測されるか」を念頭に置くことが大切と思われる．

　UIPパターンを認める場合，組織学的検討がなくともIPFとして抗線維化薬による治療が可能であるし，また線維化が進行性であることが予測されるので，HRCTで「UIPらしさ」をみつけることは肝要である．

　一方で，天理よろづ相談所病院では「UIPらしくなさ」（IPF国際ガイドラインのalternative diagnosisに相当）にも重点を置いてHRCT読影を行っている．これは抗線維化薬が登場する前から変わらぬスタンスであり，抗炎症治療や抗原回避など，抗線維化薬以外の治療が優先される症例を落とさないよう，「原因のありそうなもの」，すなわち関節リウマチをはじめとする膠原病関連の間質性肺疾患，線維性過敏性肺臓炎などが疑われる症例を広いあげ，組織学的検査につなげるように心がけている．

文　献
1）日本呼吸器学会びまん性肺疾患診断・治療ガイドライン作成委員会（編）．Ⅱ．診断のすすめ方1. 診断の考え方．特発性間質性肺炎 診断と治療の手引き 2022（改訂第4版），南江堂，東京，p.5-8, 2022
2）Raghu G, et al. Diagnosis of idiopathic pulmonary fibrosis. An official ATS/ERS/JRS/ALAT Clinical practice guideline. Am J Respir Crit Care Med 2018；198：e44-e68
3）Raghu G, et al. Idiopathic pulmonary fibrosis（an update）and progressive pulmonary fibrosis in adults. An official ATS/ERS/JRS/ALAT Clinical practice guideline. Am J Respir Crit Care Med 2022；205：e18-e47

表 1　ATS/ERS/JRS/ALAT による IPF 診断ガイドラインの HRCT パターン（2022 年）

HRCT パターン	UIP pattern	Probable UIP pattern	Indeterminate for UIP	Alternative diagnosis
UIP 組織型の確信度	Confident（>90％）	Provisional confidence（70～89％）	Provisional low confidence（51～69％）	low to very low confidence（≦50％）
分布	・胸膜下，肺底部優位 ・しばしば不均一（線維化の間に正常肺が介在） ・ときにびまん性 ・左右不均等のこともある	・胸膜下，肺底部優位 ・しばしば不均一（網状影と牽引性気管支・細気管支拡張像の間に正常肺が介在）	びまん性分布（胸膜下優位分布がない）	・subpleural sparing を伴う気管支血管周囲優位分布（NSIP） ・リンパ路に沿った分布（サルコイドーシス） ・上肺野または中肺野優位（fHP，CTD-ILD，サルコイドーシス） ・subpleural sparing（NSIP，喫煙関連）
CT 所見	・蜂巣肺（牽引性気管支拡張を伴う／伴わない） ・不整な小葉間隔壁の肥厚 ・通常，網状影と軽度のすりガラス影を伴う ・時に肺骨化	・牽引性気管支・細気管支拡張を伴う網状影 ・軽度のすりガラス影がみられることもある ・subpleural sparing がない	多の特異的な病因を疑う CT 所見がない肺線維化	・多発嚢胞（LAM，PLCH，LIP，DIP） ・モザイクパターンまたは three density sign（HP） ・すりガラス影優位（HP，喫煙関連,薬剤性肺障害,線維化の急性増悪） ・多数の小葉中心性微小結節（HP,喫煙関連肺疾患） ・多発結節（サルコイドーシス） ・コンソリデーション（器質化肺炎など） ・胸膜プラーク（石綿肺） ・食道拡張（CTD）

（Raghu G, et al. Am J Respir Crit Care Med 2022；**205**：e18-e47 [3] より作成）

表 2　ATS/ERS/JRS/ALAT による IPF 診断ガイドラインの CT パターン（2018 年）

UIP	Probable UIP
・胸膜下，肺底部優位の分布 　しばしば heterogeneous（正常肺と線維化が隣り合う） ・蜂巣肺±末梢の牽引性気管支・細気管支拡張 ・網状影，軽度のすりガラス影 ・時に肺骨化	・胸膜下，肺底部優位の分布 　しばしば heterogeneous（正常肺と線維化が隣り合う） ・末梢の牽引性気管支・細気管支拡張 ・網状影，軽度のすりガラス影
Indeterminate for UIP	**Alternative diagnosis**
・胸膜下，肺底部優位の分布 ・わずかな網状影，軽度のすりガラス影や歪みがみられることも（早期 UIP パターン） ・他の特定の病因が示唆されない肺線維化の CT 所見および／または分布（真の indeterminate）	他の疾患を示唆する所見 ・CT 所見 　・囊胞 　・著しいモザイクパターン 　・すりガラス影優位 　・多くの微小結節 　・小葉中心性粒状影 　・結節 　・浸潤影 ・優位な分布 　・気管支血管束周囲 　・リンパ路周囲 　・上・中肺野 ・その他 　・胸膜プラーク（石綿肺を考慮） 　・食道拡張（膠原病を考慮） 　・広範囲のリンパ節腫大（その他の病因を考慮） 　・胸水，胸膜肥厚（膠原病，薬剤性を考慮）

（Raghu G, et al. Am J Respir Crit Care Med 2018；**198**：e44-e68 [2]）より作成）

Column

ガイドラインの扱い方 3：病理

Liebow が特発性間質性肺炎を純形態学的に UIP, BIP, DIP, LIP, GIP と分類（表1）[1,2]して以来，間質性肺炎の分類は長い間病理が基準として用いられ，以後 Katzenstein により AIP の概念が[3]，Epler により BOOP が[4]，さらに Katzenstein らにより NSIP の提唱があり[5]，また Myers らにより DIP から RB が分けられ[6]，2002 年の ATS/ERS のガイドラインでは UIP，NSIP，OP，DAD，DIP，RB とまとめられた[7]．当初は特発性の範疇で捉えられていた膠原病に伴う間質性肺炎は[8]，特発性の範疇から外して取り扱われるようになってきており，膠原病関連を含め従来 UIP とされていたものにかなりの数の NSIP が含まれていたのではと推測されている．Bouros らの強皮症における検討では[9]，以前 UIP とされていた症例 80 例のうち，再検討で 62 例が NSIP とされている．NSIP および膠原病に伴う UIP は，IPF/UIP に比して予後がよいと考えられて

表1　Liebow による特発性間質性肺炎の純形態学的分類（1968 年，1975 年）

UIP：usual interstitial pneumonia
BIP：bronchiolitis obliterans interstitial pneumonia
DIP：desquamative interstitial pneumonia
LIP：lymphoid interstitial pneumonia
GIP：giant cell interstitial pneumonia

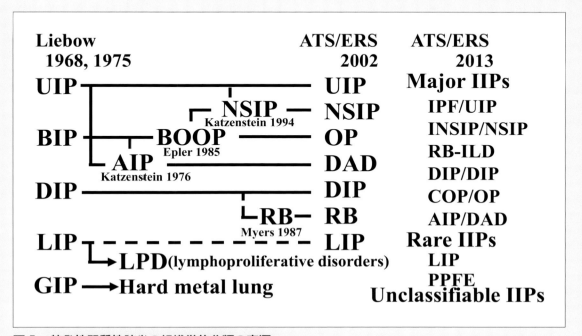

図1　特発性間質性肺炎の組織学的分類の変遷
2002 年までは組織学的分類を基準にしたもので，2013 年以降は ATS/ERS で提唱された特発性間質性肺炎の MDD 診断によるカテゴリー分類が基準とされるようになった．

おり，いずれにしても予後のよくない IPF/UIP の病理組織学的基準をより厳密にしていこうとすることから[10, 11]，2000 年[12] および 2002 年[7] のコンセンサスはまとめられた．その後，2013 年頃から，間質性肺炎は臨床，画像，病理を総合して各カテゴリー

表 2　2022 年の ATS/ERS/JRS/ALAT のガイドライン

Potentially Fibrotic Interstitial Lung Diseases	Histologic Patterns
Idiopathic F-NSIP	F-iNSIP
PPFE	IAEF 　May coexist with other patterns
FOP	Cicatricial organizing pneumonia 　OP with concomitant interstitial fibrosis
DIP	DIP
Fibrotic CTD-related ILD	F-NSIP, FOP, UIP
Fibrotic HP	HP and probable HP 　Fibrotic element may be that of UIP, F-NSIP, or bronchiolocentric fibrosis
Others	

治療を考慮した progressive pulmonary fibrosis を呈する疾患群としてまとめられている．

（Raghu G, et al. Am J Respir Crit Care Med 2022；**205**：e18-e47[14] より引用）

表 3　組織病理学的パターンとその特徴

UIP	Probable UIP	Indeterminate UIP	Alternative Diagnosis
Dense fibrosis with architectural distortion (I.e., Destructive scarring and/or honeycombing	Some histologic features from column 1 are present but to an extent that precludes a definite diagnosis of UIP/IPF	Fibrosis with or without architectural distortion, with features favoring either a pattern other than UIP or features favoring UIP secondary to another cause	Features of other histologic patterns of IIPs（e.g., absence of fibroblast foci or loose fibrosis）in all biopsies
Predominant subpleural and/or paraseptal distribution of fibrosis	And Absence of features to suggest an alternative diagnosis	Some histologic features from column 1, but with other features suggesting an alternative diagnosis	Histologic findings indicative of other diseases（e.g., hypersensitivity pneumonitis, Langerhans cell histiocytosis, sarcoidosis, LAM）
Patchy involvement of lung parenchyma by fibrosis	Or Honeycombing only		
Fibroblast foci			
Absence of features to suggest an alternate diagnosis			

以前より予後のよくない IPF/UIP の病理組織学的基準を厳密にしていこうとされていたが，2018 年のガイドラインではさらに厳しく組織所見が限定され，UIP, Probable UIP, Indeterminate UIP そして UIP と見なせないものの各組織学的基準が提案されている．

（Raghu G, et al. Am J Respir Crit Care Med 2018；**198**：e44-e68[16] より引用）

に分けて分類されるようになり（**図1**）[13]，さらに近年は，抗線維化薬など，新しい治療薬の導入もあり，治療を考慮した組織学的分類が取り入れられている（**表2**）[14]．こうした傾向は，鳥飼い病などの慢性過敏性肺炎（CHP）の組織分類でもうかがわれる[15]．なお，最近のATS/ERS/JRS/ALATのガイドラインでは，UIPの診断に関して病理組織学的パターン（**表3**）よりもHRCTパターン（**表4**）が重視されるようになってきており[4,16]，HRCTでUIPであれば組織学的検討はなされない傾向である．

病理のガイドラインの運用に関して（表5）

　病理学的診断は，採取部位が肺全体からみればごく一部に限られること，患者負担も大きく繰り返しの検討は困難で，採取時期も一時期に限られるなど制約が多い．さらに間質性肺炎はびまん性肺疾患として理解されているが，同一患者でも，上葉，下葉など採取部位により，組織所見にかなり乖離のみられることが少なくない．胸腔鏡下肺生検（VATS）の導入で，部分肺生検の適応範囲が広がり，複数の部位から標本が採取されるようになり，採取部位での組織パターンの違いに遭遇することも多く（**表6**），診断に苦慮する場合も少なからず経験される．また，臨床所見とHRCT画像とがIPF/UIPに典型的であれば，肺生検は適応されず，したがって非典型的な症例が生検対象になる

表4　IPF/UIP の診断に関して

IPF suspected		Histopathology pattern			
		UIP	Probable UIP	Indeterminate for UIP or Biopsy not performed	Alternative diagnosis
HRCT pattern	UIP	IPF	IPF	IPF	Non-IPF dx
	Probable UIP	IPF	IPF	IPF（Likely）	Non-IPF dx
	Indeterminate	IPF	IPF（Likely）	Indeterminate for IPF	Non-IPF dx
	Alternative diagnosis	IPF（Likely）	Indeterminate	Non-IPF dx	Non-IPF dx

さらに最近のガイドラインでは，ここに示すように病理組織学的パターンよりもHRCTパターンが重視されるようになってきている．HRCTでUIPパターンであれば，組織学的検討はなされない．
（Raghu G, et al. Am J Respir Crit Care Med 2022；**205**：e18-e47[14] および Raghu G, et al. Am J Respir Crit Care Med 2018；**198**：e44-e68[16] より引用）

表5　病理組織のガイドライン運用上の問題点

・どのガイドライン，何に基準を置いた分類か
・組織の採取時期：初期―中期―晩期
・同一症例で採取部位により異なった組織パターンがみられる場合
・同一切片内でいくつかの組織パターンがみられる場合
・組織が十分でない場合
・組織が画像を反映していないと考えられる場合
・組織上膠原病関連間質性肺炎，CHP などが強く疑われるも臨床的に確定できない場合

ことが多く，現今では組織学的にも典型的な組織所見の得られないものが大部分を占め（**表7**），こうした場合の取扱いにもしばしば困難を生じる．さらに最近では，われわれの施設でも生検は大部分が transbronchial lung cryobiopsy（TBLC）に移行しており[17]，組織パターンとしては NSIP と HP が多く，NSIP では autoimmune feature[18] を示すものが多い（**表8**）．ただ TBLC で採取される組織は VATS など surgical lung biopsy（SLB）標本に比べるとかなり小さく限定され，同一症例での検討では TBLC の診断率は SLB には及ばないとの報告もみられる[19]．間質性肺炎の診断では，特に予後の悪い特発性間質性肺炎 / 通常型間質性肺炎（IPF/UIP）をどのように識別するかに重点が置かれており，1998 年[20]，2002 年[21] の報告では IPF/UIP の頻度は，欧米で62％，日本で 52.6％といずれも半数以上と高い（**表9**）．近年では，疾患の正確な診断には，臨床，HRCT などの画像，病理所見の集学的検討による診断が欠かせないが，NHO 姫路医療センターを中心にしたわれわれの検討では（**表10**），IPF/UIP は others not UIP を UIP としても 18％で，以前の報告に比べその頻度はかなり低いことが示唆される．やはり各病変の正確な理解には，治療経過も含めた疾患全体の検討が必須と思われる．いずれにしても，ガイドラインは，多国，多施設間の妥協の産物の側面を有す

表6　採取部位により異なった組織パターンのみられる場合の取り扱い

	Flaherty	Monaghan	
Concordant UIP	(51/109)	(25/64)	→ UIP
Discordant UIP	(28/109)	(8/64)	→ UIP に準じる
NSIP（C：5　F：25）	(30/109)	(31/64)	

Concordant UIP　　UIP pattern in all lobes.

Discordant UIP　　UIP pattern in at least one lobe.

Fibrotic NSIP　　Fibrotic NSIP pattern in all lobes or a combination of a fibrotic NSIP and cellular NSIP.

Cellular NSIP　　Cellular NSIP pattern in all lobes.

採取部位により異なった組織パターンのみられることはしばしば経験される．Flaherty と Monaghan のデータを示すが，採取された部位の少なくとも一葉にだけしか UIP pattern がみられない discordant UIP の症例が，それぞれ 28 例 /109 例，8 例 /64 例と比較的多い．

（Am J Respir Crit Care Med 2001：**164**：1722-1727 および Chest 2004：**125**：522-526 より引用）

表7　当院における 2005 年から 2010 年に施行された VATS 肺生検 53 症例

対象：1．75 歳以下

　　　2．経過，画像が典型的な IPF，膠原病，じん肺ではない

　　　3．本人，家族の十分な理解が得られている

組織パターン	全症例数	鳥飼病（疑）	膠原病
c-NSIP	6		3
c/f-NSIP	11		3
f-NSIP	3		1
others	33	7	4
計	53	7	11

生検対象は臨床，画像によりかなり絞られているが，組織パターンとしては Others（others not UIP）-unclassifiable IP? に相当する症例が多い．

表8　当院における TBLC 肺生検 93 例（2018 年-2022 年）

組織パターン	全症例数
NSIP	56
NSIP-autoimmune feature	45
CTD-NSIP	19
NSIP-unknown etiology	26
NSIP-autoimmune feature excluded	11
COP	3
PPFE	3
SR-ILD	3
Unclassifiable	1
Hypersensitivity pneumonitis	21
Other specific diseases	6
計	93

最近では肺生検の手法としては TBLC（transbronchial lung cryobiopsy）が主流となりつつあるが，当院での TBLC 肺生検症例を示す．組織パターンとしては NSIP と HP が多く，NSIP では autoimmune feature を示すものが多い．

表9　IIPs における各疾患の相対的頻度（外科的肺生検例）

臨床病理学的疾患名	病理組織パターン	欧米での頻度（$n=102$）	わが国での頻度（$n=606$）
IPF	UIP	63（62%）	313（52.6%）
NSIP	NSIP	14（14%）	107（17.2%）
COP	OP	4（4%）	57（9.4%）
AIP	DAD	2（2%）	9（1.5%）
DIP および RB-ILD	DIP および RB	10（10%）	29（4.8%）
LIP	LIP	—	14（2.5%）
その他	その他	9（8%）	72（12.2%）

1998 年，2002 年に報告された，IIPs における各疾患の相対的頻度を示す．当時の基準では，IPF/UIP の頻度が，欧米で 62%，日本で 52.6% といずれも半数以上と高い．

（Bjoraker JA, et al. Am J Respir Crit Care Med 1998；**157**：199-203 および千田金吾ほか．厚生科学研究特定疾患対策研究事業びまん性肺疾患研究班 平成 13 年度研究報告書，p.106-108，2002 より引用）

表10　NHO 姫路医療センターで 2006 年〜 2008 年の 3 年間にはじめて HRCT を施行した IIPs 161 例の検討

IIPs 161 例	非生検 127 例（78.9%）	非 IPF/UIP 117 例
		IPF/UIP 10 例
	生検 34 例（21.1%）	Others not UIP 19 例
		c-NSIP 5 例
		f-NSIP 9 例
		RB-ILD 1 例

Others を UIP とする場合　　（10＋19）/161＝18.0%

Others を UIP としない場合　　（10＋0）/161＝6.2%

UIP は，others not UIP を UIP とする場合でも 18.0%，しない場合は 6.2% で，やはり IPF/UIP の頻度は以前に報告されているよりもかなり低いのではないかと思われる．

担当：NHO 姫路医療センター呼吸器内科
　　　　望月吉郎・河村哲治・中原保治
協力：天理よろづ相談所病院呼吸器内科　　田口善夫
　　　　　　　　　　　　放射線科　　野間惠之
　　　医学研究所・病理診断部　　小橋陽一郎

ることに留意しながら，実務に資したい．

文　献

1) Liebow AA. New concepts and entities in pulmonary disease. Interstitial pneumonias. In：Liebow AA, Smith DE, editors. The Lung. No.8 of Smith DE editor International Academy of Pathology, Williams Wilkins, p.336-361, 1968

2) Liebow AA. Definition and classification of interstitial pneumonia in human pathology. Prog Respir Res 1975；**8**：1-33

3) Katzenstein AA, et al. Diffuse alveolar damage-the role of oxygen, shock and related factors. Am J Pathol 1976；**85**：210

4) Epler GR, et al. Bronchiolitis obliterans organizing pneumonia. N Engl J Med 1985；**312**：152-158

5) Katzenstein ALA, Fiorelli RF. Nonspecific interstitial pneumonia/fibrosis. Histologic features and clinical significance. Am J Surg Pathol 1994；**18**：136-147

6) Myers JL, et al. Respiratory bronchiolitis causing interstitial lung disease. A clinicopathologic study of six cases. Am Rev Respir Dis 1987；**135**：880-884

7) American Thoracic Society/European Respiratory Society International Multidisciplinary Consensus Classification of the Idiopathic Interstitial Pneumonias. Am J Respir Crit Care Med 2002；**165**：277-304

8) Crystal RG, et al. Idiopathic pulmonary fibrosis. Clinical, histologic, radiologic, physiologic, scintigraphic, cytologic, and biochemical aspects. Ann Intern Med 1976；**85**：769-788

9) Bouros D, et al. Histopathologic subsets of fibrosing alveolitis in patients with systemic sclerosis and relationship to outcome. AM J Respir Crit Care Med 2002；**165**：1581-1586

10) Katzenstein ALA, Myers JL. Idiopathic pulmonary fibrosis：clinical relevance of pathologic classification. Am J Respir Crit Care Med 1998；**157**：1301-1315

11) Ryu JH, et al. Idiopathic pulmonary fibrosis：current concepts. Mayo Clin Proc 1998；1085-1101

12) American Thoracic Society/European Respiratory Society. Idiopathic pulmonary fibrosis：diagnosis and treatment. International consensus statement. Am J Respir Crit Care Med 2000；**161**：646-664

13) Travis WD, et al. An official American thoracic society / European respiratory society statement：Update of the international multidisciplinary classification of the idiopathic interstitial pneumonias. Am J Respir Crit Care Med 2013；**188**：733-748

14) Raghu G, et al. Idiopathic pulmonary fibrosis. (an Update) and progressive pulmonary fibrosis in adults. An official ATS/ERS/JRS/ALAT clinical practice guideline. Am J Respir Crit Care Med 2022；**205**：e18-e47

15) Raghu G, et al. Diagnosis of hypersensitivity pneumonitis in adults. An official ATS/ERS/JRS/ALAT clinical practice guideline. Am J Respir Crit Care Med 2020；**202**：e36-e69

16) Raghu G, et al：Diagnosis of Idiopathic Pulmonary Fibrosis. An official ATS/ERS/

JRS/ALAT clinical practice guideline. Am J Respir Crit Care Med 2018；**198**：e44-e68

17）Katsuragawa H, et al. Histopathological significance of connective tissue disease-associated interstitial lung disease in transbronchial lung cryobiopsy specimens. Pathol Pract 2024；**254**：155078

18）Fischer A, et al. An official European Respiratory Society/American Thoracic Society research statement：interstitial pneumonia with autoimmune features. Eur Respir J 2015；**46**：976-987

19）Romagnoli M, et al. Poor concordance between Sequential Transbronchial Lung Cryobopsy and Surgical Lung Biopsy in the Diagnosis of Diffuse Interstitial Lung Diseases. Am J Respir Crit Care Med 2019；**199**：1249-1256

20）Bjoraker JA, et al. Prognostic significance of histopathologic subsets in idiopathic pulmonary fibrosis. Am J Respir Crit Care Med 1998；**157**：199-203

21）千田金吾ほか．本邦における特発性間質性肺炎（IIPs）の実際．厚生科学研究特定疾患対策研究事業びまん性肺疾患研究班 平成13年度研究報告書，p.106-108，2002

症例 6　病歴から原因が推測された間質性肺炎

基本情報

属　性　71歳，男性

主　訴　乾性咳嗽

患者背景　喫煙歴：40本/日×50年（20～70歳），飲酒歴：機会飲酒，職業歴：元雑貨屋，菓子製造，粉塵曝露歴：あり，アスベスト曝露：あり（雑貨屋の時期にアンカを扱いアスベスト使用），鳥接触歴：40年前にニワトリ・ハト・インコを飼育，鳥飛来，鶏糞使用，羽毛布団使用，ペット飼育歴：なし，漢方・健康食品使用：なし

既往歴　脂質異常症，狭心症，大腸ポリープ

家族歴　父：心筋梗塞，肺がん

現病歴　X-1年9月肺がん検診で間質性肺炎を指摘され，X年6月近医より当科紹介初診．その後，精査目的に入院．関節痛・乾燥症状・レイノー現象・筋痛・筋力低下なし．

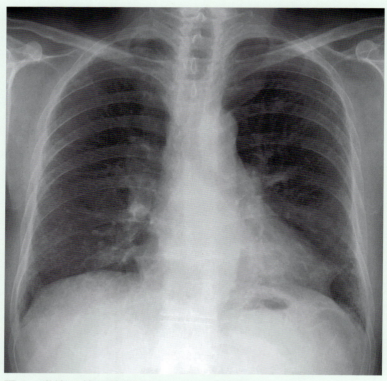

図1　単純X線写真（初診時，X年10月）
両側の中下肺野優位に粒状網状影がある．横隔膜付近で網状影がより目立ち，軽度の容積減少も認められる．

入院時現症　身長 150 cm，体重 54 kg，体温 36.4℃，血圧 128/78 mmHg，脈拍 76 回 / 分・整，呼吸数 15 回 / 分，酸素飽和度 97 %（室内気），呼吸音：両下肺野背側で fine crackles 聴取，心音純，四肢：ばち指なし，浮腫・関節腫脹・皮疹なし．

臨床情報　は何を見て何を考えるか

　臨床的な基本情報から，①喫煙歴のある 70 歳代男性，②濃厚な鳥接触歴あり，③両肺野背側で fine crackles を聴取，④胸部単純 X 線写真にて両下肺野に容積減少を伴う網状影を認めることから，鳥関連慢性過敏性肺炎が疑われる．明らかな膠原病を示唆する症状や身体所見は認めないが，膠原病を背景とした間質性肺炎も鑑別に入れて精査を進める．

　以後の検査として，詳細な画像評価のため HRCT を，そして血液検査として間質性肺炎のマーカーである KL-6 や SP-D，鳥関連の鳥特異的 IgG 抗体や膠原病関連の各種自己抗体の検索を行う．

血算		生化学		自己免疫疾患関連		自己免疫疾患関連	
Hb	15.9g/dL	ALT	38 IU/L	RF	<5.0 IU/mL	MPO-ANCA	<10 EU
Hct	46.3 %	T-bil	0.5 mg/dL	抗 CCP 抗体	<0.6 U/mL	PR3-ANCA	<10 EU
Plt	23.5×10⁴/μL	γ -GTP	33 IU/L	ANA	<40 倍	MMP-3	102.1 ng/mL
WBC	8,000/μL	ALP	157 IU/L	抗 ds-DNA 抗体	2 IU/mL	ACE	13.1 IU/L
Lym	36.6 %	CK	118 IU/L	抗 RNP 抗体	<7.0 U/mL	鳥関連（鳥特異的 IgG 抗体）	
Mon	5.1 %	Na	139 mEq/L		(<10)	ハト	19.1 mgA/L
Eos	1.0 %	K	4.0 mEq/L	抗 Sm 抗体	<7.0 U/mL	オウム	15.3 mgA/L
Bas	0.5 %	Cl	106 mEq/L		(<10)	セキセイインコ	7.9 mgA/L
Seg	57.3 %	BNP	NA	抗 SS-A 抗体	<7.0 U/mL	尿検査	
生化学		凝固			(<10)	蛋白	NA
CRP	<0.2 mg/dL	PT	11.3 sec	抗 SS-B 抗体	<7.0 U/mL	潜血	NA
BUN	12.9 mg/dL	PT-INR	0.96		(<10)		
Cr	0.9 mg/dL	APTT	27.5 sec	抗 Scl-70 抗体	<7.0 U/mL		
Glu	100 mg/dL	FDP	NA		(<10)		
TP	7.3 g/dL	D-dimer	NA	抗セントロメア抗体	<5.0		
Alb	4.2 g/dL	間質性肺炎マーカー					
LDH	309 IU/L	KL-6	2,012 U/mL	抗 Jo-1 抗体	<7.0 U/mL		
AST	38 IU/L	SP-D	217 ng/mL		(<10)		

1. 血液データの解釈

　間質性肺炎マーカーの上昇を認めるほか，鳥関連ではハト・セキセイインコで鳥特異

II章. 各　論

的 IgG 抗体が軽度上昇していた．自己免疫疾患関連では明らかな自己抗体の上昇は認めなかった．

動脈血液ガス（室内気）		呼吸機能検査		心エコー（UCG）		気管支鏡検査(BAL,部位:右B⁵)	
pH	7.414	FEV$_1$	2.28 L(121.9%)	LV motion	good	Lym	5.5%
PaCO$_2$	40.0 Torr	FEV$_1$/FVC	86.4%	EF	70%	Neu	16%
PaO$_2$	91.6 Torr	%D$_{LCO}$	71.9%	TR	なし	Eos	2.5%
BE	0.5 mmol/L	%D$_{LCO}$/VA	69.7%	IVC	拡張なし	Mφ	76%
HCO$_3$	25.0 mmol/L	6 分間歩行検査		気管支鏡検査(BAL,部位:右B⁵)		CD4/CD8	1.1
A-aDO$_2$	17.3 Torr	歩行距離	410 m	回収率	46.0%	細胞診	class II
呼吸機能検査		SpO$_2$	max 95%→		(69/150 mL)	微生物検査	有意菌認めず
VC	2.65 L(93.3%)		min 89%	総細胞数	1.5×10⁵/mL		
FVC	2.64 L(88.6%)	Borg scale	0 → 0	細胞分類			

2. 呼吸機能と BAL の解釈

呼吸機能検査では拡散障害を認め，6 分間歩行検査で酸素飽和度の低下を認めた．肺容積減少は認めておらず，重喫煙歴があり，間質性変化のみならず気腫を伴っている可能性が示唆される．BAL では好中球・好酸球分画の増加を認め，リンパ球分画の増加は認めず，BALF では特異的な所見とはいえなかった．

3. 臨床情報のまとめ

濃厚な鳥接触歴があるものの，鳥特異的 IgG 抗体の上昇は軽微であり，BALF のリンパ球分画の上昇は認めず，鳥関連慢性過敏性肺炎の可能性はあるが確定的ではない．鑑別となりうる膠原病関連間質性肺炎についても，膠原病的症状や自己抗体では有意所見を認めず，現時点では膠原病関連間質性肺炎を疑う所見に乏しい．

確定診断目的に X 年 10 月に胸腔鏡下肺生検を施行し，左S^{1+2}，左S^6 の 2 ヵ所から生検を行った．

ポイント　間質性肺炎の病歴聴取では，過敏性肺炎の原因となりうる吸入抗原に関する問診が重要である．特に慢性過敏性肺炎の場合，本邦では鳥関連が多いとされ，鳥の飼育歴に限らず，鳥製品（衣類や寝具）や鶏糞などについても聴取することが重要である．

画　像　は何を見て何を考えるか

両側上葉と S^6 の胸膜側に細葉中心性粒状影と網状影を認め，細気管支拡張を疑う小嚢胞が認められる．**図 2-a と b** の○部は VATS 部位を示す．

症例 6　病歴から原因が推測された間質性肺炎

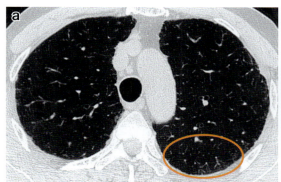
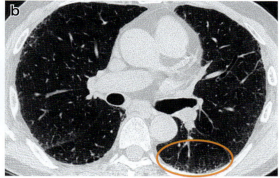
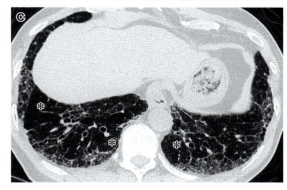

図2　単純 HRCT（初診時，X 年 10 月）
両側上葉に軽度の気腫性変化を認める．

　両側肺底部では背側の胸膜側優位に，網状影と牽引性細気管支拡張を主体とする線維性間質性変化を認める．正常肺と線維化病変が隣り合う部分もあり，一見 probable UIP pattern にみえる．ただし，胸膜に沿って比較的広い範囲に線維化病変が連続し，気管支血管束周囲への伸展もあり，線維化の時相が揃っているなど UIP らしくない所見がある．肺野濃度が低下してみえる二次小葉もあり（**図2-c の＊**），上肺野の所見と併せて気道病変の存在が疑われることから，IPF ガイドラインでは indeterminate もしくは alternative for UIP pattern と考えられる．過敏性肺炎（HP）ガイドラインでは，下肺野優位の分布を示すものの，上肺野に小葉中心性粒状影を認め，compatible with HP と考えられ，線維性過敏性肺炎で矛盾しない所見と考える．

病　理

1. 病理解説

①左肺 S^{1+2}，S^6 の VATS 標本固定後の割面（図3）

　割面では類似の病変がびまん性に広がっており，右の拡大図でも肺の構造はよく保たれ，線維化は軽度と思われる．炭粉沈着の集簇巣が散見される．

Ⅱ章. 各　論

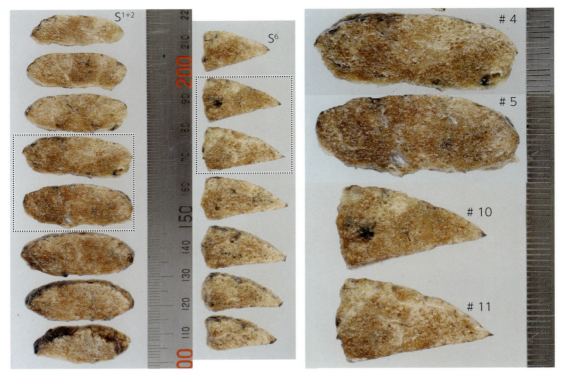

図3　左肺 S^{1+2}，S^6 の VATS 標本固定後の割面
囲み部分の拡大図を右に提示する．

②**左肺 S^{1+2}，S^6 のルーペ像（図4）**
　　線維化病変は，胸膜，胸膜下，気道周囲などに広がるが，上葉（#4，#5）ではごく軽度で，下葉（#10，#11）でも比較的軽度である．小型の気腔の拡大も少数散見される．

③**左肺 S^{1+2}，#4 のルーペ像**
　　図5では線維化病変はごく軽度で，小葉中心の気道周囲（囲み部分1），胸膜，胸膜下（囲み部分3）などにみられる．一部に気腔の拡張も小葉中心（囲み部分2），胸膜近傍（囲み部分4）で少し認められ，背景の肺の構造は比較的よく保たれている．
　　図6に囲み部分1〜4を呈示する．囲み部分1では小葉中心部の細気管支壁などに軽度の線維化と炭粉沈着が，気腔内に炭粉などを沈着した組織球の滲出がみられる．囲み部分2では肺胞道などの軽度の破綻を伴った気腔の拡張と，壁の一部に線維性肥厚と炭粉沈着がみられる．囲み部分3は胸膜側の帯状の線維化病変で，胸膜の線維性肥厚と胸膜下領域の肺胞虚脱型の線維化巣よりなり，左側で気道周囲の線維化巣に連続したいわゆる手繋ぎ型線維化巣様の病変がみられ，背景の肺胞壁にもごく軽度の線維性肥厚が散見される．囲み部分4は胸膜側の気腔の拡張で，径2mm以下で，壁に既存の構造がうかがえ，牽引性の細気管支拡張と考えられ，壁の一部にリンパ球の集簇巣もみられる．

症例 **6** 病歴から原因が推測された間質性肺炎

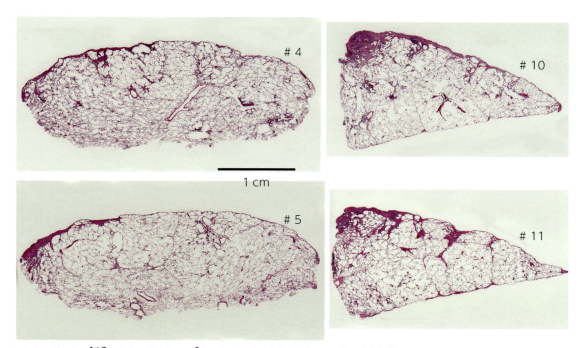

図4 左肺 S^{1+2}（#4, #5），S^6（#10, #11）のルーペ像．HE 染色

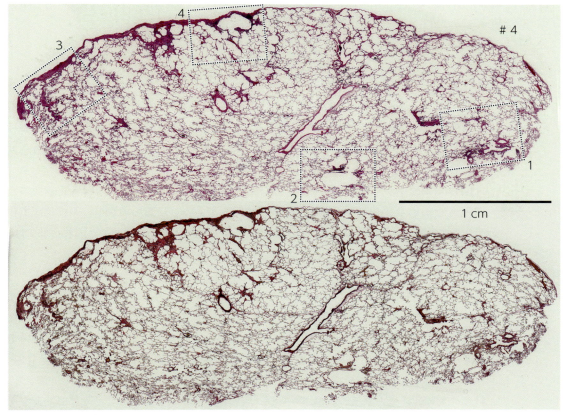

図5 左肺 S^{1+2}, #4 のルーペ像．上：HE 染色，下：EvG 染色

II章. 各論

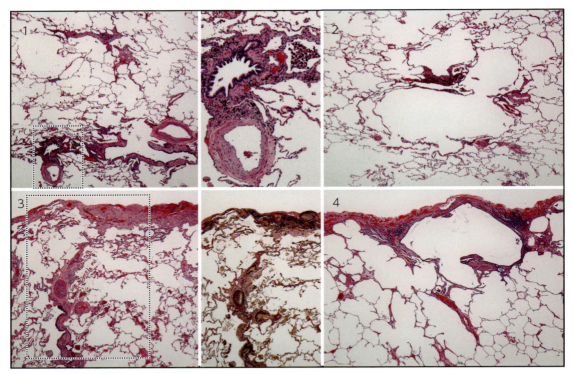

図6　図5の囲み部分1〜4の拡大図
上は囲み部分1・2のHE染色．上中は左上図の囲み部分の拡大図．左下は囲み部分3のHE染色，下中は左下図の囲み部分のEvG染色，右下は囲み部分4のHE染色．

④左肺 S^6，＃10のルーペ像

図7では，胸膜側の小気腔の拡張と小葉中心の線維化病変が連なった部分，胸膜の線維性肥厚と小葉中心の線維化病変が連なって認められる部分，また胸膜側から内側に広がる一見斑状の線維化病変などがみられるが，EvG染色でみても背景の肺の構造は比較的よく保たれている．

図8は胸膜側から内側に広がる一見斑状の線維化病変部で，斑状の線維化病変の点囲み部分をEvG染色でみると，気腔内埋め込み型あるいは肺胞虚脱型の線維化が主体で，背景の肺の構造は比較的よく保たれているが，辺縁部の正常肺領域との移行部では，幼弱な線維芽細胞巣がわずかにみられている．

以上，病理組織学的には全体的に線維化は軽度で，部分的に斑状の線維化およびわずかではあるが線維芽細胞巣が認められるものの，主に小葉中心性，気道周囲性の線維化が主体で，線維化の形も，壁在型あるいは埋め込み型の線維化よりなり，肺の背景構造もよく保たれている．線維芽細胞巣はみられるものの，小葉中心性の病変が目立ち，IIPsの中ではnot UIP patternの範疇で，慢性過敏性肺炎（CHP）などによく合致する．軽度の気腫性病変，気道の拡張がみられ，炭粉沈着もやや目立つなど，喫煙の関連もあるのではないかと考えたい．

症例 6　病歴から原因が推測された間質性肺炎

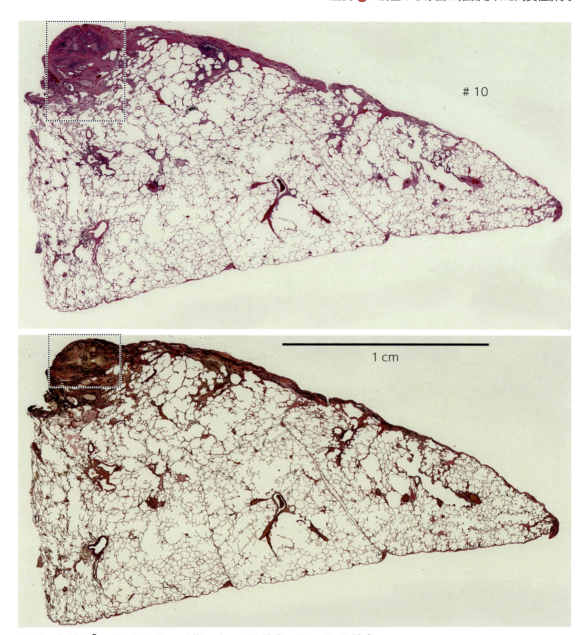

図7　左肺 S⁶，#10 のルーペ像．上：HE 染色，下：EvG 染色

2. 病理診断

　　Lung, left S^{1+2} and S^{6}, biopsy（VATS）:
　　interstitial lesion with centrilobular fibrosis（not UIP pattern）and emphysematous change

II章. 各　論

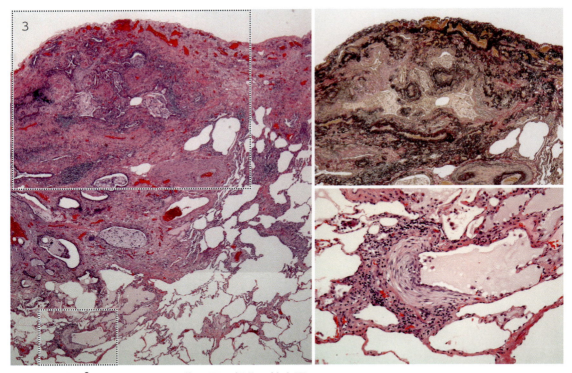

図 8　左肺 S^6, ＃10 のルーペ像の囲み部分の拡大図
左：HE 染色. 右上は左図の上側の囲み部分の EvG 染色. 右下は左図の下側の囲み部分の HE 染色強拡大図.

3. 病理のまとめ

　病理組織学的には，CHP によく合致するが，背景に喫煙関連の病態も加味しているのではないかと思われた.

MDD の結果	典型的な鳥関連慢性過敏性肺炎
今後の方針	抗原隔離

症例 6　病歴から原因が推測された間質性肺炎

経　過

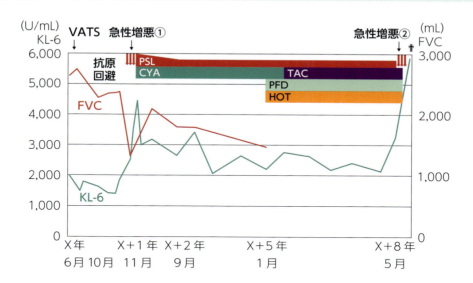

1. 臨床経過

　本症例は，濃厚な鳥接触歴があり，軽度ながら鳥特異的IgG抗体の上昇を認め，HRCTではcompatible HP patternを呈し，病理組織ではprobable HPを満たすことから，鳥関連慢性過敏性肺炎（fibrotic HPガイドライン[1]：High confidence）と診断した．鳥特異的IgG抗体の上昇が軽微であったため，後日（X＋1年2月）追加で行ったハト血清リンパ球刺激試験は陽性（322.9％）となり，矛盾しない結果を得た．MDDの結果を踏まえ，抗原回避（鳥との接触の回避，鳥製品や鶏糞使用の中止）で経過をみる方針となった．その後，KL-6の低下を認め，FVCも術後の低下はあったが回復の兆しを認めており，引き続き抗原回避を継続する方針としていた．

　X＋1年10月末より労作時呼吸困難の増強あり，同年11月定期受診時に画像所見の悪化，酸素飽和度の低下を認め，急性増悪の診断で即日入院となった．急性増悪をきたした誘因は明らかではなかった．入院後，メチルプレドニゾロン大量療法を行い，シベレスタットやトロンボモデュリンアルファも併用した．後療法としてプレドニゾロン（PSL）50 mg/日＋シクロスポリン（CYA）150 mg/日を導入した．急性増悪時に自己抗体の上昇（ANA 160倍，抗ds-DNA抗体 24 IU/mL，MPO-ANCA 40 EU）を認めたが，明らかな膠原病を示唆する所見は認めず，膠原病内科とも相談し経過観察の方針となった．初期治療に反応し急性増悪は落ち着き，PSLを漸減し，X＋2年9月よりPSL 10 mg/日＋CYA 150 mg/日とし，以後同量を継続した．

　X＋3年5月，尿潜血を機に膀胱憩室がんが発覚し，同年7月，膀胱部分切除術施行した．

　X＋4年5月頃より労作時呼吸困難が強くなり，同年12月に施行した6分間歩行検査でもSpO$_2$ 81％まで酸素飽和度の低下も認めるようになったため，X＋5年1月に在宅

酸素療法導入した．また，緩徐に進行する線維化やFVCの低下もあり，progressive fibrosing interstitial lung diseases（PF-ILD）としてピルフェニドン（PFD）も同時期に導入した．X＋5年5月，腎機能が悪化傾向にあり，CYAよりタクロリムス（TAC）3mg/日へ変更した．しかしその後も労作時呼吸困難は強く，ADLの低下がみられた．

X＋8年4月，膀胱がん術後フォローのCTで左副腎転移・肝転移・多発肺転移・傍大動脈リンパ節転移が出現し，再発と考えられたが，全身状態を鑑みてbest supportive careの方針となった．

X＋8年5月，誤嚥性肺炎を契機に急性増悪をきたし入院加療も，その後死亡した．

2. 画像経過（図9～12）

病初期の間質性肺炎急性増悪はしのいだものの，徐々に進行する間質性肺炎の経過を追えた慢性過敏性肺炎の症例である．上葉にも所見のある間質性肺炎で，均質な所見を保ちながら経時的に肺の容積減少が進行していくのがよくわかる．所見は牽引性気管支拡張が主体で蜂巣肺はない．

本症例のまとめ

本症例は，鳥抗原に接触する機会が濃厚にあり，ハト血清リンパ球刺激試験および鳥特異的IgG抗体が陽性で，画像・病理からもそれに矛盾しない所見が得られ，鳥関連慢性過敏性肺炎と診断した一例である．抗原回避後，KL-6は低下し，FVCも術後の低下はあったが，その後は回復がみられており，抗原回避の効果はあったものと考えられる．急性増悪をきたし，ステロイドおよび免疫抑制薬の投与が開始され，急性期の治療

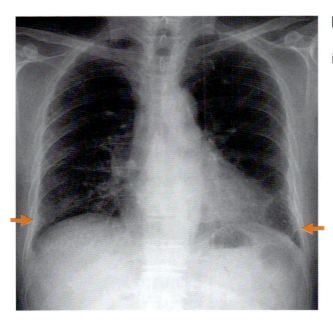

図9　単純X線写真（抗原回避中，X＋1年7月）
両側下肺野の網状影がやや増強している（矢印）．

症例 **6** 病歴から原因が推測された間質性肺炎

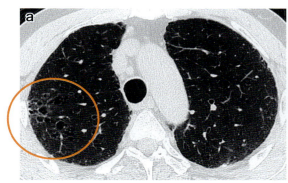
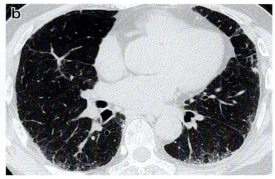
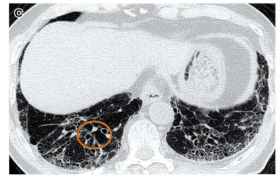

図10 単純HRCT（抗原回避中，X＋1年7月）
右上葉では小葉中心性の気腫性変化が増悪し，囊胞周囲にすりガラス陰影が認められる（aの○部）．下葉では線維化の性状に変化はないが，範囲がやや拡大しており，線維化進行と考えられる．

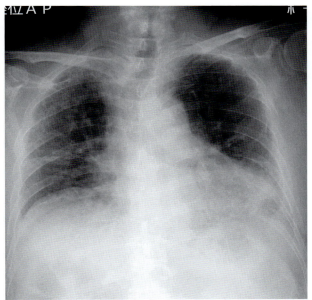

図11 単純X線写真（坐位）（PSL＋TAC，PFD導入後，X＋6年6月）
X＋1年の急性増悪後にPSLとCYAが導入されているが，線維化は経時的に進行し，右優位に肺容積の減少が進行している．

効果は得られたものの，年単位の慢性経過では緩徐な線維化の進行がみられたため，抗線維化薬の追加投与を行った．PF-ILDとしてニンテダニブの効果がINBUILD試験で示されており，そのILDの内訳として過敏性肺炎が最も多く[2]，サブグループ解析でも過敏性肺炎に対してニンテダニブの効果が得られる傾向にあることが示されてい

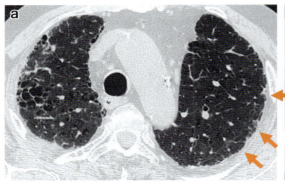
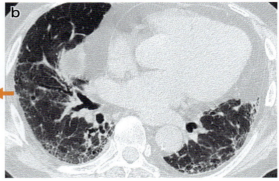
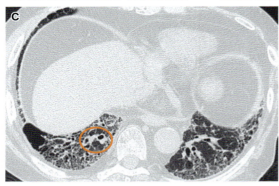

図12 単純HRCT（PFD導入後，X＋6年6月）
右上葉は容積減少が著明である．一方，左上葉では胸膜直下の容積減少と網状影が増悪している（aの矢印）．初回と比較すると粒状影は同定が難しくなっている．下葉では，線維化病変の性状（網状影と牽引性気管支・細気管支拡張が主体）は変化せず，線維化病変の粗造化や蜂巣肺の出現は認めないが，範囲が肺門側方向に広がっている（b, c）．右B[10]に着目すると（図10-cと図12-cの○部），線維化病変の範囲拡大と肺容積減少がわかりやすい．

る[3]．一方，PFDもPF-ILDに対する第二相試験が行われ[4]，試験は途中で中止となってはいるが，INBUILDと同様にILDの中で過敏性肺炎が最も多くPFDの有効性が示されており，抗炎症療法での効果が不十分な場合に抗線維化薬の有効性が期待される．

また，画像からは初診時のHRCT（thin slice CT）では，線維化病変は下肺野優位であるが，上葉に細気管支病変を疑う粒状影があり，モザイクパターンも疑われることから，HPガイドラインにおけるcompatible with HPと考えられる．

過敏性肺炎診療指針（2020）によると，慢性線維性過敏性肺炎における線維性病変の分布は，症例によって差があり，びまん性あるいは上肺野優位の分布を示す症例が約6割を占めるが，上肺野よりも下肺野に目立つ症例が約4割程度あるとされている．下肺野優位の線維化を示す症例では特発性肺線維症との鑑別が問題となる．多数の小葉中心性粒状影と広範なすりガラス陰影は，線維性過敏性肺炎を示唆する所見と考えられており，こうした所見をていねいに拾い上げることが重要である．ただし，潜在発症型では再燃症状軽減型よりもすりガラス陰影が少なく，小葉中心性粒状影が認めにくく，特発性肺線維症との鑑別が難しい症例も多い．

最終診断 鳥関連慢性過敏性肺炎（chronic hypersensitivity pneumonitis：CHP）

文　献

1） Raghu G, et al. Diagnosis of hypersensitivity pneumonitis in adults. An official ATS/JRS/ALAT clinical practice guideline. Am J Respir Crit Care Med 2020；**202**：e36-e69

2） Flaherty KR, et al. Nintedanib in progressive fibrosing interstitial lung diseases. N Engl J Med 2019；**381**：1718-1727

3） Wells AU, et al. Nintedanib in patients with progressive fibrosing interstitial lung diseases-subgroup analyses by interstitial lung disease diagnosis in the INBUILD trial：a randomised, double-blind, placebo-controlled, parallel-group trial. Lancet Respir Med 2020；**8**：453-460

4） Behr J, et al. Pirfenidone in patients with progressive fibrotic interstitial lung diseases other than idiopathic pulmonary fibrosis（RELIEF）：a double-blind, randomised, placebo-controlled, phase 2b trial. Lancet Respir Med 2021；**9**：476-486

症例 7　急性増悪した慢性間質性肺炎

基本情報

属　性　69歳，男性

主　訴　胸部異常陰影

患者背景　喫煙歴：15本/日×40年（former smoker），飲酒歴：ビール350mL/日，職業：鉄鋼業（溶接関係），粉塵曝露歴：あり（鉄粉），アスベスト曝露歴：なし，鳥接触歴：インコの飼育，鳥飛来，漢方・健康食品使用：なし，住居：木造築23年

既往歴　甲状腺機能亢進症術後，十二指腸潰瘍

家族歴　間質性肺炎や膠原病なし

現病歴　X年5月湿性咳嗽あり，かかりつけの消化器内科で胸部異常陰影を指摘され，同年6月当科紹介初診となった．CTにて間質性肺炎の所見を認め，7月精査目的に入院となった．明らかな呼吸困難，関節痛，筋痛・筋力低下，皮疹はない．

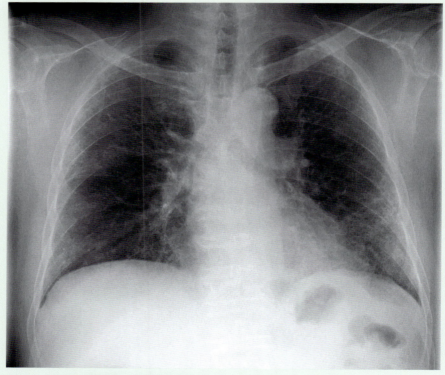

図1　単純X線写真（X年6月）
全肺野にわたり間質影を認める．本症例では両側上葉にも所見のあることは重要である．下肺野では所見が強く，網状影となっている．肺の容積減少もみられる．

入院時現症　身長 172 cm，体重 76.9 kg，体温 36.4℃，血圧 139/84 mmHg，脈拍 62 回 / 分・整，呼吸数 16 回 / 分，酸素飽和度 97％（室内気），呼吸音：両下肺野背側で fine crackles 聴取，心音純，心雑音なし，皮疹なし，四肢：ばち指なし，浮腫なし，関節腫脹なし

臨床情報　は何を見て何を考えるか

　臨床的な基本情報から，①既喫煙者の高齢男性，②濃厚な鳥接触歴，③両下肺野背側で fine crackles を聴取，④明らかな膠原病を示唆する自覚症状や身体所見を認めない，⑤胸部単純 X 線写真にて両下肺野のすりガラス陰影と容積減少を認めた．②を除けば特発性肺線維症や非特異性間質性肺炎が鑑別となるが，この症例では②濃厚な鳥接触歴があり，慢性過敏性肺炎も鑑別に入れて精査を進める必要がある．

　引き続き，詳細な画像評価のため HRCT を行い，血液検査として KL-6 や SP-D に加え，鳥関連の血液検査である鳥特異的 IgG 抗体検査を行う．また，現時点では膠原病を示唆する所見に乏しいが，自己抗体も合わせて評価しておく必要がある．さらに，ハト血清リンパ球刺激試験や吸入誘発試験も過敏性肺炎の確定診断の上で選択肢となるが，実施可能な施設は限られる．また，慢性過敏性肺炎の可能性を臨床的に少しでも検討するならば，抗原隔離を 2 週間ほど行う．実際には入院での経過観察にはなるが，その前後での間質性肺炎マーカーやスパイログラム，画像所見などの検討を行うことも考慮すべきである．

血　算		生化学				凝固系	
Hb	14.1 g/dL	CRP	<0.2 mg/dL	ALT	39 IU/L	PT	11.3 sec
Hct	40.7 %	BUN	10.7 mg/dL	T-bil	0.5 mg/dL	PT-INR	0.96
Plt	14.9×10^4/μL	Cr	0.8 mg/dL	γ-GTP	43 IU/L	APTT	29.3 sec
WBC	8,200/μL	Glu	90 mg/dL	ALP	201 IU/L	FDP	<2.5 μg/mL
Lym	56.0 %	HbA1c	6.5 %	CK	132 IU/L	D-dimer	<0.7 μg/mL
Mon	6.0 %	TP	7.9 g/dL	Na	141 mEq/L	間質性肺炎マーカー	
Eos	0 %	Alb	4.4 g/dL	K	3.8 mEq/L	KL-6	1,371 U/mL
Seg	38.0 %	LDH	271 IU/L	Cl	105 mEq/L	SP-D	325 ng/mL
		AST	43 IU/L	BNP	5.9 pg/mL		

II章. 各　論

自己免疫疾患関連			鳥関連		動脈血液ガス（室内気）	
RF	<5.0 IU/mL	IgG	1,669 mg/dL	鳥特異的 IgG	pH	7.380
抗 CCP 抗体	<0.6 U/mL	IgA	237 mg/dL	抗体	PaCO$_2$	46.0 Torr
ANA	<40 倍	IgM	120 mg/dL	ハト	32.0 mgA/L	PaO$_2$	74.1 Torr
抗 DNA 抗体	2 IU/mL	CH50	52.6 U/mL	オウム	39.1 mgA/L	BE	1.0 mmol/L
抗 RNP 抗体	<7.0 U/mL	C3	120.7 mg/dL	セキセイイ	34.5 mgA/L	HCO$_3$	26.6 mmol/L
抗 Sm 抗体	<7.0 U/mL	C4	25.3 mg/dL	ンコ		A-aDO$_2$	23.7 Torr
抗 SS-A 抗体	<7.0 U/mL	MPO-ANCA	<10 EU	ハトリンパ球	241.2%		
抗 SS-B 抗体	<7.0 U/mL	PR3-ANCA	<10 EU	刺激試験			
抗 Scl-70 抗体	<7.0 U/mL	MMP-3	77.5 ng/mL	尿検査			
抗 Jo-1 抗体	<7.0 U/mL	sIL-2R	346 U/mL	蛋白	−		
抗セントロメア 抗体	<5.0	ACE	11.8 IU/L	潜血	−		

1. 血液データの解釈

　　血液検査の結果からは，炎症反応は認めなかったが間質性肺炎マーカーの上昇を認めるほか，ハト血清リンパ球刺激試験が陽性で，鳥特異的 IgG 抗体も高値であった．明らかな自己抗体の上昇は認めなかった．動脈血液ガスでは，PaO$_2$ の軽度低下と A-aDO$_2$ の開大を認めた．

呼吸機能検査		気管支鏡検査（BAL，部位：左 B^5）		気管支鏡検査（BAL，部位：左 B^5）	
VC	3.74 L（108.7%）	色調	淡黄色	細胞診	class II
FVC	3.73 L（108.4%）	総細胞数	6.0×10^5/mL	微生物検査	有意菌認めず
FEV$_1$	2.95 L（110.9%）	細胞分類		6 分間歩行検査	
FEV$_1$/FVC	79.1%	Lym	7.0%	歩行距離	465 m
%D$_{LCO}$	70.5%	Neu	9.0%	SpO$_2$	max 95%→min 86%
%D$_{LCO}$/VA	71.7%	Eos	1.5%	Borg scale	0 → 0.5
気管支鏡検査（BAL，部位：左 B^5）		Mφ	82.5%		
回収	55%（83/150 mL）	CD4/CD8	1.1		

2. 呼吸機能と BAL の解釈

　　呼吸機能検査では，明らかな拘束性・閉塞性換気障害は認めなかったが，拡散障害を軽度認めた．また，6 分間歩行検査では酸素飽和度の低下を認め，軽度ではあるが間質性肺疾患の存在を示唆する所見であった．

　　BAL では総細胞数の増加と好中球分画の軽度上昇を認めたが，CD4/CD8 比は正常範囲内であった．BAL からは特異的な結果は得られなかったため，組織学的な評価が必要と考えられる．

3. 臨床情報のまとめ

　既喫煙者男性に発症し間質性肺炎で，濃厚な鳥接触歴を有しており，鳥特異的IgG抗体の上昇やハト血清リンパ球刺激試験が陽性であることから，（鳥関連）慢性過敏性肺炎の可能性を疑う．膠原病を示唆する症状や身体所見，自己抗体は認めていないため，膠原病の可能性は低いと思われる．

　確定診断目的にてX年8月胸腔鏡下肺生検を施行し，右S⁶，右S⁹の2ヵ所から生検を行った．

ポイント	1. 問診で吸入抗原となりうる病歴をていねいに聴取することが重要．
	2. 過敏性肺炎の原因抗原としての鳥関連抗原の検索のため，鳥特異的IgG抗体などが参考所見となりうる．

画　像　は何を見て何を考えるか

　胸部単純X線写真を見ると，肺内の所見分布は両側下肺野に強いが両側上葉にも所見がある（図1）．

　HRCTでは全肺を見渡し，所見の軽い部分にその症例の特徴となる所見を探す．本症例の場合，両側の上葉には気道中心の粒状影が目立ち，注意深くみると小葉中心と辺縁の所見が連続する所見があり，病理でいうところの"bridging fibrosis"を反映した所見と考えられる（図2-ab）．

　下肺野に向かうと線維化を表すと思われる所見が次第に強くなり，一部には嚢胞も交じる（図2）．しかしながら，さらに尾側を見ると，最も尾側では胸膜直下の肺野最外層に所見が乏しいことがわかる（図2-d）．慢性の間質性肺炎においては，蜂巣肺の有無の判断が非常に重要となるが，本症例の嚢胞を蜂巣肺と捉えるには，この嚢胞がやや中枢に寄っている点や最尾側で所見の軽い点が典型的な蜂巣肺には合致しない．

　この症例をIIPsの分類に当てはめるとprobable UIP（通常型間質性肺炎）とする向きが多い傾向にあるが，上記の理由からIPF/UIPらしくない点もある．一方，慢性過敏性肺炎（CHP）の分類ではほぼdefiritive CHPとなると考える．

1. 画像のまとめ

　胸部単純X線写真では所見の肺内分布，容積減少を，HRCTでは気道周囲間質との親和性，所見の時相を読み取ることが重要である．もちろん蜂巣肺の有無を評価する必要がある．

Ⅱ章. 各論

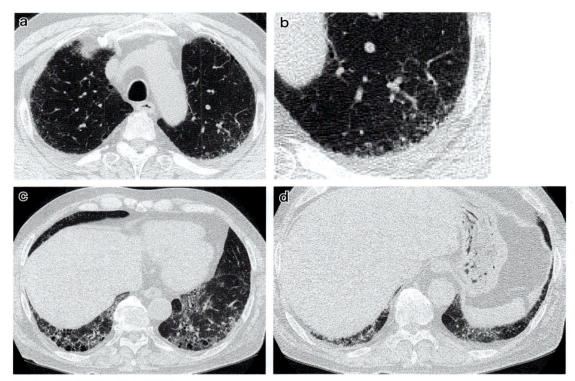

図2　CT（初回，X年7月）
所見の軽い両側上葉では小葉中心の微細粒状影がある（a，b）．病理でいう"bridging fibrosis"を反映した所見と考えられる．さらに所見が進むと，嚢胞様の所見が混じる（c）．蜂巣肺と捉える向きもあるが，この嚢胞の始まりは胸膜から少し内側に存在し，隣の嚢胞との連続もない．厳密な意味での蜂巣肺とは違うのである．最も背側尾側で所見が乏しい点はIPFとの鑑別において重要である．

病 理

1. 病理解説

①右肺下葉 S^6，S^9 の VATS 標本固定後の割面（図3）

白色調の線維化部分とやや褐色調の正常肺胞領域とが混在している．

② S^6，S^9 の代表的なルーペ像（図4）

線維化病変とほぼ正常な肺胞構造が混在．線維化病変は胸膜下および小葉中心性に分布し，胸膜下では帯状や斑状あるいは島状を呈し，小葉中心部では線維化が互いに繋がりあって網状を呈するところがある．また，胸膜や胸膜下の線維化巣と繋がりあった，いわゆる手繋ぎ型の線維化も認められる．図5〜7に#1〜#3の詳細を呈示する．

症例 7　急性増悪した慢性間質性肺炎

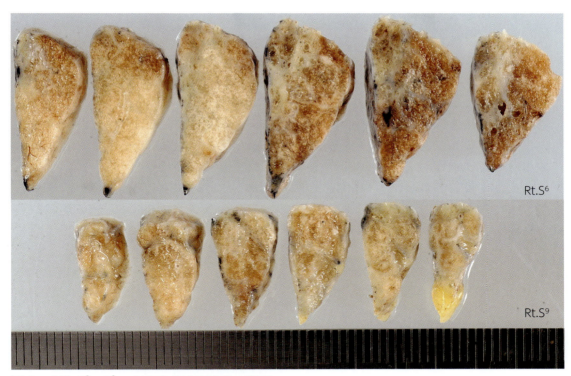

図3　右肺 S⁶, S⁹ の VATS 標本固定後の割面

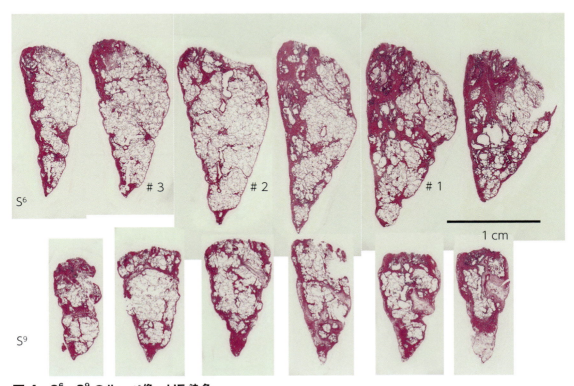

図4　S⁶, S⁹ のルーペ像．HE 染色

③ S⁶ の線維化部分の拡大図

図5では胸膜側にやや強い斑状の密な線維化病変が存在し，その中に小囊胞が多く含まれ（右下），囊胞は粘液を容れ，内面は細気管支上皮で覆われ，蜂巣肺様の病変とも考えられる．また正常肺との境界部（左下）に線維芽細胞巣（左下に囲み部分の10倍拡大図）もみられ，UIP pattern が鑑別に挙がる．

図6では小葉中心の線維化巣と，胸膜下あるいは胸膜近傍の線維化巣が繋がって，いわゆる手繋ぎ型線維化巣を呈するところで，こうした線維化病変がS⁹にも広がって認められる．

図7では胸膜近傍の線維化巣は，EvG 染色でみると埋め込み型の線維化が主体で，背景の肺の構造は比較的よく保たれている．こうした線維化と小葉中心の線維化巣とが繋がって，いわゆる手繋ぎ型線維化巣を呈するところもみられる．

以上，本症例では，蜂巣肺様の病変とも考えられる病変があり，また正常肺との境界部に線維芽細胞巣もあり，UIP pattern 様の病変がまず鑑別に挙げられる．ただ本症例では他の診断を示唆する所見にあてはまる小葉中心性の線維化巣がかなりみられ，not UIP pattern の範疇と考えられる．大谷らの慢性過敏性肺炎報告では，組織学的に UIP

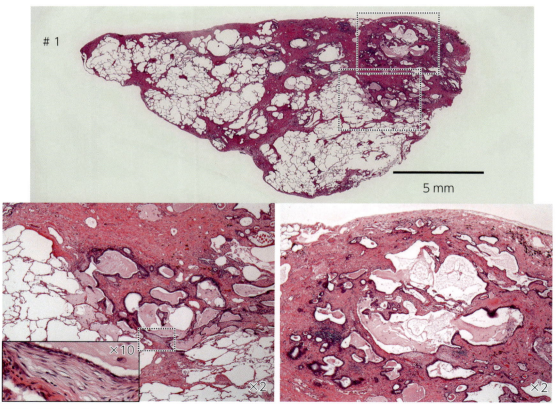

図5 図4の#1
上はルーペ像，下は囲み部分の拡大図．左下図の左下は囲み部分の拡大図．

症例 **7** 急性増悪した慢性間質性肺炎

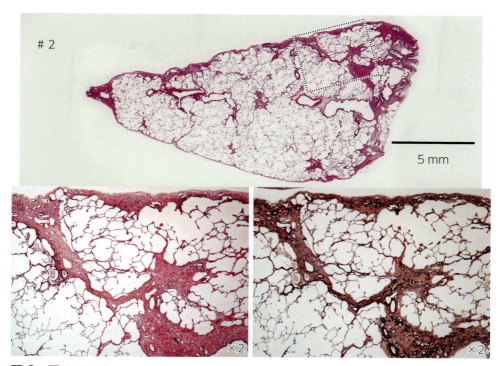

図6 図4の#2
代表的な線維化部分．上はルーペ像，下は囲み部分の拡大図で，左：HE染色，右：EvG染色．

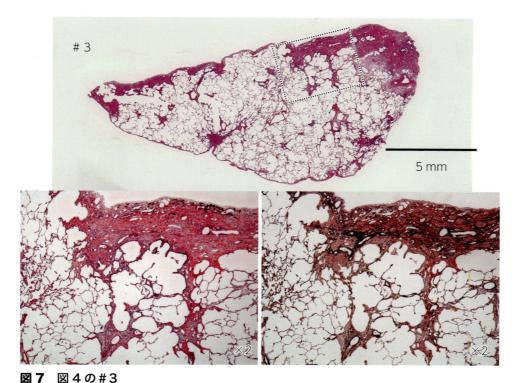

図7 図4の#3
胸膜下あるいは胸膜近傍の線維化巣がやや広がってみられる部分．上はルーペ像，下は囲み部分の拡大図で，左：HE染色，右：EvG染色．

II章. 各論

パターンを示す11例中10例で小葉中心性病変が認められた旨が記載されており，本症例の小葉中心性の線維化病変は慢性過敏性肺炎の特徴的所見を呈しているものと思われる．

2. 病理診断

Lung, right lower lung, S^6 and S^9, biopsy（VATS）：
chronic interstitial pneumonia（UIP pattern with centrilobular fibrosis）

3. 病理のまとめ

S^6などではIIPsのうちのUIP patternに相当する部分もあるが，小葉中心性の線維化病変，手繋ぎ型の線維化病変などの目立つ部分もあり，IPF/UIPとはしがたい．chronic interstitial pneumonia（UIP pattern with centrilobular fibrosis）で，慢性過敏性肺炎，鳥飼病によく合致する病理所見といえる．

MDDの結果　　鳥関連慢性過敏性肺炎
今後の方針　　抗原回避

経　過

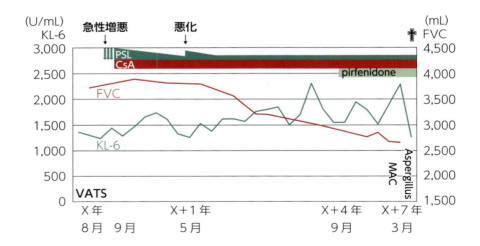

1. 臨床経過

外科的肺生検およびMDDの結果が出るまでの間，自宅療養していたが，X年9月発熱・呼吸困難で救急受診し，PaO_2が低下（74.1 → 61.9 Torr），左肺優位に新たなすり

ガラス陰影が出現し，間質性肺炎急性増悪の診断で入院となった．ステロイドパルス療法を行ったところ，治療への反応は良好であり，プレドニゾロン（PSL）30 mg/ 日とシクロスポリン 250 mg/ 日で治療を継続した．鳥飼育歴，病理学的な所見や，鳥特異的 IgG 抗体上昇とハト血清リンパ球刺激試験が陽性であることから，鳥関連慢性過敏性肺炎の可能性が示唆され，病歴を再度聴取したところ，ちょうどその時期に台風が来たため室外で飼育していたインコを室内で放し飼いしていたことが判明し，抗原曝露に伴う慢性過敏性肺炎の急性増悪と考えられた．退院前には，抗原回避として飼育していた鳥を手放してもらい，自宅の清掃を十分行った．退院後も抗原回避を継続しつつ，ステロイドを漸減し，X＋1 年 3 月，PSL 12.5 mg/ 日まで減量した．しかし，同年 5 月，症状・画像検査の悪化を認め，PSL を 20 mg/ 日に一時的に増量し，最終的に PSL 15 mg/ 日とシクロスポリンで維持した．しかし，その後も FVC の低下や，両下葉を中心とする線維化の進行を認めた．そのため，X＋4 年 9 月より抗線維化薬（ピルフェニドン）を追加したが，FVC 低下の抑制効果は乏しかった．

　X＋6 年 6 月頃より左肺尖部に浸潤影が顕在化し，一般抗菌薬不応で，喀痰検査にて *Mycobacterium intracellulare* を複数回検出し，肺 MAC 症の合併と診断した．同年 7 月よりリファンピシン，エタンブトール，クラリスロマイシン 3 剤による治療を開始し，左肺尖部の陰影は改善傾向を認め，抗酸菌塗抹検査も陰性化した．ところが，X＋7 年 1 月，左 S^3 の浸潤影は拡大し，アスペルギルス抗体は陽性化，同部位の気管支洗浄液より *Aspergillus fumigatus* を検出し，慢性進行性肺アスペルギルス症と診断した．抗真菌薬を一時併用したが，間質性肺炎の進行や感染症を繰り返す中，るい痩や，ADL や体力の低下が著しく進み，X＋7 年 3 月，全身状態の悪化，経口摂取困難に伴い再入院したがそのまま永眠された．

2. 画像経過

　生検後の MDD の結果を自宅で待つ間に台風が来て，飼育していたインコを室内に移動させたことで，期せずしてチャレンジテスト（抗原誘発試験）がなされることとなり，HRCT では明瞭な急性増悪の画像となった（**図 8**）．その後，すぐにステロイドパルス療法が実施され，幸い反応は良く，所見は改善した（**図 9**）．間質性肺炎は徐々に進行し，感染症も繰り返しながら終末期となった（**図 10**）．

　本症例でも，所見の進行した最終型をみると，IPF/UIP と CHP の鑑別はさらに難しくなる．最近では背景となる原因のはっきりしない場合，progressive fibrotic interstitial lung disease（PF-ILD）として扱われることが多い．

Ⅱ章．各　論

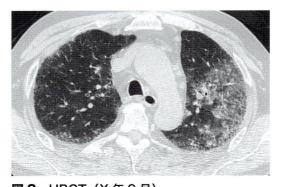

図8　HRCT（X年9月）
左上葉を中心に，小葉中心の粒状影を強調するようにすりガラス陰影が出現している．慢性過敏性肺炎の急性増悪と考えられる．

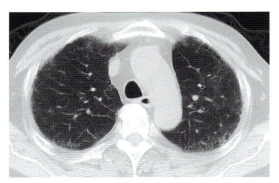

図9　HRCT（X年11月）
治療が奏功し，陰影は改善している．

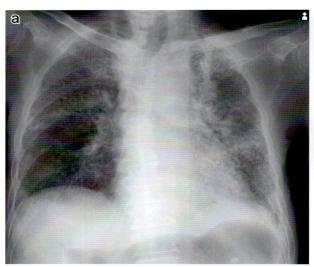

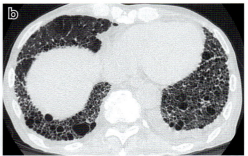

図10　単純X線写真とHRCT（最終，X＋3年3月）
陰影は緩徐に進行し線維化が進んでいる．この時期の画像では特発性の間質性肺炎（IPF/UIP）との鑑別は難しい．しかしながら，全経過をみると本症例は抗原回避がうまくいかなかった鳥関連慢性過敏性肺炎である．背景不明の場合は，いわゆるPF-ILDとして扱われることが多い．

本症例のまとめ

　　本症例は，鳥飼育歴を有し，HRCTで慢性の線維化の所見があり，病理組織学的に小葉中心性の線維化やbridging fibrosisを認め，血液検査にて鳥特異的IgG抗体・ハト血清リンパ球刺激試験陽性であることから，鳥関連慢性過敏性肺炎と考えられ，偶発的に生じた環境における抗原誘発試験が陽性となり，診断が確定した一例である．HRCTで一見UIP patternに類似した所見があり，臨床的にIPFという診断になりかねず，詳細な病歴聴取（特に鳥接触歴）や，HRCTで上肺野にみられる粒状影の所見を見落とさないこと，さらには血液検査で鳥特異的IgG抗体などの精査が重要である．『ATS/

ERS/ALAT 過敏性肺炎の診断基準 2021』に準ずると，HRCT では compatible with fibrotic HP pattern を呈し，原因となる吸入抗原があり鳥特異的 IgG 抗体も陽性で，組織学的に probable fibrotic HP pattern に分類されることから，high confidence for fibrotic HP と診断されるが，病歴や画像所見から過敏性肺炎も視野に鑑別を進められるかがポイントである．

近年，PF-ILD という概念が提唱され，PF-ILD に対する抗線維化薬の効果が報告されている．本症例は，急性増悪後，抗原回避に加え，ステロイドおよび免疫抑制薬による治療を行い一定期間安定していたが，時間経過に伴い，画像所見上線維化の進行がみられ，FVC も低下した．そのため PF-ILD として抗線維化薬も併用したが，FVC 低下を十分制御できたとは言い難い経過であり，抗原回避が不十分であった可能性も考えられる．

画像所見においては，本症例は HRCT で両側の上葉にも所見があること，所見の時相は一致しており，所見の軽いところをみると，病理でいう“手繋ぎ型”の線維化を反映していると思われる小葉中心部と辺縁部を結ぶ陰影が確認できることが重要である．また，外泊時に台風がきて，インコを飼育小屋から室内へ退避させたことで，間質性肺炎の急性増悪をきたした点も興味深い．間質性肺炎全体にいえることだが，抗原としての鳥との接触歴や患者の背景を十分に詰めることは，内科医の使命であり極めて重要な臨床情報である．

最終診断　　　**鳥関連慢性過敏性肺炎**

症例 8 初診1年前のCTが診断に重要な役割を果たした抗ARS抗体関連間質性肺炎の一例

基本情報

属 性 74歳，女性

主 訴 労作時呼吸困難

患者背景 喫煙歴：なし．飲酒歴：なし．職業：縫製業，粉塵曝露歴なし．ペット飼育歴：なし．鳥接触歴：鳥飛来，羽毛布団・ダウンジャケット使用．漢方・健康食品使用：なし．住居：木造築30年

既往歴 緩徐進行1型糖尿病，白内障術後

家族歴 姉：関節リウマチ．間質性肺炎の家族歴なし

現病歴 X年5月頃から，散歩中の会話や早歩きで息切れを自覚し始めた（mMRC grade 2）．6月，労作時呼吸困難が持続し乾性咳嗽も出現したため近医を受診し，胸部異常陰影を指摘され，7月当科紹介初診，後日，精査目的に入院となった．明らかな関節痛，筋痛・筋力低下，皮疹はない．

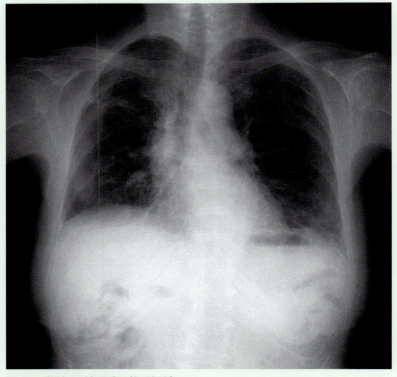

図1　単純X線写真（初診時）
右優位，下肺野優位にすりガラス陰影から網状影が見られる．

入院時現症 身長 145 cm，体重 44 kg，体温 36.2℃，血圧 113/72 mmHg，脈拍 75 回／分・整，呼吸数 26 回／分，酸素飽和度 97％（室内気），外観良好，意識清明，表在リンパ節触知せず．呼吸音：両中下肺野背側で fine crackles 聴取．心音純，心雑音なし．腹部：異常所見なし．皮疹なし，ばち指なし，浮腫なし，関節腫脹なし．MMT：すべて 5/5．

臨床情報 は何を見て何を考えるか

　臨床的な基本情報の，①非喫煙者の女性，②2ヵ月という亜急性の経過で発症，③両側中下肺背側での fine crackles 聴取，④身体所見上異常を認めないこと，⑤胸部単純X線写真での両側下肺のすりガラス陰影と容積減少から，明らかな基礎疾患のない亜急性の間質性肺炎が疑われる．

　亜急性発症の間質性肺炎としては，非特異性間質性肺炎（NSIP）や器質化肺炎（OP）などが想定される．OP では一般的には両側対称性の病変をきたすことはまれであり，この時点ですでに NSIP を想定して検査を進めていくことになる．

　以後の検査として，まずは画像の詳細な評価のための HRCT は必須である．NSIP の原因疾患として最もよく知られているのは膠原病であり，各種自己抗体の検索は重要で，間質性肺炎の活動性の指標としての間質性肺炎マーカーである KL-6 や SP-D の検査も必要である．

血算		生化学		生化学		生化学	
Hb	12 g/dL	CRP	7.1 mg/dL	γ-GTP	12 IU/L	D-dimer	0.8 µg/mL
Hct	37.5 %	BUN	16.9 mg/dL	ALP	213 IU/L	CK	208 IU/L
Plt	15.1×10⁴/µL	Cr	0.6 mg/dL	Na	136 mEq/L	Aldolase	3.8 IU/L
WBC	4,600/µL	Glu	143 mg/dL	K	4.3 mEq/L	尿検査	
Lym	43.1 %	TP	7.2 g/dL	Cl	100 mEq/L	蛋白	＋/－
Mon	5.8 %	Alb	3.8 g/dL	BNP	9.6 pg/mL	潜血	－
Eos	4.3 %	LDH	319 IU/L	PT	11.8 sec	間質性肺炎マーカー	
Bas	0.4 %	AST	38 IU/L	PT-INR	0.98	KL-6	1,801 U/mL
Seg	46.4 %	ALT	34 IU/L	APTT	31.5 sec	SP-D	490 ng/mL
		T-bil	0.4 mg/dL	FDP	<2.5 µg/mL		

Ⅱ章. 各　論

自己免疫疾患関連						鳥関連	
RF	13.1 IU/mL	抗 SS-A 抗体	<7.0 U/mL	IgM	175 mg/dL	鳥特異的 IgG	
抗 CCP 抗体	3.1 U/mL	抗 SS-B 抗体	<7.0 U/mL	CH50	41.1 U/mL	抗体	
ANA	<40 倍	抗 Scl-70 抗体	<7.0 U/mL	C3	94.0 mg/dL	ハト	14.8 mgA/L
	Cytoplasmic 型	抗 Jo-1 抗体	<7.0 U/mL	C4	21.3 mg/dL	オウム	19.3 mgA/L
	（－）	抗セントロメ	<5.0	MPO-ANCA	<10 EU	セキセイイン	3.6 mgA/L
抗 DNA 抗体	2 IU/mL	ア抗体		PR3-ANCA	<10 EU	コ	
抗 RNP 抗体	<7.0 U/mL	IgG	1,783 mg/dL	MMP-3	28.4 ng/mL	ハトリンパ球	115.7 %
抗 Sm 抗体	<7.0 U/mL	IgA	306 mg/dL	ACE	9.2 U/L	刺激試験	

1. 血液データの解釈

　　血液検査の結果では間質性肺炎マーカーである KL-6，SP-D は増加しており，疾患活動性をうかがわせる．測定した自己抗体では異常は認めなかったが，CK の軽度上昇がみられた．また，鳥特異的 IgG 抗体やハト血清リンパ球刺激試験は陰性であった．

動脈血液ガス（室内気）		呼吸機能検査		6 分間歩行検査		細胞分類	
pH	7.409	VC	1.61 L(76.3%)	SpO₂	max 97 %→	Lym	32.0 %
PaCO₂	41.1 Torr	FVC	1.56 L(79.6%)		min 92 %	Neu	17.5 %
PaO₂	104.2 Torr	FEV₁	1.40 L(91.1%)	Borg scale	0 → 3	Eos	20.5 %
BE	0.7 mmol/L	FEV₁/FVC	89.90%	気管支鏡検査(BAL,部位:右 B⁸)		Mφ	30.0 %
HCO₃	245.4 mmol/L	% DLco	69.70%	回収率	18%	CD4/CD8	0.4
A-aDO₂	0.8 Torr	% DLco/VA	92.80%		(28/150 mL)	細胞診	Class Ⅱ
		6 分間歩行検査		色調	白色透明	微生物検査	有意菌認めず
		歩行距離	422 m	総細胞数	1.0×10⁵/mL		

2. 呼吸機能と BAL の解釈

　　呼吸機能検査では軽度の拘束性障害と拡散能の低下が認められた．6 分間歩行検査では労作時の息切れはあるものの，低酸素血症はみられなかった．
　　BAL では回収率が 30％以下であり，有意な検査とはいえず，参考程度の結果と考えるべきであり，正確な評価はできないと判断される．

3. 臨床情報のまとめ

　　ここまでの経過から，非喫煙者女性に亜急性に発症し，軽度の拘束性および拡散障害が認められるため何らかの間質性肺炎と考えられ，病態としては NSIP が想定される．また，原因検索として CK の軽度上昇を認めるもののこの時点での自己抗体は陰性で，鳥関連抗体も陰性であったことから，原因不明の病態と考えた．
　　確定診断目的にて X 年 8 月外科的肺生検（VATS）を施行し，右 S² および右 S⁶ の 2 ヵ所から生検を行った．

症例 8　初診 1 年前の CT が診断に重要な役割を果たした抗 ARS 抗体関連間質性肺炎の一例

画像　は何を見て何を考えるか

　胸部単純 X 線写真では，肺内の所見分布，容積減少，HRCT では気道周囲間質との親和性や所見の時相を読み取ることが重要である．

1. 初診時の胸部単純 X 線写真（図 1）

　右優位，下肺野優位にすりガラス陰影から網状影がみられる．左の方がわかりやすいが，横隔膜の輪郭がぼやけており，また，右第 9 肋骨と横隔膜がクロスしているので右優位で容積減少を伴っていることがわかる．心拡大や上大静脈（SVC）の張り出しはなく，胸水もない．この時点で間質性肺炎のあることがわかる．

2. 胸部単純 X 線写真と同日に撮られた HRCT（図 2）

　HRCT では右優位，下肺野優位のすりガラス陰影から濃い浸潤影がみられる（生検部位；図 2-a ○）．気道周囲に親和性がみられ，牽引性気管支拡張（図 2-b 矢印）はみられるが，蜂巣肺はない．所見の軽い部分（図 2-c ○）をみると，陰影に胸膜から少し内側に中心がある．特発性間質性肺炎〔UIP〕の分類では NSIP pattern になり，

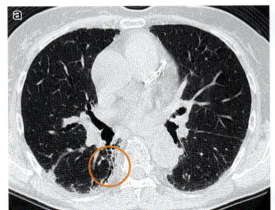
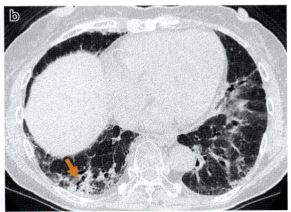

図 2　HRCT（初診時）

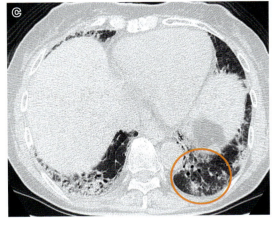

177

Ⅱ章. 各　論

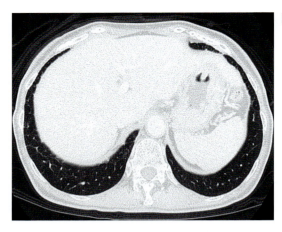

図3　X-1年のHRCT

肺線維症の分類でいうとalternativeになるが，陰影の時相は一致しており，特発性の間質性肺炎ではなく，原因のある間質性肺炎と考える．

3. 約1年前に撮られたHRCT（図3）

約1年前に体重減少の精査のために撮られたHRCTがあり，肺野には異常のないことがわかる．このことは，本症例の間質性肺炎が慢性の経過ではないことがわかり，大変重要である．

病　理

1. 病理解説

①右下葉 S^6 のVATS標本の割面

図4の肉眼所見では線維増生を主体とする間質性病変を認める．線維化の広がりや程度は切片により様々で，斑状・帯状・網状を呈する線維化病変が混在するが，全体的にみると，線維化病変は胸膜下領域に多く分布する傾向を示す．

図5の下図の線維化巣の少ない部分では，背景の肺胞構造などは比較的よく保たれ，胸膜，気道周囲，小葉間隔壁などいわゆる広義間質および近傍に軽度から中等度の線維化巣が広がっている．上図の線維化巣の広い部分では，かなり広い範囲に比較的一様な線維化巣が，小嚢胞腔あるいは比較的正常に近い肺胞領域と混在してみられる．線維化巣の広がりは下の線維化巣の少ない部分と同様で，胸膜側，気道周囲などに主に広がっている．

②線維化巣の拡大図

図6は線維化の強い領域で，図5の囲み部分1の胸膜に近い部分の線維化巣では，内に粘液を容れた小嚢胞状構造の認められるところがあり，microscopic honeycombing

症例 **8** 初診 1 年前の CT が診断に重要な役割を果たした抗 ARS 抗体関連間質性肺炎の一例

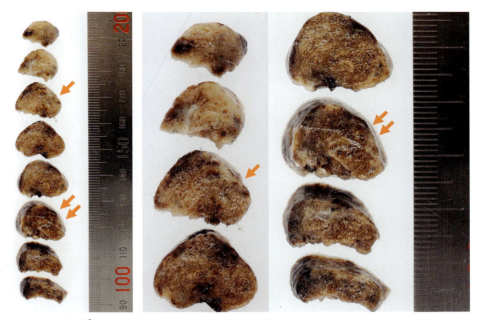

図4 右下葉 S^6 の VATS 標本の割面の肉眼所見
左に全割面 8 切片を，右に拡大したものを示す．横幅大きい部分で約 1.8 cm．矢印 1 つの部分が線維化の広い切片，2 つの部分が線維化の比較的少ない部分．

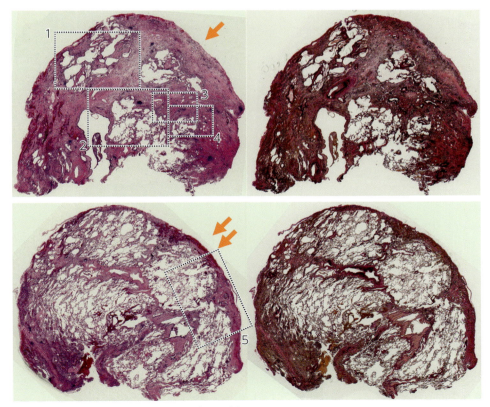

図5 図4の上から 3 番目，6 番目の割面
左：HE 染色，右：EvG 染色．横幅 1.7 cm．1〜5 の順に詳細を呈示す．

様の所見ともとれる．下の**図5**の囲み部分2は斑状の密な線維化病変とほぼ正常な肺構造が混在する部分で，両者の間は比較的明瞭で，拡大してみると，境界部に線維芽細胞巣が散見される．一見 UIP パターンと解される組織像ともいえるが，線維化部分にここにみるようリンパ濾胞が散見される．

図7の**図5**の囲み部分4にみるように，線維化の軽度な部分との境界に線維芽細胞巣が散見されるところがあるが，周囲に広がる線維化病変の性状はどの領域もほぼ一様であり，**図5**の囲み部分3のEvG染色にみるように，気腔内を埋める形や弾性線維が折り畳まれる形の，背景の肺構造の改変の少ない線維増生がほとんどである．浸潤細胞はリンパ球が主体で，リンパ球の集簇巣のやや目立つところ，形質細胞のやや多いところも認められる．

図8は胸膜側に広がる線維化巣であり，同じく気腔内を埋める形や弾性線維が折り畳まれる形の，背景の肺構造の改変の少ない線維増生が主体で，正常肺との境界部位では，線維芽細胞巣も散見され，線維化の基本的な成り立ちは線維化巣の広い部分と類似していると思われる．

『ATS/ERS/JRS/ALAT statement：IPF, 2011』[1]と『特発性間質性肺炎 診断と治療の手引き（改訂第3版）』[2]によるIPF/UIPの組織学的判定基準を示す（**表1**）．本症

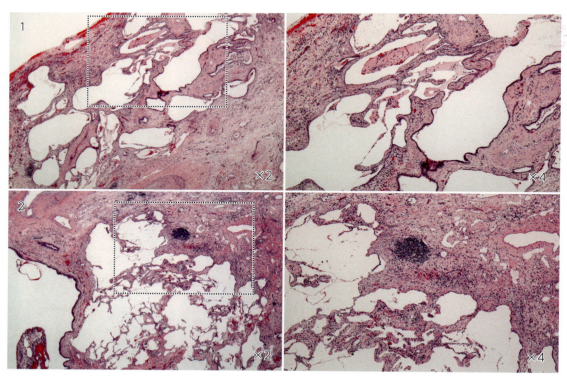

図6　図5の囲み部分1（上），囲み部分2（下）の拡大図
上図は胸膜に近い部分に広がる線維化巣．下図は斑状の密な線維化病変とほぼ正常な肺構造が混在する部分（以下，倍率は対物レンズの倍率を表示する）．右側はそれぞれの囲み部分の拡大を示す．

症例 **8** 初診 1 年前の CT が診断に重要な役割を果たした抗 ARS 抗体関連間質性肺炎の一例

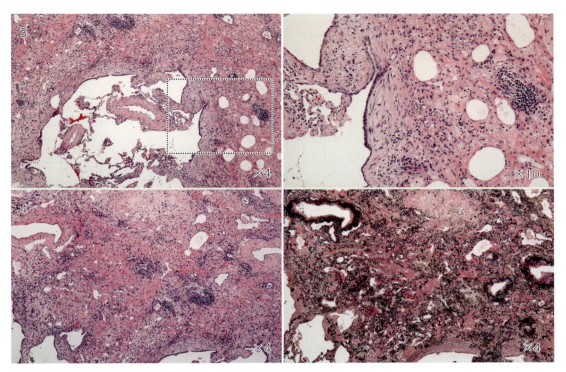

図7 図 5 の囲み部分 3（下），囲み部分 4（上）の拡大図
代表的な線維化巣の広い部分（下）とやや少ない部分（上）．右下：EvG 染色，他は HE 染色．

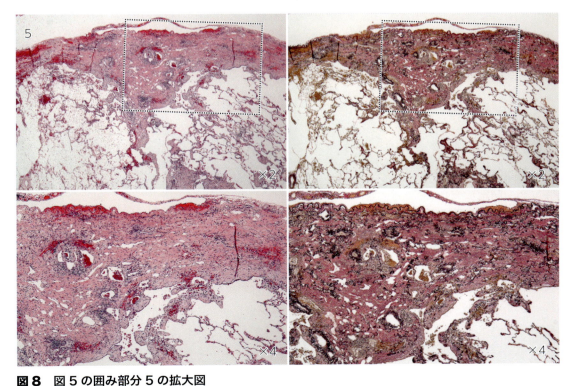

図8 図 5 の囲み部分 5 の拡大図
線維化巣の少ない部分の代表的な線維化病変．下は上図の囲み部分の拡大．左：HE 染色，右：EvG 染色．

II章. 各　論

表1　IPF/UIP の組織学的判定基準

UIP pattern *4つをすべて満たすこと	Probable UIP pattern	Possible UIP pattern *3つをすべて満たすこと	not UIP pattern *6つのどれがあっても
・胸膜直下／小葉間隔壁近傍優位に，著しい線維化／肺の構築破壊がみられる（蜂巣肺の有無を問わず） ・肺実質内の斑状の線維化 ・線維芽細胞巣 ・UIP 以外の診断を示唆する所見がない（not UIP pattern の項参照）	・著しい線維化／肺の構築破壊がみられる（蜂巣肺の有無を問わず） ・斑状の分布，線維芽細胞巣のうち，どちらか一方がない ・UIP 以外の診断を示唆する所見がない（not UIP pattern の項参照） または ・蜂巣肺のみ	・斑状またはびまん性に分布する線維化で，炎症細胞浸潤の有無を問わず ・UIP のほかのクライテリアがない（UIP pattern の項参照） ・UIP 以外の診断を示唆する所見がない（not UIP pattern の項を参照）	・硝子膜 ・器質化肺炎 ・肉芽腫（複数） ・蜂巣肺から離れた部位にみられる著しい炎症細胞浸潤 ・気道中心性優位の病変 ・他の診断を示唆する所見

「ATS/ERS/JRS/ALAT statement：IPF, 2011」と「診断と治療の手引き改訂第3版」による IPF/UIP の組織学的判定基準を表に示す.
（日本呼吸器学会 びまん性肺疾患診断・治療ガイドライン作成委員会（編）. 特発性間質性肺炎 診断と治療の手引き，改訂第3版, p.52, 南江堂, 東京, 2016[2) より作成）

　　例では，胸膜直下あるいは小葉間隔壁近傍優位に斑状の線維化巣がみられ，正常肺胞領域，線維化病変の軽度な部位との境界に線維芽細胞巣も認められ，さらに顕微鏡的蜂巣肺様の病変もみられるなど，UIP pattern 様の病変がまず鑑別に挙げられる. ただ本症例の線維化巣は，EvG 染色などの弾性線維染色標本でみると，肺胞構造などがよく保たれ，UIP の線維化病変の特徴として挙げられる，肺の構造破壊がみられる線維化とはやや異なる. さらに，not UIP pattern の項目に挙げられている，他の診断を示唆する所見にあてはまるともされる，リンパ球の集簇巣がやや目立つなどの所見もあり，IPF/UIP とはしがたい.

2. 病理診断

Lung, right lower, S^6, biopsy（VATS）：
chronic interstitial pneumonia（not otherwise specified）いわゆる分類不能型

3. 病理のまとめ

　　本症例のように，病理組織学的に斑状の線維化，正常肺胞領域の混在，線維芽細胞巣および顕微鏡的蜂巣肺様の病変があると，UIP とされていることが多い. しかし線維化部分を，EvG 染色などの弾性線維染色で詳細にみると，本症例では UIP の線維化病変の特徴である肺の背景構造の破壊はほとんど認められない. このような症例は，IPF/UIP とはせず，原因のある間質性肺炎を鑑別に挙げ，組織学的にもさらに検討したい.

症例 8　初診 1 年前の CT が診断に重要な役割を果たした抗 ARS 抗体関連間質性肺炎の一例

MDD の結果　　筋炎関連間質性肺炎
今後の方針　　抗 ARS 抗体測定

経　過

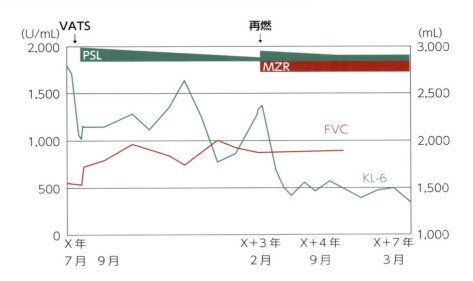

1. 臨床経過

　本症例は，X-1 年に糖尿病のスクリーニングで施行された CT 画像では肺野には明らかな間質影は認めず，入院 2 ヵ月前から労作時呼吸困難が出現していたことからも，亜急性に出現した間質性肺炎と考えられた．初診時の血液検査では明らかな自己抗体の上昇は認めなかったが，CK が軽度上昇しており，画像上，亜急性に出現した下肺野・気管支血管束優位の間質影および下肺優位の容積減少を認め，また病理組織でも広義間質に分布する線維化も認め，二次性の間質性肺炎，特に膠原病（筋炎関連間質性肺炎）が疑われた．

　他施設に依頼した抗 ARS 抗体（抗 EJ 抗体）陽性が判明し，抗 ARS 抗体関連間質性肺炎と診断した．

　亜急性に進行する経過でもあり，X 年 9 月よりプレドニゾロン（PSL）20 mg/ 日とシクロスポリン 150 mg/ 日を開始した．シクロスポリン導入早期に薬剤性肝障害をきたし，シクロスポリンは中止となり，PSL 単剤での治療となったが，画像所見や呼吸機能検査は改善傾向を示し，PSL を徐々に減量し，X + 2 年 7 月より PSL 8 mg/ 日に減量となった．ところが X + 3 年 2 月，労作時呼吸困難の悪化，KL-6 上昇，画像検査でも右上肺野を中心に悪化を認め，間質性肺炎の再燃と判断した．PSL 20 mg/ 日へ増量し，免疫抑制薬としてミゾリビン（MZR）を追加した．その後，KL-6 は再び減少に転じ，

画像の改善も認めた．X＋4年9月にはPSL 13 mg/日まで緩徐に減量し，PSL 13 mg/日＋MZRを継続し，再燃なく経過している．

　一方，治療経過中に気分の落ち込み，不安感などが出現し，経口摂取量の低下や体重減少がみられた．各種検査では明らかな器質的な疾患は認めず，糖尿病のコントロールも安定していた．精神科に相談したところ，うつ病と診断され，薬物調整目的で入院加療を要した．その後も日常生活動作（ADL）やperformance status（PS）も低下し，X＋7年3月，療養型病院へ転院となった．

2. 画像経過

- **治療開始1年後のHRCT（図9）**：両側下肺野背側の濃い浸潤影は吸収され，改善傾向にある．牽引性気管支拡張も改善してきている（○）．
- **治療から4年後の最終HRCT（図10）**：両側下肺野の陰影は順調に改善しているが，右上葉に新たに内部に牽引性気管支拡張を伴う間質性が出現してきた（bの□）．同時に縦隔気腫もみられる（矢印）．

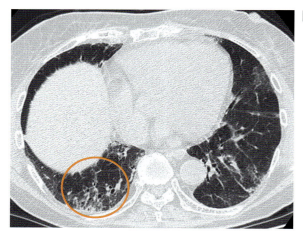

図9　HRCT（X＋1年）

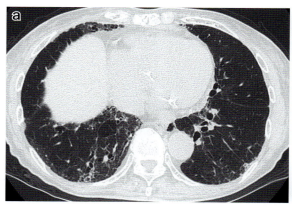
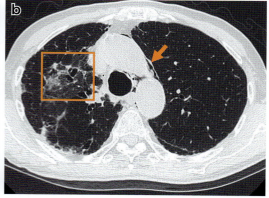

図10　HRCT（X＋4年）

症例 **8** 初診 1 年前の CT が診断に重要な役割を果たした抗 ARS 抗体関連間質性肺炎の一例

本症例のまとめ

　本症例は，発症 1 年前に画像上も異常所見がみられなかったことが確認できている貴重な症例であった．

　MDD では筋炎関連間質性肺炎が疑われ，抗 ARS 抗体の測定を他施設に行い診断し得た一例である．現在では簡便に抗 ARS 抗体が測定できるようになっており，膠原病関連間質性肺炎が疑われる場合は測定すべき項目と考えられる．また，抗核抗体が陰性の場合でも Cytoplasmic 型が陽性となる場合は，抗 ARS 抗体症候群の可能性もあり，積極的に抗 ARS 抗体の測定を行うことにより診断に繋がることがある．

　抗 ARS 抗体関連間質性肺炎はステロイド減量中に再燃することが多いことが知られており，特に免疫抑制薬の中止が再燃のリスク因子とも報告されている．本症例は治療早期より副作用のため免疫抑制薬を使用できず，ステロイド減量過程で再燃したが，再燃後，ステロイドの増量に加え，異なる免疫抑制薬を追加することで病勢をコントロールし得た．また，KL-6 も病勢を反映する指標として有用と考えられた．

　また，本症例では免疫抑制薬として当初シクロスポリンを使用したが薬剤性肝障害を発症したため，ステロイド単剤での治療導入となった．一般に抗 ARS 抗体陽性の間質性肺炎ではステロイドの反応性は良好であるとされており，当初は本症例でも良好な治療効果が得られていた．

　しかしながら，ステロイドの減量とともに再燃をきたしたため，ステロイドの増量で対応した．間質性肺炎の治療は長期にわたる場合が多く，副作用などの観点からは可能な限り少量での維持が望ましい．

　治療開始時にカルシニューリン阻害薬であるシクロスポリンで薬剤性肝障害をきたしていたこともあり，作用機序の異なる免疫抑制薬の使用を考慮した．臓器移植に使用される免疫抑制薬という観点ではセルセプトの併用も考慮されたが，よく似た作用機序を持つ安価で関節リウマチでの使用実績のあるミゾリビンも選択肢と考え併用し，良好な効果が得られた．間質性肺炎に対する免疫抑制薬としてミゾリビンの有効性はすでに報告しており，今後汎用される薬剤と考えている．

最終診断　　抗 ARS 抗体（Ej 抗体）陽性例にみられた間質性肺炎

文　献

1) An Official ATS/ERS/JRS/ALAT statement：idiopathic pulmonary fibrosis：Evidence-based Guidelines for Diagnosis and Management. Am J Respir Crit Care Med 2011；**183**：788-824

2) 日本呼吸器学会 びまん性肺疾患診断・治療ガイドライン作成委員会（編）. 特発性間質性肺炎 診断と治療の手引き，改訂第 3 版, p.52, 南江堂, 東京, 2016

Column
画像上，症例 8 と鑑別を要する他疾患

　基本的に画像上は多くの膠原病肺が鑑別となるが，とりわけ CADM 陽性例の急速進行型の間質性肺炎は重要である．図 1 の HRCT に示すように，両側下肺野優位の間質性肺炎で気道に親和性のあることや，所見が最も末梢で軽い点（図 1-b の○）など，膠原病肺の一般的特徴を有している．臨床情報がなければ，画像所見だけでは急速に進行するかどうかを判断する鑑別点はない．この症例でも，治療にも関わらず陰影は急速に進行した（図 2）．ただし，経験のある呼吸器内科医であれば，患者の状態や症状，臨床データなどから総合的に急速進行性の間質性肺炎の危険性を察知していることが多い．したがって，画像診断の立場では，臨床医との連携をよくするか，詳細な患者情報を得る必要がある．一度の画像のみでの診断は難しい．数日前の画像があるか，なければ短い期間でのフォローが必要となる．

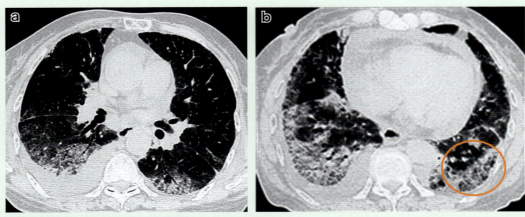

図 1 PM/DM 急速進行型間質性肺炎の HRCT

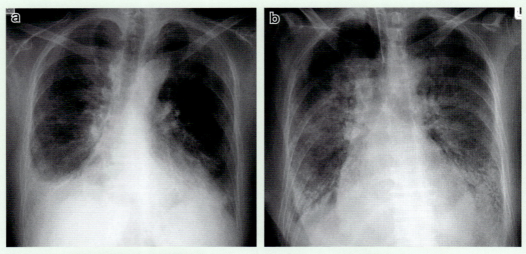

図 2 PM/DM 急速進行型間質性肺炎（a：X 年 9 月，b：X 年 10 月）

症例 9　無治療で改善した間質性肺炎

基本情報

属　性　56歳，女性

主　訴　労作時呼吸困難．

患者背景　喫煙歴：なし，飲酒歴：なし，職業：スーパー勤務，粉塵曝露歴：なし，ペット飼育歴：なし，鳥との接触歴：なし，漢方・健康食品使用：なし

既往歴　特記事項なし

家族歴　間質性肺炎，膠原病なし

現病歴　X-1年12月末より乾性咳嗽，激しい運動をしたときに息切れを自覚し始めた．X年2月健診で胸部異常陰影を指摘され，労作時呼吸困難（mMRC grade 1）も続くため，同年3月当科紹介初診となった．明らかな関節痛・筋痛・筋力低下・皮疹はない．

入院時現症　身長153 cm，体重48 kg，体温36.3℃，血圧121/65 mmHg，脈拍58回/分・整，呼吸数20回/分，酸素飽和度97％（室内気），外観良好，意識清明，表在リンパ節触知

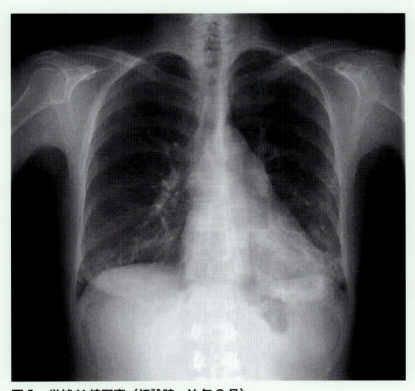

図1　単純X線写真（初診時，X年3月）
両側下肺野に陰影がある．

Ⅱ章. 各　論

> せず，呼吸音：両下肺野背側で fine crackles 聴取，心音純，心雑音なし，腹部：異常所見なし，皮疹なし，四肢：メカニックスハンドなし，ばち指なし，下腿浮腫なし，関節腫脹なし

臨床情報　は何を見て何を考えるか

　臨床的な基本情報として，①非喫煙者の中年女性，②約3ヵ月という亜急性の経過で発症，③両側中下肺背側での fine crackles の聴取，④身体所見上明らかな異常を認めないこと，⑤胸部単純X線写真での両側すりガラス陰影と肺容量減少などから，明らかな基礎疾患のない亜急性の間質性肺炎と考えられる．喫煙，男性，慢性経過が特徴とされる特発性肺線維症（IPF）とは対照的であり，この病歴からだけでも IPF の可能性はほぼ否定的である．さらに，臨床経過でも亜急性の発症であることからも IPF は否定的である．

血算		生化学		生化学		自己免疫疾患関連	
Hb	14.0 g/dL	Cr	0.5 mg/dL	Na	140 mEq/L	抗 Scl-70 抗体	<7.0 U/mL
Hct	42.1%	Glu	97 mg/dL	K	4.7 mEq/L	抗 ARS 抗体	82.0
Plt	30.8×10⁴/μL	TP	7.4 g/dL	Cl	104 mEq/L	IgG	1,401 mg/dL
WBC	4,360/μL	Alb	4.4 g/dL	間質性肺炎マーカー		IgA	197 mg/dL
Lym	35.1%	LDH	214 IU/L	KL-6	594 U/mL	IgM	161 mg/dL
Mon	5.3%	AST	28 IU/L	SP-D	202.5 ng/mL	RF	16.9 IU/mL
Eos	2.3%	ALT	24 IU/L	自己免疫疾患関連		尿検査	
Bas	0.7%	T-bil	0.8 mg/dL	RF	16.9 IU/mL	蛋白	－
Seg	56.6%	γ-GTP	19 IU/L	ANA	<40 倍	潜血	－
生化学		ALP	129 IU/L	抗 Sm 抗体	<7.0 U/mL		
CRP	<0.2 mg/dL	CK	130 IU/L	抗 SS-A 抗体	<7.0 U/mL		
BUN	16.0 mg/dL	Aldolase	5.1 IU/L	抗 SS-B 抗体	<7.0 U/mL		

*BAL と SLB（VATS）の結果はここでは非掲載．

1. 血液データの解釈

　血液検査では炎症反応は認めず，間質性肺炎のマーカーである KL-6，SP-D の上昇を認める．また自己抗体では抗 ARS 抗体が陽性であり，身体症状・所見はないが，膠原病関連の病態を考慮することになる．

症例 9　無治療で改善した間質性肺炎

動脈血液ガス		呼吸機能検査		気管支鏡検査（BAL，部位：左 B^8）	
pH	7.413	FEV_1	1.71 L（80.7%）	色調	淡黄色
$PaCO_2$	39.0 Torr	FEV_1/FVC	74.00%	総細胞数	$2.6×10^5$/mL
PaO_2	96.4 Torr	%D_{LCO}	94.60%	細胞分類	
BE	−0.1 mmol/L	%D_{LCO}/VA	103.00%	Lym	31.0%
HCO_3	24.3 mmol/L	6分間歩行検査		Neu	9.0%
$A-aDO_2$	6.1 Torr	歩行距離	550 m	Eos	10.5%
呼吸機能検査		SpO_2	max 98%→min 94%	Mφ	49.5%
VC	2.33 L（86.1%）	気管支鏡検査（BAL，部位：左 B^8）		細胞診	class Ⅱ
FVC	2.30 L（89.4%）	回収率	48%（82/150 mL）	微生物検査	有意菌認めず

2. 呼吸機能と BAL の解釈

　スパイログラムでは肺容量は保たれており，閉塞性障害もなく拡散障害も認めない．6分間歩行検査でも酸素飽和度の低下はなく，呼吸機能的には比較的保たれている．しかし，労作時の呼吸困難を訴えていることから，おそらく健常時の FVC からは低下している可能性があると思われる．BALF では総細胞数の増加とリンパ球増多が明らかであり，膠原病関連 IP，なかでも胸部 X 線所見と合わせて非特異性間質性肺炎（NSIP）の病態が示唆される．

3. 臨床情報のまとめ

　亜急性発症例であることは重要である．一般に，急性発症といえば経過は1ヵ月以内の週単位，亜急性であれば月単位，慢性であれば年単位と理解し，各々の病歴から該当する疾患群を想定することが臨床上重要である．

　本症例では中年，女性，非喫煙者であり，経過は亜急性ということから病態としては器質化肺炎（OP）や NSIP などを想定し，聴診上の両側肺底部に対称性に副雑音を聴取していることから NSIP を推定することが可能である．その上で画像検査，病理で確認していくということが必要ではあるが，臨床医にとっては診療の入り口で疾患群を推測することが可能である．

　また，血液検査では間質性肺炎マーカーの上昇を認め，自己抗体では抗 ARS 抗体が陽性であった．さらに，呼吸機能は保たれてはいるが BAL ではリンパ球増多を認めることから治療反応性良好な病態と考えられ，確定診断のために肺生検を施行することになった．

ポイント　1. 性別，発症経過は重要．
　　　　　2. BAL でのリンパ球増多，抗 ARS 抗体陽性は，画像と併せ，膠原病関連の間質性肺炎 NSIP が疑われる．

Ⅱ章. 各　論

画　像　は何を見て何を考えるか

①所見の肺内分布，②蜂巣肺と牽引性気管支拡張の有無，③所見の時相をみて，間質性肺炎の分類を考える.

1. 初診時の胸部単純 X 線写真（X 年 3 月：図 1）

両側下肺野，左に浸潤影，右に網状影が認められるが，この胸部単純 X 線写真でも横隔膜や下行大動脈の輪郭はよく追える．両側とも上肺野に異常所見は指摘できない．心拡大はない．左に軽度の容積減少がある

2. CT（X 年 4 月：図 2）

①所見の肺内分布

両側下肺野優位，背側の胸膜側優位の非区域性のすりガラス陰影で，胸膜直下がスペアされている．気道周囲間質に沿った広がりも認められる．この所見は広い意味でのsubpleural curvilinear shadow（SCLS）とも捉えられる.

②蜂巣肺と牽引性気管支拡張の有無

牽引性気管支拡張があるが，蜂巣肺はなく，時相は揃っている．冠状断像（**図 2-d**）で見ると，気道が末梢まで連続しているのが確認できる．蜂巣肺と牽引性気管支拡張を鑑別するときに有用である.

③所見の時相

所見の時相とは，総論でも述べたが，膠原病に代表されるように肺を傷害する要因がある場合，病理にみるように，多くは広義の間質に炎症細胞の浸潤が出現する．この変化は，画像検査では初期にはすりガラス陰影として表れ，やがて淡い浸潤影，そして収縮性の変化を伴い濃い浸潤影や牽引性気管支拡張がみられるようになる．結果として，肺の容積減少や蜂巣肺に進展すると考える．これらの所見の進行具合を，正常肺を 0，所見の強さを段階 1 ～ 5 で考えると，肺の所見がどの場所をみても 2 段階なら 2，3 段階なら 3 という具合に，所見のある場所ではどこでも同じになりやすい．薬剤性の肺炎がわかりやすいが，このときに肺に表れる所見は，2 と 3 の段階で揃っていることが多い．もちろん例外もあり，関節リウマチに合併する肺炎や慢性過敏性肺炎ではこの理屈に合わない場合もあるが，原因のある間質性肺炎，とくに多発性筋炎・皮膚筋炎（PM/DM）の間質性肺炎では，この時相が揃っていることが多い．様々な段階の所見があるが，0 と 5 の段階が入り混じって存在する場合を時相が不揃い，段階 1 ～ 4 がみられる場合を筆者らは時相が揃っていると捉えている.

症例 **9** 無治療で改善した間質性肺炎

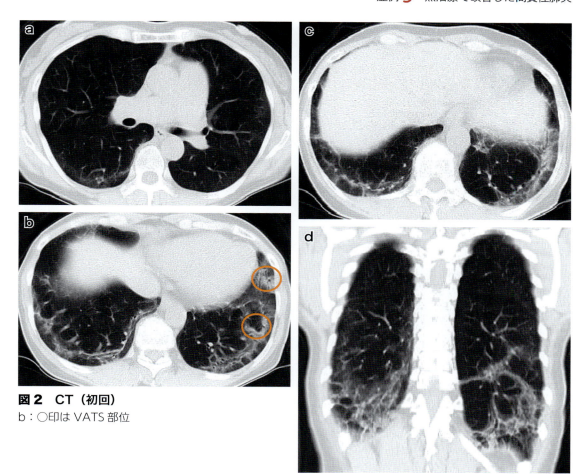

図2 CT（初回）
b：○印は VATS 部位

ポイント	1. 両側下肺野優位，背側の胸膜側優位の非区域性のすりガラス陰影で，胸膜直下がスペアされている．気道周囲間質に沿った広がりも認められる．
	2. 牽引性気管支拡張があるが，蜂巣肺はなく，時相は揃っている．
	3. 『特発性肺線維症の治療ガイドライン 2023（改訂第2版）』では，すりガラス陰影が多いので，alternative に相当する．
	4. NSIP+OP を想定する画像所見で，膠原病肺を第一に考える．

病　理

1. 病理解説

①左肺の S⁵ および S⁸ の VATS 標本（図3）

　S⁵，S⁸ ともに類似した，比較的一様な病変で，ところどころやや硬いところがあるが，

Ⅱ章. 各 論

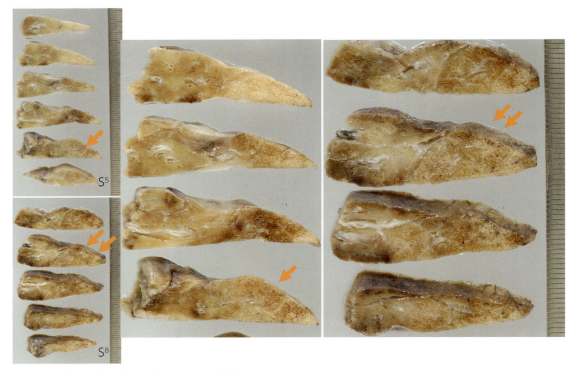

図3　左肺のS⁵およびS⁸のVATS標本
左に全割面の切片を，右に一部拡大したものを示す．

囊胞性の病変などは認められない．

② S⁵およびS⁸の代表的なルーペ像（図4）

　ほぼ類似の病変で，軽度ながら小葉間隔壁や胸膜の線維性肥厚が認められ，小葉ごとに程度は異なるが，小葉全体に拡がる間質性病変があり，いずれもNSIPパターン主体の病変と考えられる．

③ S⁵の代表的病変の拡大図

　図5は代表的な病変のみられる切片で，EvG染色でみても，軽度ながら小葉間隔壁や胸膜の線維性肥厚が認められ，小葉ごとに程度は異なるが，cellularからfibroticまでのNSIPパターン主体の病変が広がっており，部分的に気腔内病変の認められる部分もあり，小型のリンパ濾胞の散見される部分もある．図6，図7に代表的な部分（囲み部分1〜4）の詳細を呈示する．

　図6では，図5の囲み部分1は肺胞壁はごく軽度肥厚するが，構造はよく保たれており，cellular NSIPの所見である．囲み部分2では肺胞壁など間質が細胞性および軽度線維性に肥厚し，背景に小型のリンパ濾胞様の病変（拡大部分参照）が散見される．また，囲み部分3でみるように気腔内にいわゆるポリプ型主体の線維化病変が主に認められる部分も広がっており，全体的にはcellular NSIP with OP様の病変と考えられる．

症例 **9** 　無治療で改善した間質性肺炎

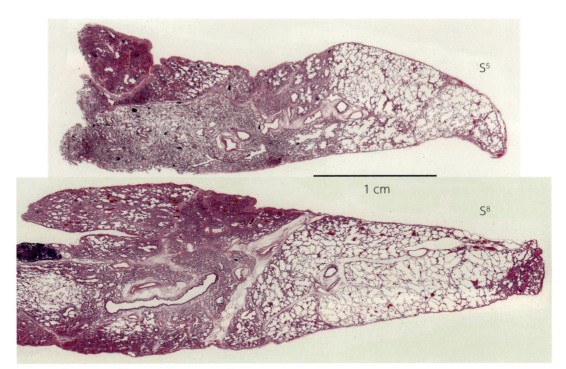

図4　S⁵ および S⁸ の代表的なルーペ像
図3で矢印で示した部分．HE 染色．

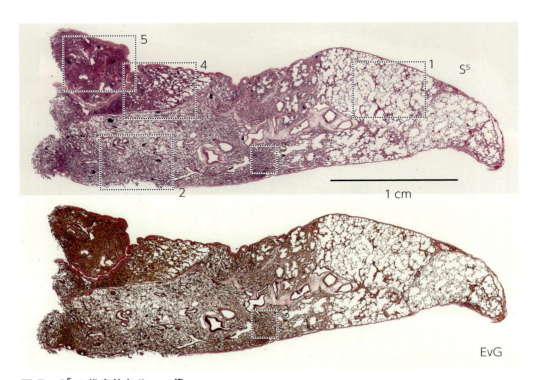

図5　S⁵ の代表的なルーペ像
上：HE 染色，下：EvG（弾性線維）染色．代表的な病変のみられる切片で，図6，図7に囲み部分1〜5の詳細を呈示する．

193

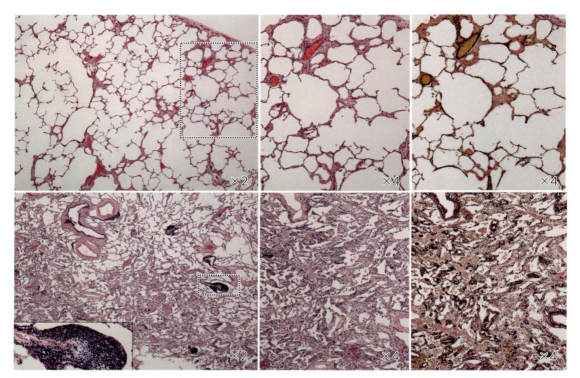

図6 図5の囲み部分1［上図，左：HE染色，中：拡大HE染色，右：同EvG（弾性線維）染色］，囲み部分2［左下，その左下は囲み部分の拡大像（×10）］，囲み部分3（下中：HE染色，右下：EvG染色）の拡大図

　図7の図5の囲み部分4では，いわゆる広義間質として知られる胸膜の線維性肥厚および小葉間隔壁の肥厚を伴って，小葉全体にcellular and fibrotic NSIP様の病変（肺胞壁に軽度から中等度の線維性肥厚およびリンパ球を主とする細胞浸潤があるが，EvG染色でみると肺胞構造はよく保たれている）が広がっている．囲み部分5は隣接する小葉で，一見高度な線維化病変のようにみえるが，EvG染色でみると，気腔内に壁在型および埋め込み型の線維化病変が広がって認められる．しかし背景の肺胞構造は比較的よく保たれ，NSIP with OPの範疇で説明可能な病変と考えられる．

　本症例では，軽度ながら小葉間隔壁や胸膜の線維性肥厚が認められ，小葉ごとに程度は異なるが，小葉全体に拡がる間質性病変があり，いずれもNSIPパターン主体の病変と考えられる．壁在性（中右）〜埋め込み型主体（下左HE，右EvG）の気腔内器質化病変が多数みられ，間質化を伴い構造改変の軽度認められるところもある．リンパ濾胞が散見され，血管周囲にリンパ球の浸潤も認められる．肉芽腫は認められない．以上よりcellular and fibrotic NSIP pattern with OP lesionsで，組織学的にも膠原病関連の間質性肺炎がまず考えられる．

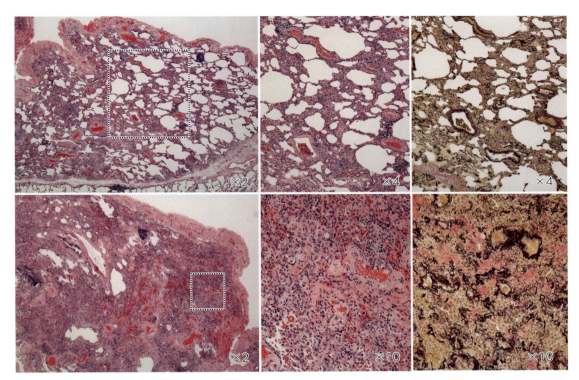

図7 病変の強い部分．図5の囲み部分4（上），囲み部分5（下）
中・右図はそれぞれの囲み部分の拡大図．中：拡大HE染色，右：同EvG（弾性線維）染色．

2. 病理診断

Lung, left lower, S⁵ and S⁸, biopsy（VATS）：
cellular and fibrotic NSIP pattern with OP lesions

3. 病理のまとめ

　本症例は，割面の肉眼所見でみられるように，採取部位による差異は少なく，類似の病変が肺全体に広がっていると考えられる．程度の差はあれど小葉全体に広がる病変で，組織学的には cellular and fibrotic NSIP で，部分的に気腔内壁在型あるいは埋め込み型の器質化病変がかなり目立ち，またリンパ濾胞が散見されるなどの所見から，組織学的にも，膠原病関連の間質性肺炎によく合致する．

MDDの結果	NSIP＋OP
今後の方針	ステロイドを中心とした治療

経　過

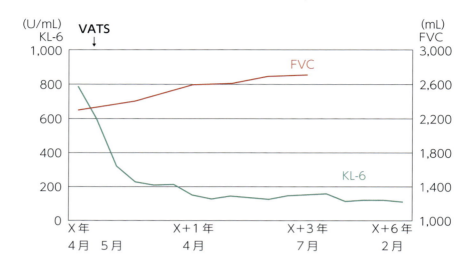

1. 臨床経過

　本症例では，外科的肺生検後，MDD の結果を受け治療介入を予定していたが，治療介入前の CT で改善傾向がみられ，KL-6 も低下した．そのため，治療介入はいったん保留となり，症状や KL-6，画像検査，呼吸機能をフォローしつつ慎重に経過観察を行った．その後，画像検査では順調に改善を認め陰影は消退するに至り，KL-6 も正常化し，呼吸機能検査でも FVC の改善を認めた．その後も無加療経過観察中であるが，間質性肺炎の再燃はなく，筋炎の発症も認めていない．

2. 画像経過

　外科生検から 3 ヵ月後，治療介入前の HRCT で，治療をしていないものの陰影には明らかに改善傾向がみられた．気道周囲間質に認められた幅広の浸潤影は薄くなり，SCLS 様の線状影に近く変化している（**図 8**）．
その後も陰影は緩徐に改善し，5 年後には一部に陰影の残存を認めるものの，ほぼ改善している（**図 9，図 10**）．
重要な点は，初診時にみられた牽引性気管支拡張が正常に復していることである．このことは，可逆性のある牽引性気管支拡張と非可逆性の蜂巣肺とは明確に区別して扱うことの重要性を示している．

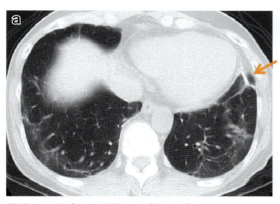
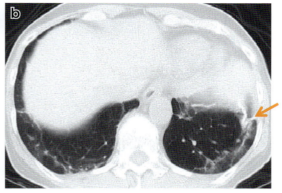

図 8 CT（3 ヵ月後，X 年 7 月）
両側の肺野の陰影は閉じたアコーディオンが開くように改善してきている．
矢印：生検部位

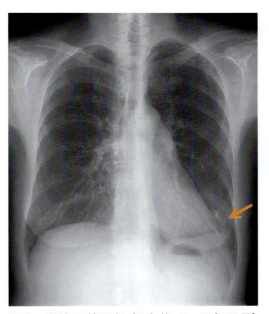

図 9 単純 X 線写真（5 年後，X＋5 年 7 月）
矢印：生検部位

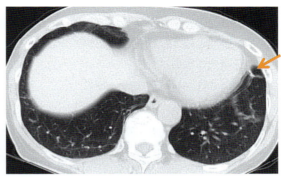

図 10 単純 X 線写真（5 年後，X＋5 年 7 月）
陰影は VATS の痕を残して消退している．
矢印：生検部位

本症例のまとめ

　　画像と病理から NSIP＋OP と診断したものの，なかには予後の良い症例が含まれる．間質性肺炎の治療介入に当たっては，線維化をきたさない OP や cNSIP などは，病態の進行を適切に評価した上で考慮すべきであることを示唆する症例であった．また，牽引性気管支拡張は改善することを示す症例でもある．

最終診断　　抗 ARS 抗体関連間質性肺炎

症例 **10**　健診発見後に急速進行した間質性肺炎

基本情報

属　性　67歳，男性

主　訴　乾性咳嗽

患者背景　喫煙歴：10本/日×40年（27〜67歳, current），飲酒歴：ビール1本/日，職業歴：事務職，粉塵曝露歴：なし，鳥接触歴：なし，ペット飼育歴：なし，漢方・健康食品使用：なし

既往歴　尿路結石，膵炎

家族歴　膠原病，肺疾患なし

現病歴　X年10月下旬より乾性咳嗽が出現し，同年11月に受けた人間ドックにて両肺浸潤影を指摘され近医受診した．後日，間質性肺炎疑いに当科紹介初診，精査加療目的に入院．関節痛・乾燥症状・レイノー現象・筋痛・筋力低下なし．

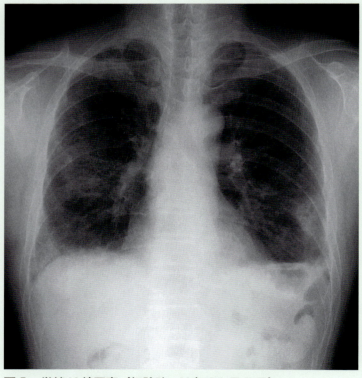

図1　単純X線写真（初診時，X年11月7日）
両側中下肺野で透過性低下，血管影不明瞭化があり，横隔膜挙上を伴っている．容積減少を伴う間質性肺炎が疑われる．

入院時現症 身長 165.1 cm，体重 65.4 kg，体温 36.7℃，血圧 114/73 mmHg，脈拍 92 回 / 分・整，呼吸数 14 回 / 分，酸素飽和度 96 %（室内気），呼吸音：両下肺野背側で fine crackles 聴取，心音純，四肢：ばち指なし，浮腫・関節腫脹・皮疹なし

臨床情報 は何を見て何を考えるか

　臨床的な基本情報から，①喫煙歴のある 60 歳代男性，②急性経過で発症，③両肺野背側で fine crackles を聴取，④胸部単純 X 線写真にて両中下肺野に容積減少を伴うすりガラス陰影を認めることから，急性・亜急性に出現した膠原病を背景とした間質性肺炎や過敏性肺炎，薬剤性肺障害，特発性器質化肺炎，好酸球性肺炎などを鑑別に精査を進める．

　以後の検査として，詳細な画像評価のため HRCT を行い，間質性肺炎のマーカーである KL-6 や SP-D，膠原病関連の各種自己抗体（特に筋炎関連）や鳥関連の鳥特異的 IgG 抗体の検索を行う．

血算		生化学		間質性肺炎マーカー		自己免疫疾患関連	
Hb	14.1 g/dL	ALT	8 IU/L	KL-6	685 U/mL	抗セントロメア抗体	<5.0
Hct	42.4%	T-bil	0.4 mg/dL	SP-D	167.8 ng/mL		
Plt	34.1×10⁴/μL	γ-GTP	12 IU/L	自己免疫疾患関連		抗 Jo-1 抗体	<7.0 U/mL (<10)
WBC	7,710/μL	ALP	223 IU/L	RF	<5.0 IU/mL		
Lym	14.5%	CK	89 IU/L	抗 CCP 抗体	<0.6 U/mL	MPO-ANCA	<1.0 U/mL
Mon	9.2%	Aldolase	4.6 IU/L	ANA	<40 倍	PR3-ANCA	<1.0 U/mL
Eos	5.4%	Na	137 mEq/L	抗 ds-DNA 抗体	3 IU/mL	MMP-3	22.9 ng/mL
Bas	0.9%	K	4.8 mEq/L	抗 RNP 抗体	<7.0 U/mL (<10)	ACE	12.9 U/L
Seg	70.0%	Cl	103 mEq/L			鳥関連（鳥特異的 IgG 抗体）	
生化学		BNP	<4.0 pg/mL	抗 Sm 抗体	<7.0 U/mL (<10)	ハト	6.4 mgA/L
CRP	2.7 mg/dL	Ferritin	225 ng/mL (10 〜 260)			オウム	2.6 mgA/L
BUN	13.1 mg/dL			抗 SS-A 抗体	<7.0 U/mL (<10)	セキセイインコ	2.1 mgA/L
Cr	0.9 mg/dL	凝固				尿検査	
Glu	90 mg/dL	PT	12.6 sec	抗 SS-B 抗体	<7.0 U/mL (<10)	蛋白	+ / −
TP	6.9 g/dL	PT-INR	1.11			潜血	−
Alb	3.8 g/dL	APTT	27.4 sec	抗 Scl-70 抗体	<7.0 U/mL (<10)		
LDH	262 IU/L	FDP	3.7 μg/mL				
AST	20 IU/L	D-dimer	1.0 μg/mL				

1. 血液データの解釈

　間質性肺炎マーカーや CRP，LDH の軽度上昇を認めるほか，明らかな自己抗体の上

Ⅱ章. 各　論

昇や鳥特異的 IgG 抗体の上昇は認めなかった.

動脈血液ガス（室内気）		呼吸機能検査		心エコー（UCG）		気管支鏡検査（部位：右 B⁸）	
pH	7.452	FEV₁	1.74 L（60.0%）	LV motion	good	Lym	18.0%
PaCO₂	32.8 Torr	FEV₁/FVC	74.9%	EF	73.3%	Neu	3.0%
PaO₂	91.9 Torr	%DLCO	60.4%	TR	なし	Eos	2.5%
BE	− 0.9 mmol/L	%DLCO/VA	76.9%	IVC	拡張なし	Mφ	76.5%
HCO₃	22.4 mmol/L	6 分間歩行検査		気管支鏡検査（部位：右 B⁸）		CD4/CD8	0.3
A-aDO₂	20.8 Torr	歩行距離	507.5 m	回収率	50.0%	細胞診	class Ⅱ
呼吸機能検査		SpO₂	max 95%→		（75/150 mL）	微生物検査	有意菌認めず
VC	2.36 L（65.0%）		min 89%	総細胞数	1.5×10⁵/mL		
FVC	2.32 L（65.3%）	Borg scale	2 → 5	細胞分類			

2. 呼吸機能と BAL の解釈

呼吸機能検査では拘束性換気障害と拡散障害を認め，6 分間歩行検査で酸素飽和度の低下を認めた．間質性変化による肺容積減少が示唆される．BALF ではリンパ球・好酸球分画の軽度増加を認めたが，特異的な所見とは言い難い．

3. 臨床情報のまとめ

急性経過で発症し，画像所見上に容積減少を伴い，呼吸機能検査上にも拘束性換気障害と拡散障害を認める間質性肺炎である．膠原病として身体所見や自己抗体の有意所見を認めていないが，膠原病の中では，急性発症の場合には多発性筋炎・皮膚筋炎（PM/DM），なかでも CADM（clinically amyopathic dermatomyositis，臨床的無症候性皮膚筋炎）に伴う間質性肺炎を鑑別に考える必要があり，肺病変が主体で予後不良な病態である可能性もあるため，特徴的な皮膚所見を見逃さないように皮膚科ないし膠原病内科にも診察を依頼することが重要である．一方，漢方やサプリメントを含む薬剤摂取の病歴は明らかではなく，薬剤性肺障害は否定的である．臨床情報のみからは過敏性肺炎や特発器質化肺炎，好酸球性肺炎は否定しきれず，画像所見や病理所見も合わせて判断することになる．

確定診断目的に X 年 11 月に胸腔鏡下肺生検を依頼したが，急速な症状の進展ならびに画像所見の増悪をみたため，胸腔鏡下肺生検は中止し，治療を優先した．

ポイント　急性発症の間質性肺炎では，慢性経過の間質性肺炎に比べ速やかに治療介入を要する例もあるため，特に吸入抗原や薬物使用などの詳細な病歴聴取や，膠原病を示唆する身体所見をていねいに診察することが重要である．

200

症例 10　健診発見後に急速進行した間質性肺炎

画像は何を見て何を考えるか

　初診時の画像（**図1，図2**）では，下肺野に容積減少を伴う浸潤影とすりガラス陰影の混在した所見を呈しており，膠原病，特に抗ARS抗体陽性の皮膚筋炎に合併する間質性肺炎の可能性を考える所見である．一方，上肺野では胸膜下に斑状のすりガラス陰影が散在している．このようなパターンは膠原病の中ではCADM型の皮膚筋炎に伴う急性肺障害で表れることがあり，その後の経過に注意が必要である．本症例ではその後，すりガラス陰影を中心とした急激な陰影の拡大をきたした（**図3**）．急速な経過を考えると，CADM型の皮膚筋炎に伴う急性肺障害などの急速進行性間質性肺炎と考えて，治療を優先する必要がある．

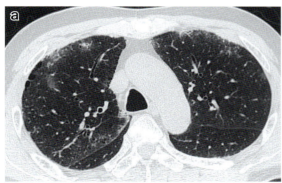 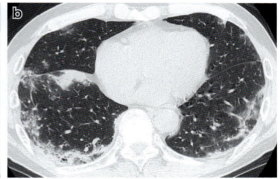

図2　HRCT（初診時，X年11月7日）
初診時の画像では，下肺野に浸潤影とすりガラス陰影の混在した所見を呈している．帯状に胸膜面から少し離れた領域に浸潤影が認められている（b）．下葉末梢の容積が減少し線維化の存在を示唆する．一方，上肺野では斑状のすりガラス陰影が散在している（a）．

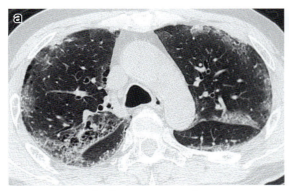 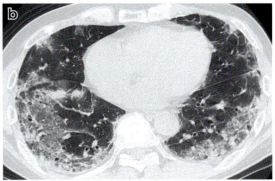

図3　HRCT（X年11月17日）
10日後の画像では，著明な陰影の拡大が認められており，上肺，下肺ともすりガラス陰影が優位となっている．

経 過

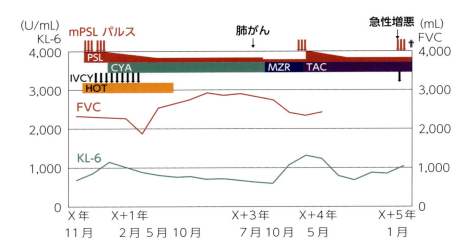

1. 臨床経過

　当初，外科的肺生検を予定していたが，入院後10日で画像所見や呼吸状態の悪化がみられたため，急速進行性間質性肺炎と診断し，外科的肺生検は中止とし治療介入の方針となった．

　X年11月よりステロイドパルス療法（メチルプレドニゾロン1,000 mg/日×3日間），その後，シクロホスファミドパルス療法（IVCY；シクロホスファミド500 mg/日を2週ごと静注），トロンボモデュリンアルファ（rTM）の投与を行った．呼吸状態は横ばいのため，ステロイドパルス療法2回目を施行し，12月よりシクロスポリン（CYA）を追加した．その後，徐々に酸素需要も少なくなり画像所見の改善も得た．治療開始から2週間後に抗ARS抗体陽性が判明し，皮膚科にコンサルトしたところ，ヘリオトロープ疹や爪郭部毛細血管拡張を認めた．一方，Gottron徴候や逆Gottron徴候，mechanic's handは認めなかった．さらに明らかな筋炎症状や所見も認めなかったことから，CADMに伴う間質性肺炎と診断した．

　PSL＋CYA＋IVCYの3剤併用療法で徐々に改善し，X＋1年2月にIVCYを終了し，同年5月にはPSL 10 mg/日＋CYAまで減量，10月には在宅酸素療法も中止することができた．

　X＋2年6月よりフォローCTで右S⁶に斑状影が出現し，徐々に増大し肺がんが疑われた．X＋3年7月気管支鏡検査を行ったところ，擦過細胞診にてclass IV，adenocarcinomaが疑われる所見を認め，臨床的に肺がんと診断した．肺がんの治療について検討している矢先に，骨粗鬆症による第8胸椎の圧迫骨折をきたしADLが低下した．また，CYAに伴う腎機能障害が出現し，CYAからミゾリビン（MZR）へ変更した．しかし，その後からKL-6の上昇，FVCの低下がみられ，画像上も間質性肺炎の再燃が示唆されたため，肺がんの治療については保留とせざるを得なかった．

症例 10　健診発見後に急速進行した間質性肺炎

　X+4年5月再治療のため入院し，ステロイドパルス療法後，PSL 50 mg/日＋タクロリムス（TAC）による治療強化を行い，病勢のコントロールが可能となり，PSLも漸減していたが，X+5年1月下旬より急速に労作時呼吸困難が増強し，定期外受診され，両肺野にすりガラス陰影が出現し，呼吸不全も認め，間質性肺炎急性増悪と診断した．同日より，ステロイドパルス療法，IVCY，rTM の投与を行ったが呼吸不全は進行した．担がん患者でもあり同治療を上限とし，症状緩和の方針へ変更し，入院4日後に永眠された．

2. 画像経過（図4，図5）

　CADM に伴う急性肺障害に対し，治療効果が認められたあと，急性増悪をきたした症例である．本症例は初診時に浸潤影優位の所見を呈しており，organizing pneumonia を主とした変化が想定され，皮膚筋炎ないし抗 ARS 抗体症候群を示唆する所見であった．その後急速にすりガラス状陰影が出現した点は，抗 ARS 抗体陽性症例の肺病変としては非典型的で，急性肺障害の経過である．この時点で振り返ってみると初診時の上肺に斑状のすりガラス状陰影がある点が抗 ARS 抗体陽性の画像としては非典型的で

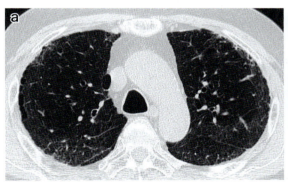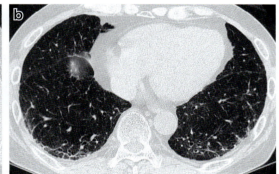

図4　HRCT（X+2年6月）
肺野に広範に認められたすりガラス陰影はほぼ消失し，胸膜下を中心に網状影が残存している．下葉では牽引性気管支拡張と末梢の容積減少を伴っている．

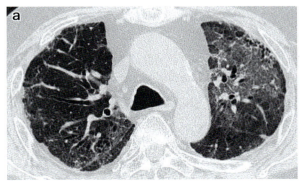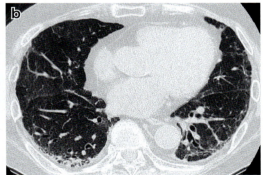

図5　HRCT（X+5年1月）
両側の肺野に新たなすりガラス陰影の出現を認める．間質性肺炎の急性増悪である．

II章. 各 論

あった．斑状で不規則なすりガラス状陰影は抗 MDA5 抗体陽性の急性肺障害で生じると報告されている．本症例は抗 MDA5 抗体陰性であることがその後判明したが，この点では本症例は非典型的なパターンといえる．

その後，初期治療の効果がみられ，すりガラス状陰影が消失して網状影，容積減少，牽引性気管支拡張といった線維化所見が残った状態で病勢が比較的落ち着いたが，その後，広範なすりガラス状陰影が両肺に出現した．間質性肺炎の急性増悪と考えられる．間質性肺炎の経過で広範なすりガラス状陰影が出てくる場合，間質性肺炎急性増悪のほかニューモシスティス肺炎，薬剤性肺炎（特にメトトレキサート肺炎）を鑑別に含める必要がある．

本症例のまとめ

本症例は急速進行性の抗 ARS 抗体陽性 CADM の一例である．本症例は抗 MDA-5 抗体ではなく抗 ARS 抗体が陽性であったため初期治療への反応性は良好であったが，本症例のように画像所見のみでは鑑別は困難であり，急速進行性の場合，自己抗体が判明するまでは治療抵抗性の抗 MDA-5 抗体陽性例に準じて三者併用療法（PSL＋CYA/TAC＋IVCY）など強力な治療を先行する必要がある[1]．また，CADM のような筋炎症状や CK・Aldolase の上昇が乏しい場合には皮膚所見が唯一の手がかりとなるため，皮膚所見を十分に診察することが重要である．本症例では当初，主治医も皮膚筋炎を疑い皮膚所見を留意していたが指摘できず，やはり膠原病内科や皮膚科の専門医に早期に診察を依頼することも，早期診断や適切な治療に繋げるためには必要と考えられる．

本症例は，PSL＋CYA で維持療法を行い病状は安定していたが，腎障害により CYA の継続が困難となったため，免疫抑制薬を MZR に変更したが病勢は悪化することとなった．ステロイドを一時的に増量し，TAC に切り替えることで病勢を安定化させ，治療を継続することができた．長期にわたるカルシニューリン阻害薬（CNI）の投与により腎障害などの副作用が頻発するため，維持療法における薬剤のエビデンスが今後期待される．

初診時に浸潤影優位の所見を呈しており，organizing pneumonia を主とした変化が想定され，皮膚筋炎ないし抗 ARS 抗体症候群を示唆する所見であった．その後，急速にすりガラス陰影が出現した点は，抗 ARS 抗体陽性症例の肺病変としては非典型的で，急性肺障害の経過である．この時点で振り返ってみると，初診時の上肺に斑状のすりガラス陰影がある点が抗 ARS 抗体陽性の画像所見としては非典型的であった．斑状で不規則なすりガラス陰影は抗 MDA5 抗体陽性の急性肺障害で生じると報告されている．本症例は抗 MDA5 抗体陰性であることがその後判明したが，この点では本症例は非典型的なパターンといえる．

その後，初期治療の効果がみられ，すりガラス陰影が消失して網状影，容積減少，牽引性気管支拡張といった線維化所見が残った状態で病勢が比較的落ち着いたが，後に広範なすりガラス陰影が両肺に出現した．間質性肺炎の急性増悪と考えられる．間質性肺

炎の経過で広範なすりガラス陰影が出てくる場合，間質性肺炎急性増悪のほかにニューモシスチス肺炎，薬剤性肺炎（特にメトトレキサート肺炎）を鑑別に含める必要がある．

最終診断　　　**CADM に伴う間質性肺炎**

文　献

1）日本呼吸器学会・日本リウマチ学会（編）. 多発性筋炎／皮膚筋炎. 膠原病に伴う間質性肺疾患 診断・治療指針 2020. 日本呼吸器学会，東京，p.66-89，2020

症例 11 関節リウマチに先行した間質性肺炎

基本情報

属性 60歳，男性

主訴 労作時呼吸困難

患者背景 喫煙歴：30本/日×37年（20〜57歳，former smoker），飲酒歴：なし，職業歴：神主，粉塵曝露歴：なし，鳥接触歴：子どもの頃のハト飼育歴，現在インコ飼育中，鳥飛来あり，ダウンジャケット使用，漢方・健康食品使用：なし，住居：木造築23年

既往歴 55歳時より尋常性乾癬

家族歴 特記事項なし

現病歴 X-4年より階段・坂道での労作時呼吸困難を自覚し始めた（mMRC grade 1）．X年2月健診で胸部異常陰影を指摘され，3月当科紹介初診，7月間質性肺炎の精査目的に入院となった．明らかな関節痛・筋痛・筋力低下なし．眼の乾燥症状あり．

入院時現症 身長166 cm，体重79 kg，体温36.7℃，血圧128/70 mmHg，脈拍80回/分・

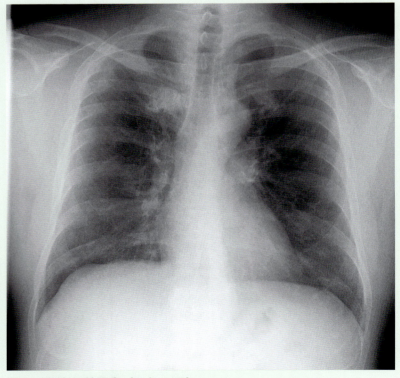

図1 単純X線写真（X年3月）
ほぼ正常．

症例 **11** 関節リウマチに先行した間質性肺炎

整，呼吸数 12 回 / 分，酸素飽和度 98 ％（室内気），呼吸音：両下肺野背側で fine crackles 聴取，心音純，四肢：ばち指あり，浮腫なし，関節腫脹なし，皮膚：鱗屑を伴う紅斑を肘・膝・体幹にも認める.

臨床情報　は何を見て何を考えるか

　臨床的な基本情報から，①既喫煙者の中年男性，②慢性経過での発症，③濃厚な鳥接触歴，④眼の乾燥症状，⑤両下肺野背側で fine crackles を聴取，⑥胸部単純 X 線写真にて両下肺野に軽いすりガラス陰影を認めることから，慢性過敏性肺炎や，シェーグレン症候群を背景とした膠原病関連間質性肺炎が疑われた.

　以上を踏まえた上で引き続き，詳細な画像評価のため HRCT を行い，血液検査として KL-6 や SP-D に加え，膠原病に関連する各種自己抗体の検索や，鳥特異的 IgG 抗体などの検索を行う.

血算		生化学		自己免疫疾患関連		鳥関連	
Hb	14.3 g/dL	ALT	62 IU/L	抗 DNA 抗体	2 IU/mL	鳥特異的 IgG	
Hct	42.7 %	T-bil	0.4 mg/dL	抗 RNP 抗体	1 index(<22)	抗体	
Plt	16.5×10⁴/μL	γ-GTP	104 IU/L	抗 Sm 抗体	2 index(<30)	ハト	5.65 mgA/L
WBC	6,100/μL	ALP	221 IU/L	抗 SS-A 抗体	102 index(<30)	オウム	21.9 mgA/L
Lym	35 %	Na	143 mEq/L	抗 SS-B 抗体	16 index(<25)	セキセイイ	
Mon	6.2 %	K	3.9 mEq/L	抗 Scl-70 抗体	6 index(<24)	ンコ	4.27 mgA/L
Eos	5.2 %	Cl	109 mEq/L	抗 Jo-1 抗体	3 index(<18)	ハトリンパ球	
Bas	0.3 %	凝固		IgG	1,602 mg/dL	刺激試験	156.1 %
Seg	53.3 %	PT	11.8 sec	IgA	470 mg/dL	尿検査	
生化学		PT-INR	0.96	IgM	122 mg/dL	蛋白	+/−
CRP	0.6 mg/dL	APTT	28.7 sec	CH50	34.9 U/mL	潜血	−
BUN	12.3 mg/dL	FDP	<5 μg/mL	C3	92.6 mg/dL		
Cr	1.0 mg/dL	D-dimer	<1.0 μg/mL	C4	23.0 mg/dL		
Glu	79 mg/dL	間質性肺炎マーカー		MPO-ANCA	15 EU (<20)		
HbA1c	6.4 %	KL-6	536 U/mL	PR3-ANCA	<10 EU		
TP	7.5 g/dL	SP-D	127 ng/mL	MMP-3	103.0 ng/mL		
Alb	3.7 g/dL	自己免疫疾患関連		ACE	17.8 IU/L		
LDH	167 IU/L	RF	163.1 IU/mL				
AST	44 IU/L	ANA	160 倍				

1. 血液データの解釈

　血液検査の結果からは，間質性肺炎マーカーの軽度上昇を認めるほか，膠原病関連で

II章. 各 論

はRF，ANA，抗SS-A抗体の上昇を認めた．一方，鳥関連ではハト血清リンパ球刺激試験および鳥特異的IgG抗体はいずれも陰性だったことから，膠原病関連の可能性が強く疑われた．

動脈血液ガス（室内気）		呼吸機能検査		6分間歩行検査		気管支鏡検査（BAL, 部位：右B⁵ᵇ）	
pH	7.395	FVC	3.63 L	歩行距離	478 m	Lym	16.0%
$PaCO_2$	43.5 Torr		(103.7%)	SpO₂	max 97%→	Neu	3.0%
PaO_2	85.8 Torr	FEV_1	2.34 L		min 95%	Eos	0.5%
BE	0.9 mmol/L		(84.4%)	Borg scale	0→0.5	Mφ	80.5%
HCO_3	26.0 mmol/L	FEV_1/FVC	64.5%	気管支鏡検査（BAL, 部位：右B⁵ᵇ）		CD4/CD8	1.9
$A-aDO_2$	17.6 Torr	%D$_{LCO}$	78.4%	回収率	43.3%	細胞診	class Ⅱ
呼吸機能検査		%D$_{LCO}$/VA	81.5%		(65/150 mL)	微生物検査	有意菌認めず
VC	3.70 L			総細胞数	2.0×10⁵/mL		
	(105.7%)			細胞分類			

2. 呼吸機能とBALの解釈

呼吸機能検査では，明らかな拘束性障害は認めず，拡散障害を軽度認めた．閉塞性換気障害も軽度認め，喫煙の影響と考えられた．また，6分間歩行検査では酸素飽和度の低下は認めなかった．

BALではリンパ球分画の軽度上昇を認めるのみで．特異的な所見は認めなかった．

3. 臨床情報のまとめ

既喫煙者男性に発症した慢性間質性肺炎であり，眼の乾燥症状やANA・抗SS-A抗体の上昇を伴っており，シェーグレン症候群に関連した間質性肺炎や，RF高値であり肺病変先行型関節リウマチ，また濃厚な鳥接触歴があることから，鳥関連慢性過敏性肺炎，尋常性乾癬に合併した間質性肺炎を鑑別に精査を進めた．しかし，シルマー試験・ローズベンガル試験ともに陰性で，明らかな関節症状や関節所見も認めず，膠原病の確定診断は得られなかった．また，鳥特異的IgG抗体やハト血清リンパ球刺激試験もいずれも陰性であった．病理学的な確定診断目的にてX年8月胸腔鏡下肺生検を施行し，右S²，右S¹⁰の2ヵ所から生検を行った．

ポイント
1. RFや自己抗体の上昇を認め，膠原病関連間質性肺炎が疑われる場合，膠原病内科や眼科を含め多角的に評価を行い，膠原病の確定診断に努めることが重要である．
2. 鳥関連慢性過敏性肺炎が疑われる場合には，鳥特異的IgG抗体やリンパ球刺激試験による鳥抗原に対する反応を確認することが診断に寄与する．

症例 11　関節リウマチに先行した間質性肺炎

画像 は何を見て何を考えるか

　初診時の胸部単純X線写真では肺野の異常を指摘するのは難しい（**図1**）．同時期のHRCT像を見ると，気道周囲間質にわずかな所見を認める（**図2**）．所見は背側に強いが蜂巣肺はない．約4ヵ月後，生検前に撮られたHRCT（**図3**）でも所見に大きな変化はなく，この時点では蜂巣肺がないこと以外には特徴がなく，画像所見からは原因のある間質性肺炎というにとどまる．

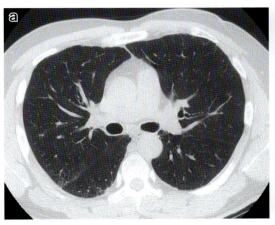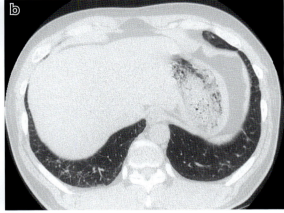

図2　HRCT（初回，X年4月）
a：気管分岐部．S^2末梢やS^6背側の末梢の気道周囲と思われる部分にわずかな間質影をみとめる．
b：下肺野背側．やはり末梢気道周辺にわずかな陰影を認める．蜂巣肺はなく，時相は均一．

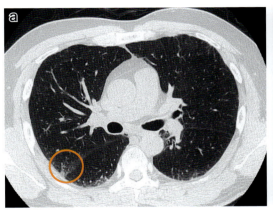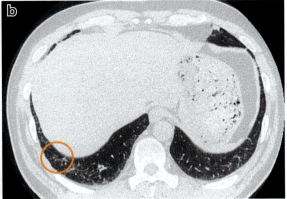

図3　HRCT（VATS前，X年8月）
a：気管分岐部，b：下肺野背側（丸印：生検部位）．所見は前回からの観察期間で著変なし．

Ⅱ章. 各論

病理

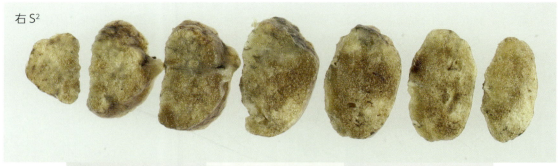

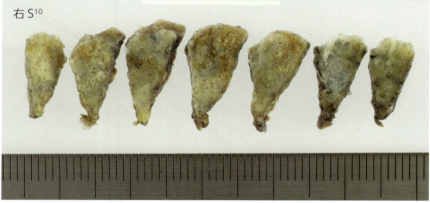

図4　標本割面の肉眼所見

1. 病理解説

①右 S^2 および S^{10} から採取された VATS の固定後の割面（図4）

S^2 では斑状に，S^{10} では比較的広い範囲に，白色調の線維化病変が広がっている．

② S^2 および S^{10} の代表的な部分のルーペ像（図5）

S^2 では，平滑筋増生の目立つ密な線維化巣が斑状に認められるが，背景の肺胞構造はほぼ正常に保たれる．S^{10} では線維化巣は小葉全体および小葉中心性に分布する．EvG 染色でみると，線維化の性状は無気肺硬化型が主体で，線維化巣内にリンパ濾胞を伴う炎症細胞浸潤が軽度～中等度認められる．リンパ濾胞はかなり多く，主に気道周囲に分布する．

③ S^2 および S^{10} の囲み部分の拡大図（図6）

S^2 は気道周囲のリンパ濾胞を伴った炎症細胞浸潤がやや目立つ部位で，浸潤細胞はリンパ球と形質細胞がほとんどであり，多核白血球はごく少量．リンパ濾胞に胚中心が

210

症例 **11** 関節リウマチに先行した間質性肺炎

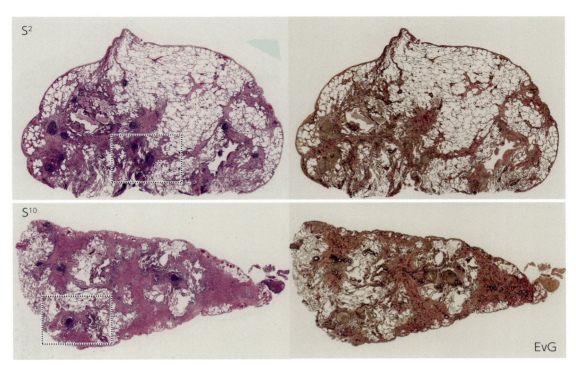

図5 S²(上)およびS¹⁰(下)の代表的なルーペ像
左：HE染色，右：EvG染色．囲み部分を図6に示す．

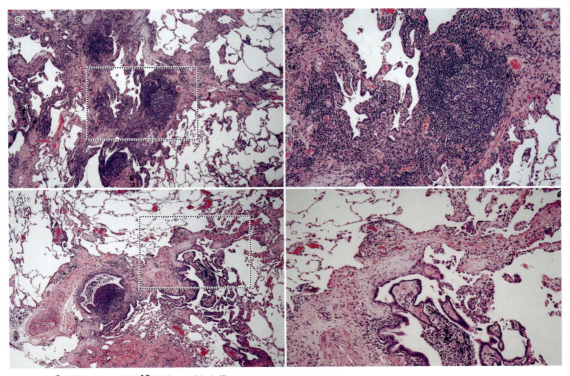

図6 S²(上)およびS¹⁰(下)の拡大像
左は図5のS²およびS¹⁰の囲み部分の拡大図．右は左の図の囲み部分の拡大図．HE染色．

211

認められる．S¹⁰ では，左側で気道周囲にリンパ濾胞がみられ，右の囲み部分の拡大図では正常肺胞領域との境界部に線維芽細胞巣様の所見も散見される．

　以上，線維芽細胞巣様の所見など一部に UIP 様の病変もあるが，背景肺構造の破綻が少ない線維化巣が主体で，気道周囲などに胚中心を伴ったリンパ濾胞形成がかなり多くみられるなど，特発性間質性肺炎の組織パターンのいずれともしがたく，病理組織学的には膠原病や慢性過敏性肺炎（CHP）などに関連した二次的な慢性間質性肺炎が考えられる．

2. 病理診断

Lung, right S² and S¹⁰, biopsy（TS, VATS）:
chronic interstitial pneumonia（not otherwise specified），with lymphoid hyperplasia

3. 病理のまとめ

　一部に線維芽細胞巣の所見もみられるなど UIP 様の部分もあるが，線維化の性状は無気肺硬化型が主体で背景の肺構造はよく保たれ，二次的な慢性間質性肺炎が考えられ，気道周囲などで胚中心を伴ったリンパ濾胞がやや目立つなどの所見もあり，膠原病関連，特に関節リウマチなどが鑑別に挙げられる．

MDD の結果	原因のある間質性肺炎
今後の方針	経過観察

経 過

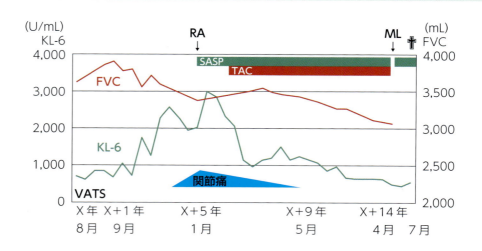

1. 臨床経過

　外科的肺生検の結果からは，膠原病関連間質性肺炎もしくは慢性過敏性肺炎の可能性が示唆された．膠原病の確定診断は得られず，鳥特異的 IgG 抗体やハト血清リンパ球刺激試験は陰性であったが，まずは慢性過敏性肺炎として，飼育していた鳥を知人へ譲渡し，自宅内の清掃を行うなど抗原回避で経過をみる方針とした．一時的に FVC の回復を認めたため，慢性過敏性肺炎の可能性を考えた．しかし，退院後 FVC は緩徐に低下傾向を認め，KL-6 も徐々に上昇傾向にあった．

　X＋4 年 11 月頃から，朝のこわばりや，両手関節・足関節・膝関節に左右対称性の多発性関節痛が出現した．血液検査でも抗 CCP 抗体＞100 U/mL と上昇しており，膠原病内科にコンサルトしたところ関節リウマチの診断となり，X＋5 年 1 月よりサラゾスルファピリジン（SASP）が開始された．間質性肺炎があるためメトトレキサートは使い難く，同年 5 月よりタクロリムス（TAC）が追加となった．関節症状は明らかに改善し，FVC も改善の兆しを認め，KL-6 は著しく低下した．しかし，年単位の経過で画像上も線維化は進行し，FVC も緩徐に低下傾向にあった．抗線維化薬については患者が使用を躊躇していたため導入は保留となっていた．

　X＋14 年 4 月，原因不明の発熱性好中球減少症をきたし，薬剤性の可能性も考慮し，SASP および TAC は一時休薬とした．そのときの CT に 1 年前には認めなかった縦隔リンパ節の腫大を認め，悪性リンパ腫の可能性が指摘された．関節痛の悪化のため SASP のみ再開され，血球減少をきたさず経過し，TAC は悪性リンパ腫の可能性もあり休薬のままとなった．PET では縦隔リンパ節腫大のほか，左鎖骨上窩リンパ節への FDG 集積亢進を認めた．左鎖骨上窩リンパ節生検が行われ，びまん性大細胞型 B 細胞リンパ腫 Stage Ⅱ と診断された．同年 6 月より R-CHOP 療法を導入したが，同年 7 月入浴中に急性心筋梗塞のため永眠された．

2. 画像経過

・**X 〜 X＋5 年**（**図 7**）：臨床でリウマチが顕在化してきた時期．HRCT では陰影の程度はやや進行しているが，基本的な所見の特徴は時相の揃った気道周囲間質と親和性のある間質影で，蜂巣肺のない形である．原因のある間質性肺炎で本症例の場合は関節リウマチが証明された．

・**X＋13 〜 14 年**（**図 8 〜 図 10**）：画像でみると間質影は進行し，強い線維化を表す牽引性気管支拡張や一見蜂巣肺様の所見が進行している．この時点の画像のみをみると IPF/UIP との鑑別が難しい．

II章. 各　論

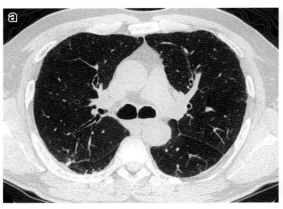
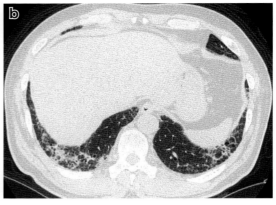

図7　HRCT（X＋5年4月）
a：気管分岐部，b：下肺野背側．所見は下肺野背側で増強している．この段階になっても陰影は気道周辺から大きくは離れない．

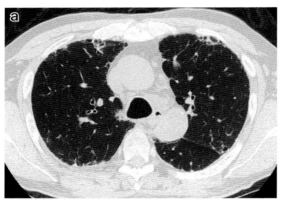
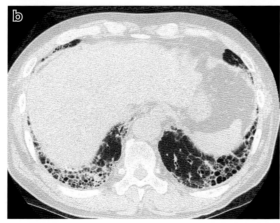
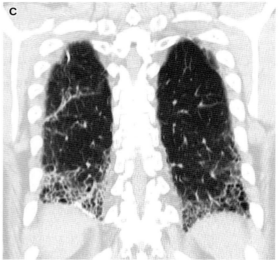

図8　HRCT（X＋13年3月）
a：上肺野，b：下肺野，c：冠状断像．線維化の進行を認める．胸膜下が優位にみえ，一見蜂巣肺様にみえる．分布も上肺野ではバラバラにみえる．この時点の画像のみをみれば UIP pattern といわざるを得ない．ただし，冠状断像をみれば，この一見蜂巣肺様の所見が牽引性気管支拡張であると推定しうる所見はある．

症例 11　関節リウマチに先行した間質性肺炎

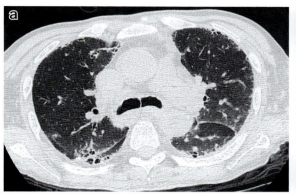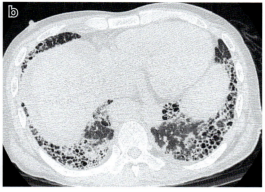

図9　HRCT（生前最後，X＋14年7月）
a：気管分岐部，b：下肺野背側．陰影はさらに進行している．

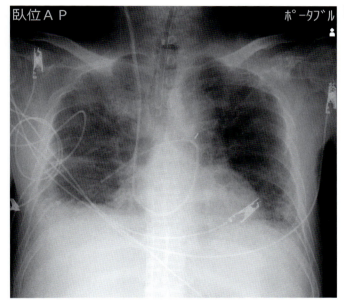

図10　単純X線写真（生前最後，X ＋14年7月）
16年の経過で陰影の進行が明らかである．

本症例のまとめ

　本症例は，鳥飼育歴など濃厚な鳥接触歴を有し，眼の乾燥症状やRF・ANAの上昇を認め，慢性過敏性肺炎や膠原病関連間質性肺炎の可能性が疑われたが，確定診断は得られなかった．そのため，暫定的ではあったが，慢性過敏性肺炎として抗原回避を優先し，膠原病の発症に留意しながら経過観察を行った．外科的肺生検から5年弱経過したところで，多発性関節痛が出現し，抗CCP抗体も上昇しており，関節リウマチを発症したため，肺病変先行型関節リウマチと診断し得た一例である．IPFと診断された111例のうち10例（9.0％）で膠原病が経過中に発症し，うち4例（3.6％）が肺病変先行型関節リウマチであったという報告があり，また，関節リウマチの症例の10～20％が肺

215

II章. 各 論

病変先行型という報告もあるため，特発性間質性肺炎と診断された症例においても，膠原病の症状の出現に留意し，自己抗体検査を定期的に行うことも重要である．

本症例では，関節リウマチの診断まで FVC は緩徐に低下し KL-6 も上昇したが，TAC の導入に伴いいずれも改善を認めた．しかし，数年の経過では再び FVC は低下し，画像上も線維化の進行を認めた．近年，progressive pulmonary fibrosis（PPF）という概念が提唱され，PPF に対する抗線維化薬の効果が報告されている．本症例でも抗線維化薬の併用を検討していたが患者本人の同意が得られず，その経過中に悪性リンパ腫を発症したため，抗線維化薬を導入するタイミングなく他病死された．

関節リウマチの診断がついた場合，画像所見や組織学的所見にもよるが，ステロイド＋免疫抑制薬による治療が中心となる．ただ，本症例のように両下葉に囊胞性変化が目立ってきているような UIP パターンを呈する場合は，NSIP パターンとは異なり，IPF と同様に予後不良とされる．また，囊胞性変化が強い場合は，免疫抑制に伴う感染症（真菌症や非結核性抗酸菌症など）のリスクがあるため，免疫抑制治療を行うかどうかは慎重に検討する必要がある．その点，抗線維化薬はそのような副作用のリスクもなく PPF として使用しやすい薬剤といえる．

また所見のごく軽い初期の段階から画像のある貴重な症例でもある．所見の始まりは HRCT でよく捉えられているように末梢の気道周囲間質である．経過とともに線維化は進行し，X＋13 年の HRCT（**図 8**）では線維化は胸膜下で進行が強く，一見蜂巣肺様となる．この時点でも注意深く冠状断像をみると，この一見蜂巣肺様の所見は牽引性気管支拡張の集合であることを推定しうる．

本症例の経過は疾患の本質を見極めるのに，所見の初期像を捉えることの重要性を示している．本症例も初期の画像がなければ，IPF/UIP と結論づけられると推測される．この最終形をとるのは膠原病では関節リウマチが多く，慢性過敏性肺炎でもみられるので，逆に所見の進行した画像をみた場合には，安易に IPF と診断するのではなく，背景を十分に調べることが重要と考える．

これらの観察所見があるので，実際の臨床では，IPF かどうかを迷う場合は PPF と整理しておくのは現時点での妥当な方法かも知れない．

最終診断　　**関節リウマチに伴う間質性肺炎**

症例 12 　手指冷感を伴う慢性間質性肺炎

基本情報

属　性　54歳，男性

主　訴　労作時呼吸困難，手指の冷感

患者背景　喫煙歴：20本/日×33年（current smoker），飲酒歴：social drinker，職業歴：技術者，粉塵曝露歴：なし，鳥接触歴：自宅にスズメが飛来，ダウンジャケット使用，ペット飼育歴：猫（3年前より），漢方・健康食品使用：なし

既往歴　小児期より気管支喘息

家族歴　特記事項なし

現病歴　以前より息切れは自覚あり，気管支喘息に伴う症状と考え，短時間作用型β刺激薬の吸入を行い改善していたが，X-1年12月頃より吸入では改善しない息切れを自覚するように

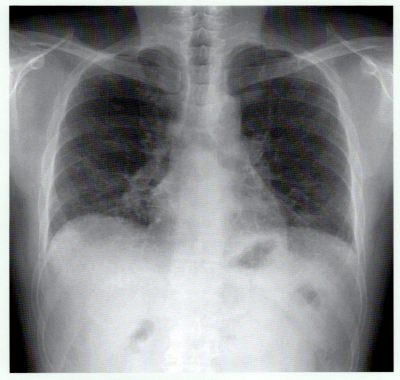

図1　X線写真（初診時，X年1月）
両肺底部で肺血管影の不明瞭化と気管支拡張を認める．右小葉間裂が外側で低下しており，下葉の容積減少が疑われる．線維化を伴う間質性肺炎が疑われる．

Ⅱ章. 各　論

なった. 同時期より右第 2 指先端が紫色になり, しびれも自覚するようになったため, 近医を受診し, Ｘ年 1 月当院紹介となった. 胸部単純 X 線写真で間質性肺炎が疑われ, その後, 精査目的に入院となった. レイノー現象あり. 明らかな関節痛・筋痛・筋力低下・乾燥症状なし.

入院時現症　身長 157 cm, 体重 63 kg, 体温 36.2℃, 血圧 110/72 mmHg, 脈拍 72 回 / 分・整, 呼吸数 12 回 / 分, 酸素飽和度 96％（室内気）, 呼吸音：両肺野背側で fine crackles 聴取, 心音純, 四肢：ばち指なし, 両手指の皮膚硬化あり, 第 2 指先端紫紅色, 毛細血管拡張あり, 浮腫・関節腫脹・皮疹なし

臨床情報　は何を見て何を考えるか

　臨床的な基本情報から, ①50 歳代の喫煙男性, ②レイノー現象・両手指の皮膚硬化や血流障害, ③両肺野背側で fine crackles を聴取, ④胸部単純 X 線写真にて両下肺野に淡いすりガラス陰影および肺容量の減少を認めることから, 第一に全身性強皮症（SSc）をはじめとする膠原病を背景とした間質性肺炎が疑われる. また鳥接触歴があり, 慢性過敏性肺炎も鑑別に精査を進める.

　以後の検査として, 詳細な画像評価のため HRCT を行い, 血液検査として間質性肺炎のマーカーである KL-6 や SP-D, 膠原病関連の各種自己抗体, 鳥関連の鳥特異的 IgG 抗体などの検索を行う.

血算		生化学		生化学	
Hb	15.1 g/dL	Cr	0.8 mg/dL	Na	140 mEq/L
Hct	45.8％	Glu	108 mg/dL	K	4.0 mEq/L
Plt	23.9×10^4/μL	HbA1c	5.6％	Cl	104 mEq/L
WBC	9,100/μL	TP	7.0 g/dL	BNP	62.4 pg/mL
Lym	20.5％	Alb	3.7 g/dL	凝固	
Mon	7.4％	LDH	251 IU/L	PT	11.7 sec
Eos	3.7％	AST	19 IU/L	PT-INR	1.00
Bas	0.2％	ALT	24 IU/L	APTT	28.8 sec
Seg	68.2％	T-bil	0.9 mg/dL	FDP	<5 μg/mL
生化学		γ-GTP	36 IU/L	D-dimer	<1.0 μg/mL
CRP	<0.8 mg/dL	ALP	235 IU/L		
BUN	15.6 mg/dL	CK	114 IU/L		

症例 **12** 手指冷感を伴う慢性間質性肺炎

間質性肺炎マーカー		自己免疫疾患関連		鳥関連	
KL-6	1,853 U/mL	抗セントロメア抗体	<5.0	鳥特異的 IgG 抗体	
SP-D	481 ng/mL	抗 Jo-1 抗体	<7.0 U/mL (<10)	ハト	16.3 mgA/L
自己免疫疾患関連		IgG	1,331 mg/dL	オウム	16.2 mgA/L
RF	103.6 IU/mL	IgA	359 mg/dL	セキセイインコ	6.08 mgA/L
抗 CCP 抗体	>300 U/mL	IgM	90 mg/dL	ハトリンパ球刺激試験	122.9 %
ANA	40倍(Speckled型)	CH50	32.4 U/mL		
抗 DNA 抗体	1 IU/mL	C3	102.7 mg/dL	尿検査	
抗 RNP 抗体	<7.0 U/mL (<10)	C4	19.5 mg/dL	蛋白	-
抗 Sm 抗体	<7.0 U/mL (<10)	MPO-ANCA	<10 EU	潜血	-
抗 SS-A 抗体	<7.0 U/mL (<10)	PR3-ANCA	<10 EU		
抗 SS-B 抗体	<7.0 U/mL (<10)	MMP-3	56.3 ng/mL		
抗 Scl-70 抗体	<7.0 U/mL (<10)	ACE	9.7 IU/L		

1. 血液データの解釈

　間質性肺炎マーカーの上昇を認めるほか，自己免疫疾患関連では RF および抗 CCP 抗体の上昇を認め，ANA も軽度陽性であったが，抗 Scl-70 抗体や抗セントロメア抗体は陰性であった．一方，鳥関連ではハト血清リンパ球刺激試験や鳥特異的 IgG 抗体は陰性だった．BNP の軽度上昇を認めたが，心エコー（UCG）では明らかな肺高血圧や心機能低下は認めなかった．

動脈血液ガス（室内気）		呼吸機能検査		UCG		気管支鏡検査(BAL, 部位：右 B⁵b)	
pH	7.394	FEV$_1$	1.54 L(58.5%)	LV motion	good	Lym	24 %
PaCO$_2$	44.6 Torr	FEV$_1$/FVC	71.3%	EF	69 %	Neu	1 %
PaO$_2$	83.0 Torr	%D$_{LCO}$	48.8 %	TR	なし	Eos	31 %
BE	1.3 mmol/L	%D$_{LCO}$/VA	74.0 %	IVC	拡張なし	Mφ	44 %
HCO$_3$	26.6 mmol/L	6 分間歩行検査		気管支鏡検査(BAL, 部位：右 B⁵b)		CD4/CD8	0.7
A-aDO$_2$	16.5 Torr	歩行距離	508 m	回収率	40.0%	細胞診	class Ⅱ
呼吸機能検査		SpO$_2$	max 97 %→		(60/150 mL)	微生物検査	有意菌認めず
VC	2.18 L(64.3%)		min 85 %	総細胞数	4.0×10^5/mL		
FVC	2.16 L(63.7%)	Borg scale	0→2	細胞分類			

2. 呼吸機能と BAL の解釈

　呼吸機能検査では拘束性障害と拡散障害を認め，6 分間歩行検査で酸素飽和度の低下を伴っており，肺容積減少および間質性変化の進行が示唆される．BAL では，総細胞数の増加とリンパ球・好酸球分画の増加を認めた．リンパ球分画の増加は膠原病関連間質性肺炎に矛盾しない結果であるが，好酸球分画の増加は肺病変だけでなく気管支喘息の気道炎症を反映していると考えられる．

219

Ⅱ章. 各　論

3. 臨床情報のまとめ

　　レイノー現象や両手指の皮膚硬化や血流障害で発症した間質性肺炎である．SSc に関連する自己抗体は陰性だが，CT でも明らかな両側肺基底部の線維症を認めれば，厚生労働省の診断基準に準じて SSc および SSc に伴う間質性肺炎と診断される．一方，RFおよび抗 CCP 抗体も陽性であり，現時点では関節痛など関節リウマチに合致する症状に乏しいが，関節リウマチの合併の有無について検討しておく必要がある．なお，鳥接触歴があり鳥関連過敏性肺炎も考えられるが，鳥関連の血液検査では有意所見が得られておらず，画像所見とのすり合わせが必要ではあるが，鳥関連過敏性肺炎の鑑別順位は下がると思われる．

　　確定診断目的に X 年 2 月胸腔鏡下肺生検を施行し，左 S^{1+2}，左 S^5，左 S^6 の 3 ヵ所から生検を行った．

画像　は何を見て何を考えるか

　　下肺優位の線維性間質性肺炎の像で，下肺の容積減少が強い（**図1，図2**）．この時点では胸膜下・肺底部優位のすりガラスあるいは網状影で，蜂巣肺の形成はない．異常所見は胸膜直下まで認められており，subpleural sparing はみられない．IPF 国際ガイ

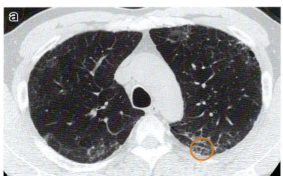

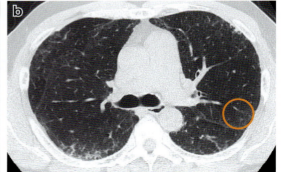

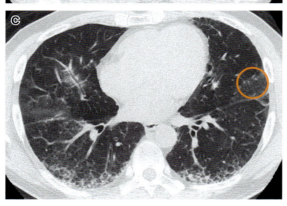

図2　初回 HRCT（生検前，X 年 1 月）

a，b：気管分岐部レベル．胸膜直下に斑状のすりガラス陰影を認める（丸印：生検部位，a：左 S^6，b：左 S^{1+2}）．

c：右下葉肺静脈分岐レベル．両側上葉にすりガラス陰影があり，両下葉背側では比較的濃いすりガラス陰影，網状影を認め，容積減少を認めている（丸印：生検部位，左 S^5）．

ドレインでは probable UIP pattern に相当する変化である．病変部において均一な線維化の進行が示唆され，IPF よりは膠原病を含めた慢性間質性肺炎の背景検索が必要と考えられる．

病理

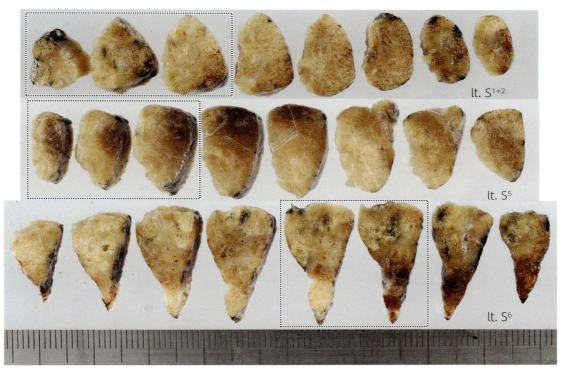

図 3 左肺 S^{1+2}，S^5，S^6 からの VATS 標本固定後の割面
囲み部分を図 4〜図 6 に提示する．

1. 病理解説

①標本割面の肉眼所見（図 3）

いずれも比較的類似の病変で，びまん性の病変の広がりが主体で，嚢胞性の病変は肉眼的には明らかではない．S^{1+2}，S^6 では斑状の黄白色調様の線維化病変が散見され，S^{1+2} に比較して S^6 でやや白色調の線維化病変が目立つ．

②左肺 S^{1+2} の代表的なルーペ像（図 4）

一見，正常な肺胞領域を背景に，やや斑状の不規則な線維化病変が広がり，小葉中心性あるいは手繋ぎ型様の線維化病変もみられる．1 mm 前後の気腔の拡張あるいは嚢胞性病変が散見される．EvG 弾性線維でみると線維化部分も，背景の肺構造は比較的よ

II章. 各論

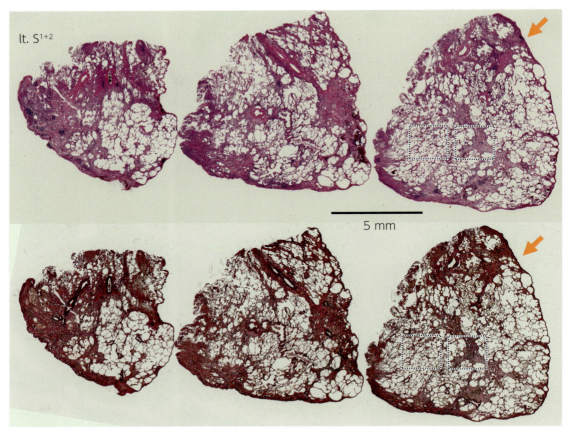

図4 左肺 S^{1+2} の代表的なルーペ像
上：HE 染色，下：EvG 染色．矢印で示すルーペ像の囲み部分の詳細を図7に提示する．

く保たれているようにみえる．

③左肺 S^5 の代表的なルーペ像（図5）

S^5 の代表的なルーペ像では，胸膜側などを含め，部分的に線維化病変が散見されるが，背景は全体的に肺胞壁がごく軽度肥厚しており，NSIP 様の病変が主体と考えられる．

④左肺 S^6 の代表的なルーペ像（図6）

肺の構造は比較的よく保たれているが，S^{1+2} および S^5 と比較すると密な線維化病変がかなり広がっており，小葉間隔壁，気道周囲など広義間質に沿った線維化病変もみられる．

⑤左肺 S^{1+2} のルーペ像の拡大図（図7）

上は線維化の比較的軽度な部分で，背景の肺胞構造はよく保たれているが，肺胞入口輪および近隣の肺胞壁などに，主にいわゆる壁在型の線維化病変が散在している．下は斑状の線維化部分で，HE 染色では比較的疎な線維化病変であり，EvG 染色でみると気

症例 **12**　手指冷感を伴う慢性間質性肺炎

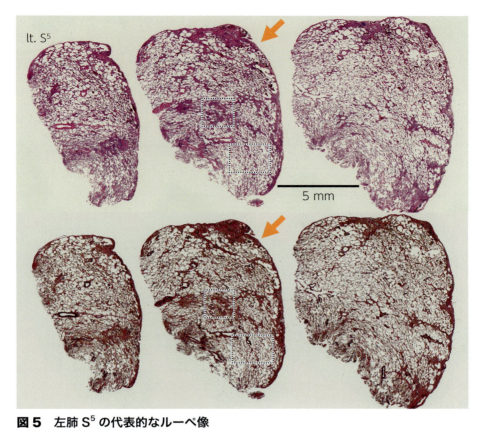

図 5　左肺 S⁵ の代表的なルーペ像
上：HE 染色，下：EvG 染色．矢印で示すルーペ像の囲み部分の詳細を図 8 に提示する．

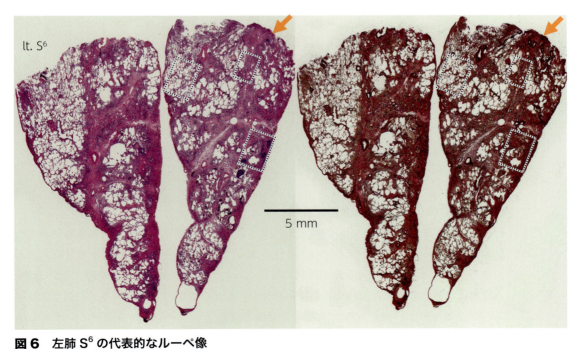

図 6　左肺 S⁶ の代表的なルーペ像
左：HE 染色，右：EvG 染色．矢印で示すルーペ像の囲み部分の詳細を図 9 に提示する．

223

II章. 各論

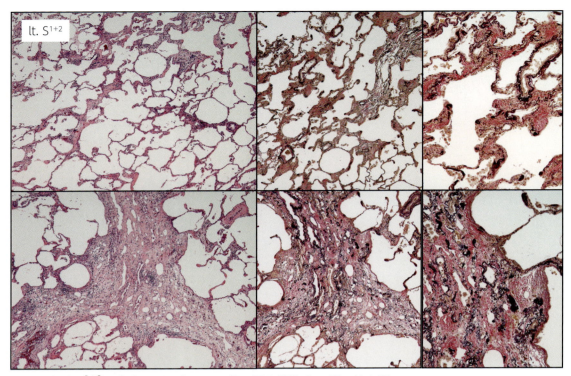

図7 左肺 S^{1+2} の矢印で示したルーペ像の囲み部分2ヵ所の拡大図
左：HE染色，右：EvG染色.

腔内埋め込み型の線維化病変が主体で，背景の肺胞構造は比較的よく保たれている．

⑥左肺 S^5 のルーペ像の拡大図（図8）

上は背景に広がる病変の代表的な部分で，HE染色では肺胞壁のごく軽度から一部中等度の肥厚がみられ，EvG染色でみるといわゆる壁在型の線維化病変が主体で，気腔内埋め込み型の線維化病変もみられるが，肺胞構造などはよく保たれ，NSIP病変を思わせる．下はやや線維化病変の強いところで，同様に壁在型線維化もみられるが，気腔内の線維化も目立ち，右端にみられるようにリンパ球，形質細胞に混在して好酸球のやや目立つ病変も散見される．

⑦左肺 S^6 のルーペ像の拡大図（図9）

上は比較的線維化病変の軽度のところで，気腔内に壁在型あるいは一部埋め込み型の線維化がみられ，点囲い部分では活動性も高く，一見線維芽細胞巣様の所見にみえるところもあるなどUIP patternが鑑別に挙げられる．下の左側は小葉間隔壁に近い部分，右側は胸膜側のいずれも線維化の強い部分で，小型の囊胞性病変があり，右側では胚中心を伴ったリンパ濾胞もみられる．弾性線維染色（EvG染色）でみると，いずれも線維化病変は主に気腔内埋め込み型で，背景の肺構造は比較的よく保たれており，囊胞性病変は蜂巣肺とはしがたい．

224

症例 **12** 手指冷感を伴う慢性間質性肺炎

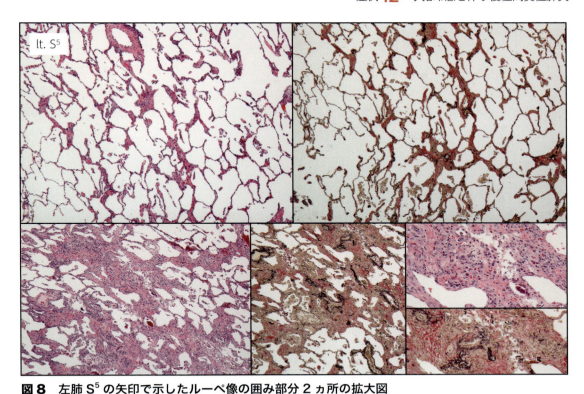

図8 左肺 S^5 の矢印で示したルーペ像の囲み部分2ヵ所の拡大図
上は左：HE 染色，右：EvG 染色．下は左：HE 染色，中：EvG 染色，右上：HE 染色，右下：EvG 染色．

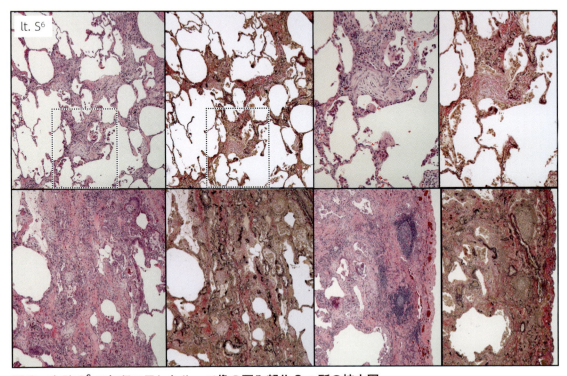

図9 左肺 S^6 の矢印で示したルーペ像の囲み部分3ヵ所の拡大図
右上2図は，左上の2図の囲み部分の拡大．それぞれ左：HE 染色，右：EvG 染色．

以上，S^{1+2} は比較的疎な斑状，手繋ぎ型の線維化病変が主体で一見慢性過敏性肺炎（CHP）などを思わせ，S^5 は NSIP 様の軽度な線維化領域が全体に広がり，S^6 ではかなり広範に広義間質にも及ぶ密な線維化が形成され，さらに正常肺胞領域に近い軽度の線維化領域に，一見線維芽細胞巣様の所見がみられるなど UIP pattern を思わせる所見もあるなど多彩で，特発性間質性肺炎の限られた組織パターンにはしがたい．二次性の間質性肺炎を念頭に，さらなる検討が必要である．

2. 病理診断

Lung, left S^{1+2}, S^5 and S^6, biopsy（VATS）：
chronic interstitial pneumonia（UIP pattern and not UIP pattern）

3. 病理のまとめ

上葉は疎な斑状の線維化，中葉は NSIP 様病変，下葉は一見 UIP との鑑別を要する線維化と，採取部位によって組織にかなりの違いがみられたが，臨床経過も含め膠原病関連の間質性肺炎と考えられる．やはり多彩な組織所見を呈する場合，膠原病関連の可能性が高いとあらためて肝に銘じたい．

MDD の結果	二次性慢性間質性肺炎（膠原病肺疑い）
今後の方針	治療介入（抗線維化薬先行）

経 過

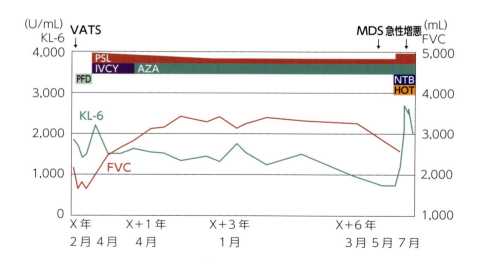

1. 臨床経過

　外科的肺生検の結果からは二次性慢性間質性肺炎，特に膠原病肺と考えられた．症状・身体所見，画像所見や病理所見とも SSc に矛盾せず，SSc に伴う間質性肺炎（SSc-ILD）と診断した．線維化の広がりからは extensive disease であったが，高度肺機能低下は認めず，病理学的にも線維化主体の所見であったため抗線維化薬を導入する方針とした．また，RF および抗 CCP 抗体が陽性であったが，関節リウマチに合致する症状や所見は認めず診断には至らず，慎重にフォローすることとした．

　X 年 2 月よりピルフェニドン（PFD）を開始したが，労作時呼吸困難は悪化し FVC も低下傾向にあり，同年 4 月 20 日より PSL 30 mg/ 日＋シクロホスファミド間欠静注（IVCY；500 mg 隔週）を開始した．その後，労作時呼吸困難や FVC の改善，そして画像上でも改善を認めた．PSL を漸減しつつ，IVCY 1 年間の投与を経て，X＋1 年 4 月より PSL＋アザチオプリン（AZA）とし治療を継続した．X＋3 年 1 月には PSL 6 mg/ 日＋AZA までステロイドを漸減し，治療導入から約 6 年間は病状の安定を得ていた．

　X＋6 年 3 月に骨髄異形成症候群（MDS）を発症し，同年 5 月には画像所見の悪化，FVC の低下を認め，ニンテダニブ（NTB）を追加し，PSL を 30 mg/ 日に増量，在宅酸素療法も導入したが，同年 7 月には肺炎球菌性肺炎を機に急性増悪をきたした．ステロイドパルス療法などで小康状態となるも，PSL 40 mg/ 日以下のステロイド投与で再燃がみられ，また酸素需要も多く，MDS などの併存症も鑑みてそれ以上の治療強化は行わず，患者本人の意思を尊重し在宅療養へ移行した．

2. 画像経過

・X＋2 年〜 X＋6 年後の CT（図 10）

　初回は胸膜直下に優位なすりガラス状影，浸潤影を呈していたが，その後，当初みられた陰影が淡くなるとともに陰影の範囲が拡大し，陰影の性状が網状影を経て囊胞状の形態へと変化している．

　陰影の性状の変化は，治療により炎症性変化が軽減し，同時に線維化が進行していることを反映しているものと考えられる．

　線維化所見が比較的均一に進行していく点が本症例の画像所見の重要な特徴である．画像上は，均一に進行する肺線維化は，時相が揃っており，蜂巣肺ではなく牽引性気管支拡張が主体であり，IPF は否定的で，膠原病などの自己免疫性疾患が背景にある肺疾患の特徴といえる．本症例の一時点の画像所見から強皮症を強く疑うとまではいえないが，いずれの時点においても同程度の線維化の進行が認められる所見から，膠原病などの自己免疫が背景にある肺疾患を疑うきっかけとなる特徴である．

Ⅱ章. 各　論

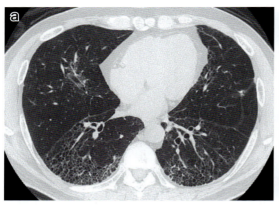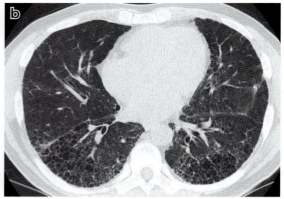

図10　胸部 HRCT（a：X＋2年，b：X＋6年）
初診時から6年の経過を経て両側下肺野の陰影の範囲は広がっているが，すりガラス陰影は減少し，線維化を反映していると考えられる囊胞性陰影が均一にみられる．注意してみるとこの囊胞性の所見は牽引性気管支拡張が主体と読める．経時的に容積現象も進行している．

本症例のまとめ

　本症例では抗線維化薬を先行したが病勢コントロールは不良のため，ステロイド＋免疫抑制薬による治療に変更し，その後は比較的良好なコントロールを得た．SSc-IP に対するピルフェニドンの効果は case series [1] などではその有効性が報告されているものの，ランダム化比較試験での有効性の報告は現時点ではない．またニンテダニブも，SENSCIS 試験[2] からの報告ではプラセボ群に比べ FVC 低下を半減するにとどまっている．線維化が進行し高度肺機能低下まで至っていないような症例では，シクロホスファミド[3] やミコフェノール酸モフェチル[4] などの免疫抑制薬による抗炎症療法を先行することで呼吸機能や画像所見の改善が期待されるが，副作用との兼ね合いもあり，最適な治療シークエンスについては今後の課題と思われる．

　シクロホスファミドの副作用の一つとして，将来的な悪性腫瘍のリスクを高めるといわれており[5]，長期的な安全性の観点から総投与量を制限すること，その後は安全性の高い免疫抑制薬に変更することが推奨されている．IVCY の方が，経口シクロホスファミド（POCY）よりも総投与量を減らすことができるため，本症例では IVCY で治療を行った．しかし，因果関係は不明であるが MDS を発症しており，IVCY 後の経過フォロー中には悪性腫瘍の発現にも留意する必要がある．

最終診断　強皮症に伴う間質性肺炎（SSc-ILD）

文　献

1) Miura Y, et al. Clinical experience with pirfenidone in five patients with scleroderma-related interstitial lung disease. Sarcoidosis Vasc Diffuse Lung Dis 2014 ; **31** : 235-238

2) Distler O, et al. Nintedanib for systemic sclerosis–associated interstitial lung disease. N Engl J Med 2019 ; **380** : 2518-2528

3) Tashkin DP, et al. Cyclophosphamide versus placebo in scleroderma lung disease. N Engl J Med 2006 ; **354** : 2655-2566

4) Tashkin DP, et al. Mycophenolate mofetil versus oral cyclophosphamide in scleroderma-related interstitial lung disease (SLS II) : a randomised controlled, double-blind, parallel group trial. Lancet Respir Med 2016 ; **4** : 708-719

5) Faurshou M, et al. Malignancies in Wegener's granulomatosis : incidence and relation to cyclophosphamide therapy in a cohort of 293 patients. J Rheumatol 2008 ; **35** : 100-105

症例 13　慢性間質性肺炎が先行した膠原病肺

基本情報

属　性　71歳, 男性

主　訴　胸部異常陰影

患者背景　喫煙歴：30本/日×40年（20〜60歳, former smoker）, 飲酒歴：なし, 職業歴：元刑務官, 粉塵曝露歴：なし, 鳥接触歴：子どもの頃にニワトリ飼育, 羽毛布団・ダウンジャケット使用, 漢方・健康食品使用：なし, 住居：木造築23年

既往歴　特記事項なし

家族歴　膠原病なし. 弟：間質性肺炎

現病歴　X年健診で胸部異常陰影を指摘され近医を受診したところ間質性肺炎を指摘され, X年3月当科紹介初診し, 12月精査目的に入院となった. 明らかな関節痛・筋痛・筋力低下・

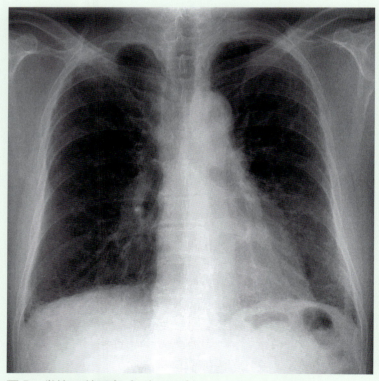

図1　単純X線写真（X年7月）
下肺野には左優位にすりガラス陰影から網状影がみられる. 重喫煙歴のある男性で, 肺が大きいのは肺気腫によるものと推測できる. 注意してみると両側上肺野にも所見のあることがわかる.

乾燥症状なし.

入院時現症 身長 164.7 cm, 体重 67.5 kg, 体温 35.6℃, 血圧 121/73 mmHg, 脈拍 62 回 / 分・整, 呼吸数 12 回 / 分, 酸素飽和度 97%（室内気）, 呼吸音：両下肺野背側で fine crackles 聴取, 心音純, 四肢：ばち指なし, 浮腫・関節腫脹・皮疹なし.

臨床情報 は何を見て何を考えるか

　臨床的な基本情報から, ①既喫煙者の高齢男性, ②鳥接触歴あり, ③両下肺野背側での fine crackles の聴取, ④胸部単純 X 線写真での両下肺野の淡いすりガラス陰影が認められる. 健診発見例のため時間経過が不明であり, 慢性経過かどうかは HRCT での画像所見で判断するほかない. また, 特発性と診断するために鳥接触歴があり, 慢性過敏性肺炎や, 自覚症状に乏しいが, 膠原病関連間質性肺炎の可能性も考慮し精査を進める. 明らかな原因が不明な場合は家族性間質性肺炎も鑑別となる. 血液検査として KL-6 や SP-D, 膠原病関連の各種自己抗体や, 鳥関連の鳥特異的 IgG 抗体などの検索を行う.

血算		生化学		自己免疫疾患関連		自己免疫疾患関連	
Hb	14.3 g/dL	ALT	22 IU/L	ANA	80 倍	CH50	39.9 U/mL
Hct	43.8 %	T-bil	0.7 mg/dL	抗 DNA 抗体	2 IU/mL	C3	108.0 mg/dL
Plt	19.8×10⁴/μL	γ-GTP	30 IU/L	抗 RNP 抗体	<7.0 U/mL (<10)	C4	19.6 mg/dL
WBC	7,600/μL	ALP	210 IU/L			MPO-ANCA	<10 EU (<20)
Lym	29 %	Na	141 mEq/L	抗 Sm 抗体	7.2 U/mL (<10)	PR3-ANCA	<10 EU
Mon	8 %	K	4.1 mEq/L			MMP-3	57.2 ng/mL
Eos	1 %	Cl	107 mEq/L	抗 SS-A 抗体	<7.0 U/mL (<10)	ACE	10.0 IU/L
Bas	0 %	凝固				鳥関連	
Seg	62 %	PT	11.3 sec	抗 SS-B 抗体	<7.0 U/mL (<10)	鳥特異的 IgG 抗体	
生化学		PT-INR	0.96				
CRP	<0.2 mg/dL	APTT	27.7 sec	抗 Scl-70 抗体	16.4 U/mL (<10)	ハト	16.1 mgA/L
BUN	17.4 mg/dL	FDP	<5 μg/mL			オウム	19.4 mgA/L
Cr	0.8 mg/dL	D-dimer	<1.0 μg/mL	抗セントロメア抗体	<5.0	セキセイインコ	4.7 mgA/L
Glu	91 mg/dL	間質性肺炎マーカー					
HbA1c	5.6 %	KL-6	800 U/mL	抗 Jo-1 抗体	<7.0 U/mL (<10)	ハトリンパ球刺激試験	103.8 %
TP	6.8 g/dL	SP-D	362 ng/mL				
Alb	3.9 g/dL	自己免疫疾患関連		IgG	1,633 mg/dL	尿検査	
LDH	185 IU/L	RF	46.2 IU/mL	IgA	219 mg/dL	蛋白	−
AST	30 IU/L	抗 CCP 抗体	14.6 U/mL	IgM	73 mg/dL	潜血	−

II章. 各　論

1. 血液データの解釈

　　血液検査の結果からは，間質性肺炎マーカーの上昇を認めるほか，膠原病関連では
RF および抗 CCP 抗体の上昇を認め，抗 Scl-70 抗体の軽度上昇を認めたことにより，
肺病変先行の膠原病の可能性が考えられる．一方，鳥関連ではハト血清リンパ球刺激試
験および鳥特異的 IgG 抗体はいずれも陰性だった．

動脈血液ガス（室内気）		呼吸機能検査		6 分間歩行検査		気管支鏡検査（BAL, 部位:右 B^4）	
pH	7.398	VC	3.43 L(105.9%)	SpO$_2$	max 97 %→	Lym	29.5 %
PaCO$_2$	42.5 Torr	FVC	3.43 L(105.9%)		min 84%	Neu	26.0 %
PaO$_2$	90.8 Torr	FEV$_1$	2.61 L(112.5%)	Borg scale	0 → 0	Eos	9.5 %
BE	0.6 mmol/L	FEV$_1$/FVC	76.1 %	気管支鏡検査（BAL, 部位:右 B^4）		Mφ	35.0 %
HCO$_3$	25.6 mmol/L	% D$_{LCO}$	69.4%	回収率	48.0 %	CD4/CD8	5.0
A-aDO$_2$	10.2 Torr	% D$_{LCO}$/VA	70.0%		(72/150 mL)	細胞診	class II
		6 分間歩行検査		総細胞数	5.0×10^5/mL	微生物検査	有意菌認めず
		歩行距離	520 m	細胞分類			

2. 呼吸機能と BAL の解釈

　　呼吸機能検査では，明らかな拘束性障害は認めず，拡散障害を認めた．また，6 分間
歩行検査では酸素飽和度の低下を認め，拡散障害を背景としたガス交換能の低下と考え
られる．拘束性障害に比し拡散障害が目立ち，気腫合併間質性肺炎（CPFE）様の病態
が疑われる．

　　BAL ではリンパ球，好中球，好酸球の分画が上昇しており，また CD4/CD8 比もや
や高値を示しているが，いずれも特異的な所見とは言い難かった．

3. 臨床情報のまとめ

　　既喫煙者男性に発症した間質性肺炎であり，自覚症状や他覚的所見に乏しいものの，
RF および抗 CCP 抗体の上昇を認め肺病変先行型関節リウマチ，そして抗 Scl-70 抗体
も軽度ながら陽性であるため，関節リウマチや全身性強皮症に先行する間質性肺炎も鑑
別となるが，膠原病が確定されていないので現時点では interstitial pneumonia with
autoimmune features（IPAF）の可能性が高い．また，鳥接触歴があり鳥関連過敏性
肺炎も考えられるが，鳥関連の血液検査では有意所見は認めず，鳥関連過敏性肺炎の鑑
別順位は下がる．ただし，他の吸入抗原による過敏性肺炎は否定できない．確定診断目
的にて X＋1 年 11 月胸腔鏡下肺生検を施行し，左 S^{1+2}, 左 S^6 の 2 ヵ所から生検を行った．

症例 **13** 慢性間質性肺炎が先行した膠原病肺

ポイント 抗 CCP 抗体や抗 Scl-70 抗体といった疾患特異性のある自己抗体が陽性である場合，IPAF として膠原病的背景を念頭に膠原病内科と連携をとり，膠原病の確定診断に努めることが重要である．

画像 は何を見て何を考えるか

　本症例は肺気腫を背景に線維化の強い間質性肺炎のみられる症例で，初回の画像のみでは診断に苦慮する症例の代表である（**図 1**，**図 2**）．線維化の強い部分の囊胞は蜂巣肺と捉えられることも多い．また，分布をみても，特に上葉では蜂巣肺様の囊胞が，正常肺に入り混じって存在するという時相のバラバラさもある．しかしながら，よくみると小葉中心性の所見があることや，下葉の囊胞は末梢ではなくやや中枢側に寄っている点など，原因のある間質性肺炎をうかがわせる所見もある．したがって画像所見からは，IIPs の分類では probable UIP となるが，鑑別には膠原病（特に関節リウマチ）や線維性の慢性過敏性肺炎などを念頭に臨床診療を進めていくことになる．

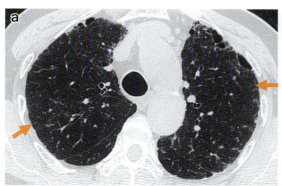

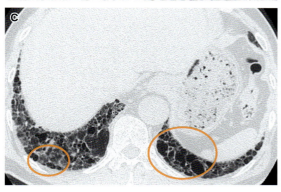

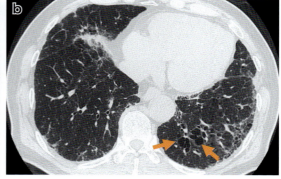

図 2 HRCT（X 年 7 月）
a：所見は上葉でも末梢優位に認められる．末梢のブラや気腫に混じって小葉中心部に粒状影がみられるところもある（矢印）．
b：下肺野では所見は末梢優位だが，中枢の気管支周囲に囊胞性変化もみられる（矢印）．
c：肺底部では大小不同の囊胞があり，壁の厚いところもあるので蜂巣肺と捉えうる所見である（○囲み）．正常肺と隣り合うところもあり，IPF/UIP パターンと捉えうる所見ではあるが，b と同様に囊胞の位置が中枢に近いことには少し違和感がある．これらの所見を総合すると，IPF/UIP パターンと捉えざるをえない所見もあるが，a，b にみるように二次性変化と考えられる所見もある．過去画像がない場合にはこの一度の HRCT のみでは IIPs か，膠原病や慢性過敏性肺炎の進んだものかの鑑別は難しい．

病理

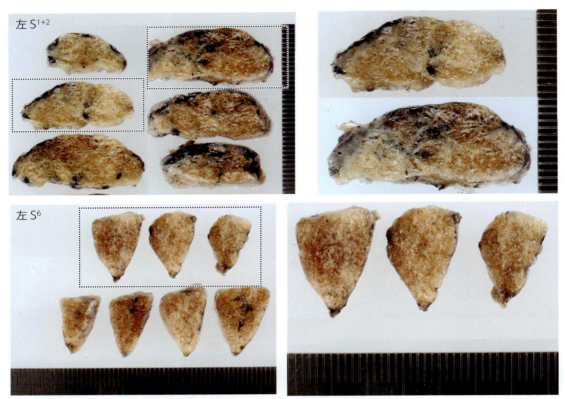

図3 左肺 S^{1+2}, S^6 の VATS 標本固定後の割面
右は左図の囲み部分の拡大図.

1. 病理解説

①左肺 S^{1+2}, S^6 の VATS 標本固定後の割面（図3）

軽度から中等度の線維化病変が，比較的一様に広がり，S^{1+2} では胸膜側などに小囊胞腔のみられるところもあるが，背景構造は全般に保たれているようにみえる.

②左肺 S^{1+2}, S^6 のルーペ像（図4）

S^{1+2} のほうが線維化の程度が強く，帯状～網状を呈する．帯状線維化は胸膜下領域に分布，気道周囲にもみられ，胸膜側と連続するところもみられる．S^{1+2} では胸膜側などに小型の囊胞性病変も散見される.

③左肺 S^{1+2} の線維化病変の強い部分の拡大図（図5）

胸膜側から内側にかけて，やや斑状から帯状の線維化病変が広がり，気道周囲にも及ぶ．また，胸膜側などに小囊胞性病変も散見される．**図6～図8**に囲み部分1, 2, 3

症例 **13** 慢性間質性肺炎が先行した膠原病肺

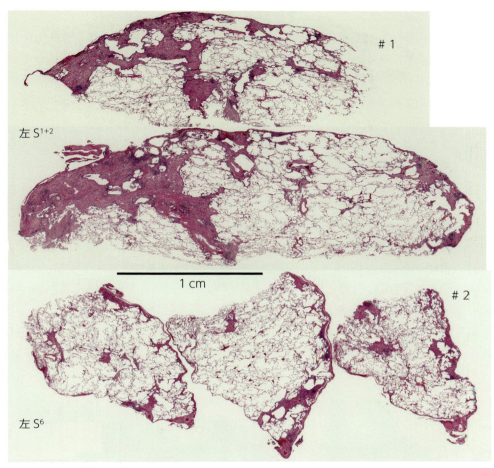

図4 左肺 S^{1+2}，S^6 の図3の囲み部分のルーペ像．HE 染色

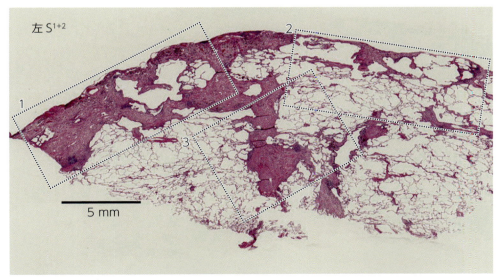

図5 左肺 S^{1+2}，図4の#1の線維化病変の強い部分の拡大図．HE 染色
図6〜図8に囲み部分1，2，3を順次呈示する．

Ⅱ章．各 論

を順次呈示する．

　囲み部分1（**図6**）は胸膜側に広がる斑状・帯状の線維化病変で，EvG染色（弾性線維染色）でみると，線維化の多くは気腔内埋め込み型で，背景の肺胞構造などもよく保たれている．中央から右側にかけてみられる気腔の拡大は，気腔壁に本来の気道の構造がうかがえ，牽引性気管支拡張と考えられる．線維化の一部にリンパ球の集簇巣も認められる．

　囲み部分2（**図7**）は胸膜側にみられる嚢胞性の病変で，下のEvG染色でみると，嚢胞状の部分では一部に気腔壁の壊れ拡張がみられ，気腫性の病変も伴っていると思われる．

　囲み部分3（**図8**）は胸膜側の帯状の線維化巣と連続する，気道周囲の線維化病変で，EvG染色では，背景の肺胞壁の弾性線維が折り畳まれた無気肺硬化型の線維化が主体で，肺動脈の内膜の線維性肥厚もみられる．線維化の周辺部，周囲の比較的正常な肺胞領域との境界部ではいわゆる線維芽細胞巣様の所見が散見される．

④左肺S⁶のルーペ像と拡大図（図9）

　上葉に比べ，下葉の線維化病変は軽度で，胸膜側と小葉中心性の線維化巣がみられる．上葉の病変と同様で，背景の肺構造の改変傾向の少ない気腔内埋め込み型，無気肺硬化

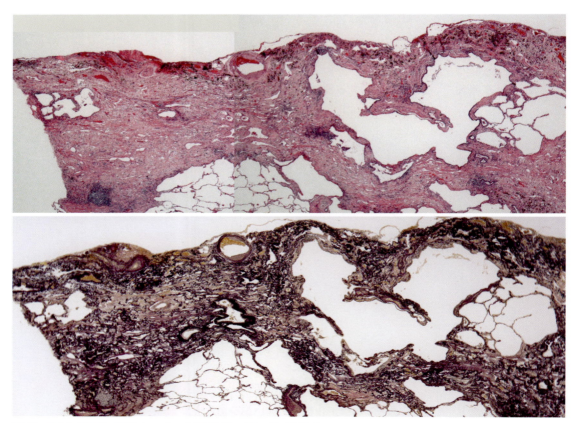

図6　図5の囲み部分1．上：HE染色，下：EvG染色

症例 **13** 慢性間質性肺炎が先行した膠原病肺

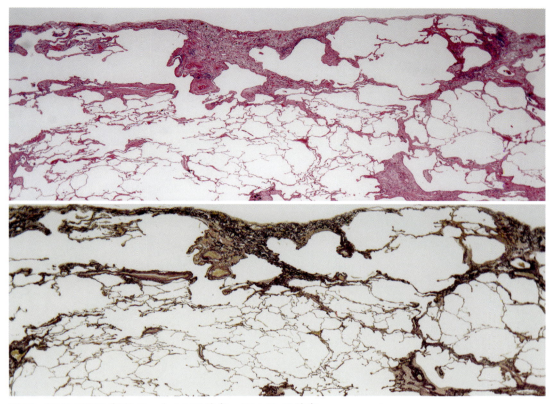

図7 図5の囲み部分2. 上：HE染色，下：EvG染色

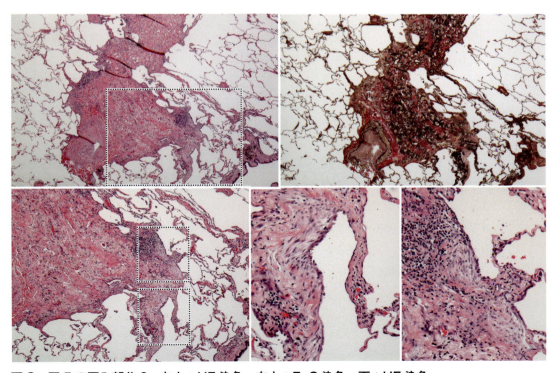

図8 図5の囲み部分3. 左上：HE染色，右上：EvG染色，下：HE染色

237

II章. 各 論

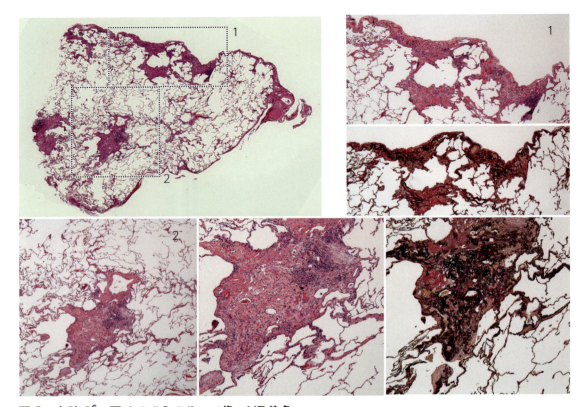

図9　左肺 S^6, 図4の#2のルーペ像. HE 染色
囲み部分1（上：HE 染色, 下：EvG 染色）と2（左・中：HE 染色, 右：EvG 染色）の詳細を示す.

型の線維化巣からなり, 周囲の正常肺胞領域との境界部にいわゆる線維芽細胞巣様の病変もみられ, リンパ球の浸潤もみられる.

　以上, 本症例では, 線維化の性状は気腔内埋め込み型から無気肺硬化型が主体で, 背景構造の改変傾向は少なく, fibrotic NSIP 様であるが, 一部に時間経過した線維化の辺縁部に, 線維芽細胞巣様ともとれる病変が認められ, この所見の解釈が問題となる. 線維芽細胞巣と解釈すれば, IPF/UIP が鑑別に挙げられるが, 線維化の程度は上葉の方に強く, 胸膜側から小葉中心部に連続する線維化があるなど, 線維化の分布パターンとしては特発性間質性肺炎群とはしがたく, 膠原病関連をはじめとする原因のある肺病変がまず鑑別に挙げられる. なお背景病変として, 胸膜側に気腫性病変が軽度認められるところがあり, 炭粉沈着がやや目立つなどの所見も認められ, 背景に喫煙関連の病変があるのではと推察される.

2. 病理診断

Lung, left upper (S^{1+2}) and lower lobe (S^6), biopsy (TS, VATS):
chronic interstitial pneumonia (not otherwise specified) and emphysematous change

3. 病理のまとめ

　組織学的には fibrotic NSIP の所見で，一部に線維芽細胞巣様の所見があり，特発性群の間質性肺炎として probable UIP pattern の範疇と分類するべきか問題となる．ただ，本症例では線維化の程度は上葉に強く，リンパ球の集簇巣もみられるなど，やはり原因のある間質性肺炎，膠原病関連と考えたい．気腫性の変化などは喫煙関連の変化が背景にみられたとしたい．

MDD の結果　　二次性間質性肺炎（IPAF）
今後の方針　　治療介入（NAC 吸入）

経　過

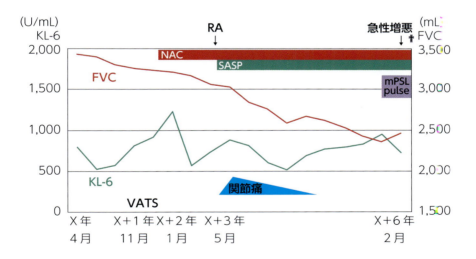

1. 臨床経過

　外科的肺生検の結果からは二次性慢性間質性肺炎と考えられた．膠原病的背景が疑われたが，明らかな背景疾患は特定できなかったため IPAF と診断した．初診時から外科的肺生検までの1年半の経過で FVC の低下がみられ，慢性進行性間質性肺炎として，X＋2年1月より N-アセチルシステイン（NAC）吸入療法を開始し，膠原病の発症の有無についても慎重にフォローした．
　X＋3年5月より両手関節・肘・肩関節などの多発性関節痛が出現したため，同年7月膠原病内科にコンサルトしたところ関節リウマチに矛盾せず，肺病変先行型関節リウマチと診断した．同年8月よりサラゾスルファピリジン（SASP）が導入され，関節痛

は改善を認めた．一方，FVC の低下や画像所見の悪化が慢性経過で進行したため，抗炎症治療（ステロイド，免疫抑制薬）や抗線維化薬についても検討されたが，副作用への不安が強く導入できず，NAC 吸入療法を継続していた．

X＋6 年 2 月，肺炎を契機に急性増悪をきたし，メチルプレドニゾロンパルス療法を行うも改善なく，1 週間の経過で永眠された．

本症例は，RF，抗 CCP 抗体，抗 Scl-70 抗体陽性であり，膠原病関連間質性肺炎の可能性が疑われたが，症状や他覚的所見に乏しく確定診断は得られなかったため，IPAF と診断した．その後，慢性進行性間質性肺炎として NAC 吸入療法で経過をみていたところ，外科的肺生検から 1 年半後（初診時から 3 年後）に，多発性関節痛が出現し，肺病変先行型関節リウマチと診断した一例である．関節リウマチの症例で 10〜20％が肺病変先行型との報告があり，また抗 CCP 抗体は関節リウマチを発症する 4〜5 年前の時点で約 40％が陽性という報告がある．本症例のように，初診時より抗 CCP 抗体の上昇を伴った間質性肺炎の場合は，後に関節リウマチを発症するかどうか十分留意して経過をみる必要がある．

2. 画像経過（図 10〜図 13）

間質性肺炎が先行した関節リウマチの症例である．初回の CT（図 2）で，両側肺の胸膜側優位，下葉優位に，網状影，牽引性気管支拡張，囊胞性変化を認めており，UIP パターンと判断されるが，小葉中心性粒状影や気管支血管束に沿って肺門側に連続する線維化病変が認められることから，UIP パターンを呈する関節リウマチ関連肺疾患として間質性肺炎や線維化型過敏性肺臓炎が鑑別に挙がる．

本症例では 6 年弱の経過で線維化病変の進行が認められており（図 12，13），関節

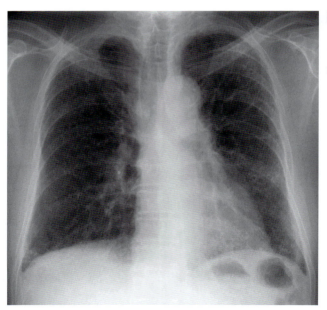

図 10 単純 X 線写真（VATS 前，X＋1 年 10 月）
1 年後の経過で，所見の大きな変化はみられない．

症例 **13** 慢性間質性肺炎が先行した膠原病肺

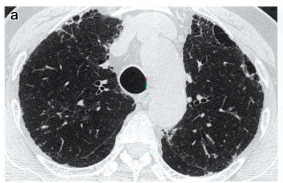
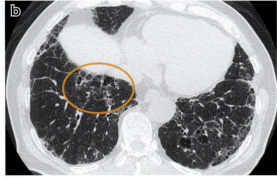
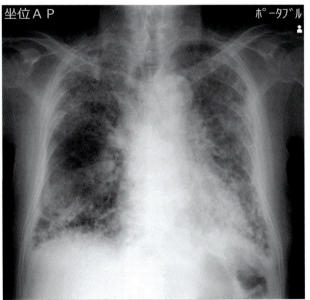

図 11 HRCT（VATS 前，X＋1 年 10 月）
囊胞が少し大きくなっている程度で大きな変化はない．

図 12 単純 X 線写真（リウマチ症状出現時，X＋6 年 2 月）
肺野全体に網状影がやや増強している．

リウマチによる間質性肺炎であっても UIP パターンを呈する場合は予後不良とのこれまでの報告に矛盾しない経過であった．

Ⅱ章. 各 論

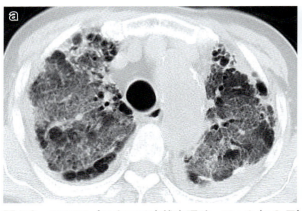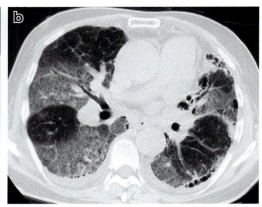

図13 HRCT（リウマチ症状出現時，X＋6年2月）
正常肺に斑状のすりガラス陰影が出現しており，間質性肺炎の急性増悪と考えられる．心拡大や両側胸水もあり，心不全の要素もあると推測される．

本症例のまとめ

　本症例では，VATS後にFVCが緩徐に低下したため，NAC吸入療法を導入したがそこまでの効果はみられなかった．慢性経過でFVCは低下し，画像所見上も線維化の進行を認めたため，PF-ILDに準じて抗線維化薬の導入を検討していたが，患者本人の同意が得られず，その経過中に急性増悪をきたした．IPFでは抗線維化薬であるニンテダニブはFVCの減少を抑制する効果のみならず，急性増悪のリスクを減少させるという報告もあり，慢性進行と急性増悪の双方の抑制効果を期待してニンテダニブの投与をもう少し積極的に推奨する必要があったかもしれない．

　関節リウマチ関連間質性肺炎（RA-ILD）の予後不良因子として，男性，高齢，喫煙歴，HRCTでのUIPパターン，％FVCの低値，％FVCの10％以上の低下が挙げられており，本症例では，％FVC低値以外は当てはまる予後不良症例であったと考えられる．また，RA-ILDでもIPFと同様に急性増悪が知られており，高齢，HRCTでUIPパターン，メトトレキサート使用がリスク因子とされ，特にUIPパターンは予後不良とされている．

　本症例では関節リウマチの診断がつくまではIPAFの慢性進行性間質性肺炎として抗線維化薬治療を優先したが，後から関節リウマチを発症した場合には，活動性に応じてステロイドや免疫抑制薬による治療を導入することも多い．本症例のように囊胞性変化が目立つUIPパターンを呈する場合はIPFと同様に予後不良とされ，抗炎症治療の効果が期待しにくく，また免疫抑制に伴う囊胞性変化の部分に感染症をきたすリスクがあるため，抗炎症治療の導入について慎重に検討する必要がある．

最終診断　　肺病変先行型関節リウマチ

症例 14　中年女性にみられた慢性間質性肺炎

基本情報

属　性　55歳，女性

主　訴　労作時呼吸困難，乾性咳嗽

患者背景　喫煙歴：なし，飲酒歴：social drinker，職業歴：元教員，粉塵曝露歴：なし，鳥接触歴：自宅にスズメが飛来，ダウンジャケット使用，ペット飼育歴：なし，漢方・健康食品使用：なし

既往歴　15歳時に虫垂炎手術

家族歴　特記事項なし

現病歴　X-3年より乾性咳嗽あり．X年より階段・坂道での労作時呼吸困難を自覚し（mMRC grade 1），乾性咳嗽も続くため，同年5月近医受診した．CTにて間質性肺炎が疑われ当科紹介初診，その後，精査目的に入院となった．レイノー現象あり．明らかな関節痛・筋痛・筋

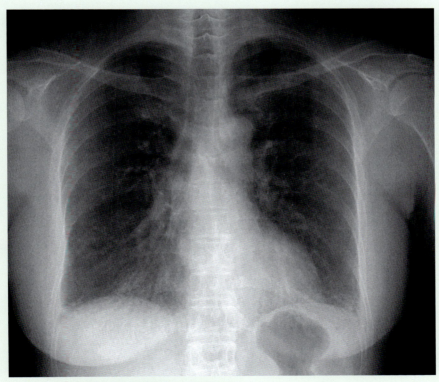

図1　単純X線写真（初診時，X年3月）
両肺底部で肺血管影の不明瞭化と気管支拡張を認める．右小葉間裂が外側で低下しており，下葉の容積減少が疑われる．線維化を伴う間質性肺炎が疑われる．

II章. 各　論

力低下・乾燥症状なし.

入院時現症　身長 156 cm，体重 50 kg，体温 36.2℃，血圧 120/66 mmHg，脈拍 65
回 / 分・整，呼吸数 12 回 / 分，酸素飽和度 98％（室内気），呼吸音：両下肺野背側で
fine crackles 聴取，心音純，四肢：ばち指なし，両手指の皮膚硬化あり，浮腫・関節腫脹・
皮疹なし.

臨床情報　は何を見て何を考えるか

　　臨床的な基本情報から，①非喫煙者の女性，②慢性経過で症状が進行，③両下肺野背
側で fine crackles を聴取，④レイノー現象・両手指の皮膚硬化あり，⑤胸部単純 X 線
写真にて両下肺野に淡いすりガラス陰影を認めることから，第一に全身性強皮症（SSc）
をはじめとする膠原病を背景とした慢性間質性肺炎が疑われる.また，鳥接触歴があり，
慢性過敏性肺炎も鑑別に精査を進める.

　　以後の検査として，詳細な画像評価のため HRCT を行い，血液検査として間質性肺
炎のマーカーである KL-6 や SP-D，膠原病関連の各種自己抗体，鳥関連の鳥特異的 IgG
抗体やリンパ球刺激試験（LST）などの検索を行う.

血算		生化学		間質性肺炎マーカー		自己免疫疾患関連	
Hb	12.4 g/dL	Alb	4.2 g/dL	KL-6	2,950 U/mL	IgA	403 mg/dL
Hct	39.2 %	LDH	191 IU/L	SP-D	219 ng/mL	IgM	94 mg/dL
Plt	19.1×10⁴/μL	AST	23 IU/L	自己免疫疾患関連		CH50	32.4 U/mL
WBC	4,600/μL	ALT	11 IU/L	RF	3.1 IU/mL	C3	102.7 mg/dL
Lym	36.8 %	T-bil	0.4 mg/dL	抗 CCP 抗体	0.8 U/mL	C4	19.5 mg/dL
Mon	4.1 %	γ-GTP	13 IU/L	ANA	320 倍	MPO-ANCA	<10 EU
Eos	1.5 %	ALP	289 IU/L	抗 DNA 抗体	3 IU/mL	PR3-ANCA	<10 EU
Bas	0.2 %	Na	141 mEq/L	抗 RNP 抗体	21 index(<22)	MMP-3	44.8 ng/mL
Seg	5.4 %	K	4.0 mEq/L	抗 Sm 抗体	49 index(<30)	ACE	7.0 IU/L
生化学		Cl	105 mEq/L	抗 SS-A 抗体	119 index(<30)	鳥関連	
CRP	<0.2 mg/dL	凝固		抗 SS-B 抗体	3 index(<25)	ハトリンパ球	139.5 %
BUN	12.8 mg/dL	PT	12.5 sec	抗 Scl-70 抗体	119 index(<24)	刺激試験	
Cr	0.5 mg/dL	PT-INR	1.01	抗セントロメ	<5.0	尿検査	
Glu	92 mg/dL	APTT	32.8 sec	ア抗体		蛋白	−
HbA1c	5.0 %	FDP	<5 μg/mL	抗 Jo-1 抗体	6 index(<18)	潜血	−
TP	8.0 g/dL	D-dimer	<1.0 μg/mL	IgG	1,933 mg/dL		

1.　血液データの解釈

　　血液検査の結果からは，間質性肺炎マーカーの上昇を認めるほか，自己免疫疾患関連

では抗 SS-A 抗体，抗 Scl-70 抗体，抗 Sm 抗体などの自己抗体の上昇を認めた．一方，鳥関連ではハト血清リンパ球刺激試験は陰性だった．

動脈血液ガス（室内気）		呼吸機能検査		心エコー（UCG）		気管支鏡検査(BAL, 部位：左舌区)	
pH	7.388	FEV$_1$	1.74 L(81.3%)	LV motion	good	Lym	16.0%
PaCO$_2$	47.7 Torr	FEV$_1$/FVC	92.6%	EF	66%	Neu	14.0%
PaO$_2$	87.3 Torr	%D$_{LCO}$	63.3%	TR	2.6 m/s	Eos	2.5%
BE	3.6 mmol/L	%D$_{LCO}$/VA	82.0%	IVC	拡張なし	Mφ	67.5%
HCO$_3$	29.5 mmol/L	6 分間歩行検査		気管支鏡検査(BAL, 部位：左舌区)		CD4/CD8	1.4
A-aDO$_2$	9.9 Torr	歩行距離	510 m	回収率	56.0%	細胞診	class Ⅱ
呼吸機能検査		SpO$_2$	max 97%→		(84/150 mL)	微生物検査	有意菌認めず
VC	1.90 L(75.1%)		min 91%	総細胞数	1.0×10^5/mL		
FVC	1.88 L(74.3%)	Borg scale	0 → 1	細胞分類			

2. 呼吸機能と BAL の解釈

　　呼吸機能検査では，軽度の拘束性障害と拡散障害を認めた．また，6 分間歩行検査では酸素飽和度の低下を軽度認めた．BAL ではリンパ球，好中球，好酸球の分画がそれぞれ軽度上昇しているのみで，特異的な所見とは言い難かった．

3. 臨床情報のまとめ

　　非喫煙者女性に発症した慢性間質性肺炎であり，皮膚硬化・抗 Scl-70 抗体陽性があり，画像上矛盾しなければ，SSc に伴う間質性肺炎と確定診断できる．一方，SS-A 抗体も陽性であり，自覚症状に乏しいがシェーグレン症候群（SjS）の合併の有無について検討しておく必要がある．なお，鳥接触歴があり鳥関連過敏性肺炎も考えられるが，鳥関連の血液検査では有意所見が得られておらず，画像所見とのすり合わせが必要であるが，鳥関連過敏性肺炎の鑑別順位は下がると思われる．患者本人の希望もあり，確定診断目的に X 年 6 月胸腔鏡下肺生検を施行し，左 S^{1+2}，左 S^6 の 2 ヵ所から生検を行った．

> **ポイント**
> 1. 間質性肺炎の病因を推測する上で，性別や発症形式に加え，身体所見はとくに重要である．また，疾患特異性のある自己抗体は診断の一助となる．
> 2. 膠原病的背景が疑われる場合の膠原病内科との連携や，皮膚所見などがあれば皮膚科との連携など，総合的に評価を行うことが重要である．

Ⅱ章. 各論

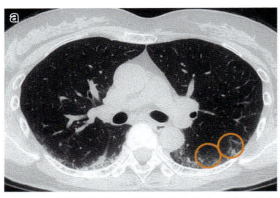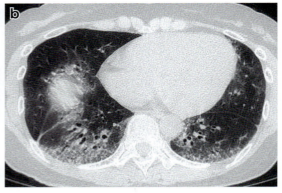

図2 HRCT（初回，外科的肺生検前，X年5月）
a：気管分岐部レベル．両肺背側優位にすりガラス陰影を認める（丸印：生検部位，左S^{1+2}，左S^6）．
b：両肺底部ですりガラス陰影，網状影を認める．網状影比較的均一で，内部に牽引性気管支拡張を認める．

画像 は何を見て何を考えるか

1. 初診時のX線写真と初回HRCT（図1，図2）

　　下肺優位の線維性間質性肺炎の像で，均一な網状影を呈している．このことからIPFよりは膠原病などの背景疾患のある間質性肺炎を疑う．このような均一な網状影は膠原病の中では全身性強皮症にみられることが多い．軽微な所見だが胸部X線写真正面像で気管左側に透亮像があることから食道収縮が低下していることも示唆される．したがってこの時点の画像からは全身性強皮症を中心に背景疾患の検索が必要であるタイプの間質性肺疾患であると考える．

病 理

1. 病理解説

①左肺S^{1+2}，S^6からのVATS標本固定後の割面（図3）

　　S^{1+2}，S^6ともに比較的類似の病変で，やや斑状から比較的びまん性の黄白色調の線維化病変が広がる．S^{1+2}で胸膜側に1～2mmくらいの囊胞性病変が少数散見される．囲み部分を図4に提示する．

②左肺S^{1+2}，S^6の代表的ルーペ像（図4）

　　#1，#2で比較的類似の線維化病変がみられる．胸膜側，小葉中心などに比較的疎な斑状からややびまん性の線維化病変が広がり，リンパ濾胞が散見される．線維化周囲

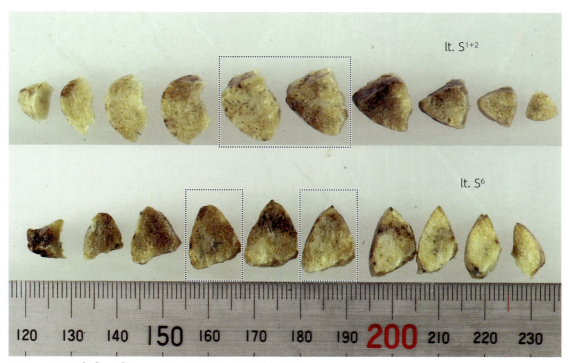

図3 左肺 S^{1+2}, S^6 からの VATS 標本固定後の割面
囲み部分を図4に提示する．

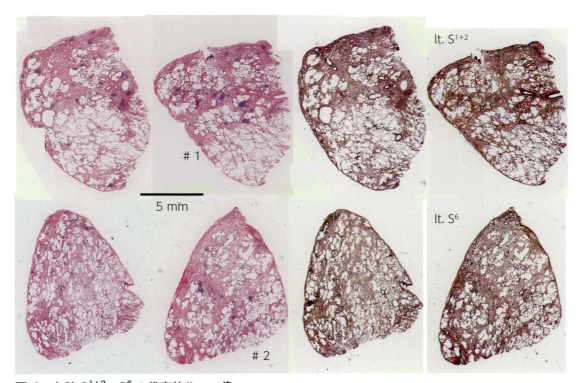

図4 左肺 S^{1+2}, S^6 の代表的ルーペ像
図3の囲み部分．左：HE染色，右：EvG染色．

の肺胞壁にも線維化病変が広がるが，EvG染色（弾性線維染色）でみると，背景の肺胞構造はよく保たれている．胸膜側などに径1～2mmの一見嚢胞性の病変がみられる．

③左肺S^{1+2}のルーペ像

図5では胸膜側あるいは小葉中心などに比較的疎な斑状からややびまん性の線維化病変が広がり，周囲の肺胞壁などにも軽度の線維性肥厚がみられる．線維化の時相は比較的一様で，気道周囲などの線維化病変部にリンパ濾胞が散見される．胸膜側などの気腔の拡張もみられる．図6に囲み部分1，2の詳細を呈示する．

図6の上は胸膜側に近い部分の気腔の拡張部の拡大で，EvG染色でみると本来の気道の構造がうかがえ，牽引性細気管支拡張で蜂巣肺ではないようである．下図では胸膜側から気道周囲，小葉間隔壁近傍，これらに続く肺胞壁などにかけて比較的びまん性に線維化病変が広がるが，EvG染色でみると背景の肺の構造は比較的よく保たれている．

図7の上段は図6の囲み部分3の拡大で，小葉内に広がるやや斑状の線維化巣で，胚中心を伴ったリンパ濾胞が散見される．EvG染色でみると背景の肺の構造は比較的よく保たれており，やや拡張する気腔は本来の気腔の構造がうかがえ，牽引性の末梢気道の拡張と考えられる．下段は図6の囲み部分4の拡大で，斑状の線維化病変と周囲

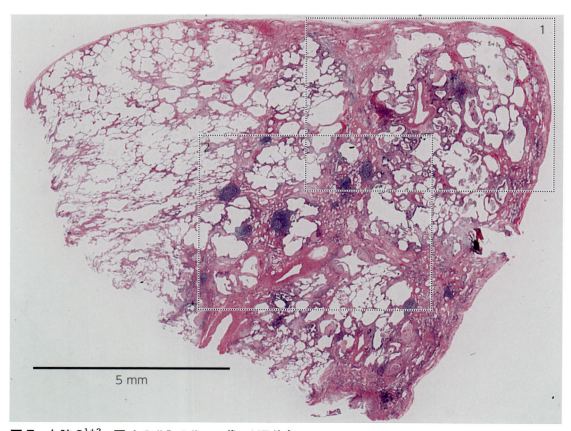

図5 左肺S^{1+2}，図4の#1のルーペ像．HE染色

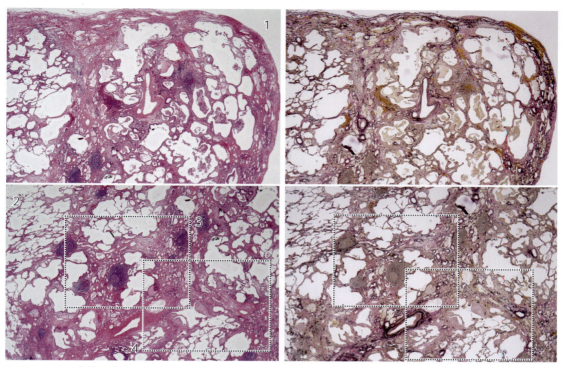

図6 左肺 S^{1+2}. 上は図5の囲み部分1の拡大図, 下は囲み部分2の拡大図. 左：HE 染色, 右：EvG 染色.

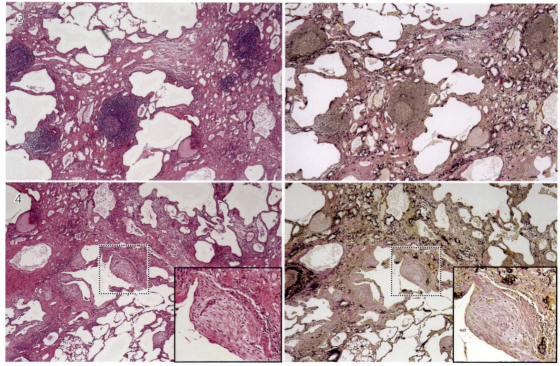

図7 上は図6の2の囲み部分3, 下は囲み部分4の拡大図. 左：HE 染色, 右：EvG 染色. 下図の各右下は, それぞれの囲み部分の拡大図.

の比較的正常な肺胞領域との移行部で，囲み部分に示すように線維芽細胞巣様の構造がうかがえる．こうした所見は全体的には少なく一部に限られる．

④左肺 S⁶ のルーペ像

図8では#1と類似の病変が広がるが，胸膜側の微小囊胞性病変がやや目立つ．図9に囲み部分1，2の拡大を示す．

図9の上は本症例の代表的な線維化巣で，胸膜側から内側にかけて連続した形の斑状の線維化巣が広がっており，線維化の時相も比較的一様で，右側のEvG染色でみると，気腔内埋め込み型の線維化が主体で，背景の肺胞構造はよく保たれており，背景肺の構造の破綻はほとんど認められない．周囲の肺胞壁などにも同様の線維性肥厚が広がってみられ，こうした部分の組織パターンは fibrotic NSIP に近い．下は胸膜側の囊胞性病変がやや目立つ部分で，線維化部分では萎縮した肺胞構造がうかがえ，下の拡大部分のEvG染色では囊胞性部分で肺胞入口輪の弾性線維がうかがえ，囊胞は呼吸細気管支から肺胞道など末梢気腔の拡張が主体の病変で，蜂巣肺ではないと思われる．

以上，いずれも類似の病変で，大部分に比較的時相の揃った線維化巣がみられ，線維化は気腔内埋め込み型の線維化が主体で，背景の肺の構造はよく保たれ，構造改変は少

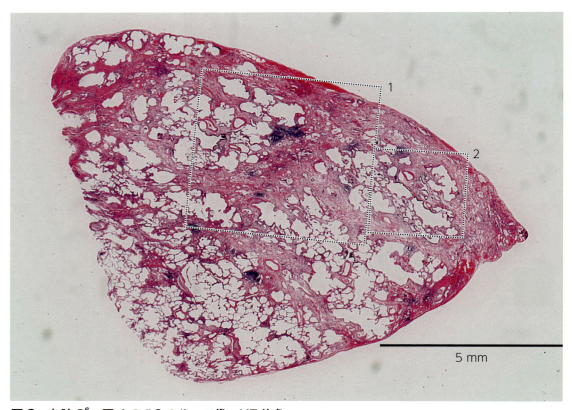

図8 左肺 S⁶，図4の#2のルーペ像．HE染色

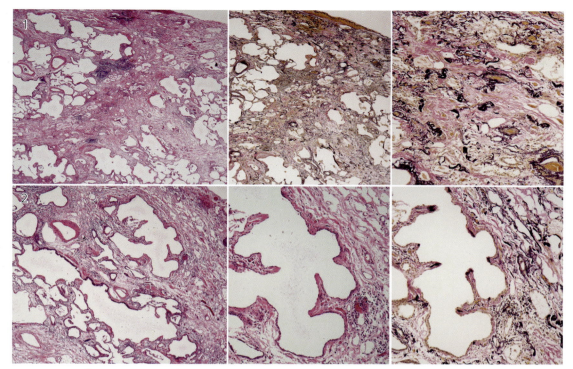

図9 左肺 S⁶. 上は図8の囲み部分1の拡大図,下は囲み部分2の拡大図. 左:HE染色,右:EvG染色

なく,一見嚢胞状にみえるものは,traction bronchiectasis 様の変化で蜂巣肺ではなく,組織 pattern としてはまず fibrotic NSIP pattrn が挙げられる. しかし,少ないが部分的に正常肺胞領域との境界部位に線維芽細胞巣様の所見がみられるなど,UIP pattern との鑑別が問題となる. 特発性とすると NSIP pattern とも UIP pattern とも決め難く,2013年の ARS と ERS による IIPs の分類では,unclassifiable の範疇にせざるを得ないと考えられる. ただ,NSIP 様の線維化部分にリンパ濾胞が散見されるなど,組織学的には膠原病関連の肺線維症など,二次的な間質性肺炎を考えたい.

2. 病理診断

Lung, left upper (S¹⁺²) and lower lobe (S⁶), biopsy (TS, VATS):
chronic interstitial pneumonia associated with collagen vascular disease

3. 病理のまとめ

全体像としては fibrotic NSIP の所見であるが,部分的に UIP を思わせる線維芽細胞巣様の所見があるなど,特発性群の間質性肺炎としてはどの範疇に分類するべきか判断が難しい. リンパ濾胞などもそれなりに認められ,臨床的な検討で膠原病関連の間質性肺炎に矛盾しないとのことで,組織学的にも膠原病関連の間質性肺炎としてよく合致する組織所見と考えられる. 無理に特発性間質性肺炎の分類に当てはめるのではなく,二

II章. 各 論

次的な間質性肺炎も考慮した柔軟な姿勢を大切にしたい.

MDD の結果　膠原病肺（SSc-ILD）
今後の方針　SjS 評価のうえで治療介入（免疫抑制薬）

経　過

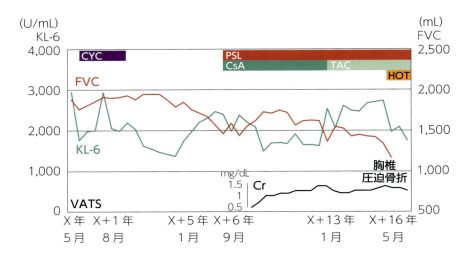

1. 臨床経過

　外科的肺生検の結果からは二次性慢性間質性肺炎，特に膠原病肺と考えられた．SjS の評価として眼科的評価，口唇生検を行ったがいずれも SjS の診断基準は満たさなかった．画像所見や病理所見は SSc に矛盾せず，皮膚硬化，Scl-70 高値と合わせ SSc に伴う間質性肺炎（SSc-ILD）と診断した．線維化の広がりからは extensive disease と考えられ，FVC も 70％以上維持していることから，免疫抑制薬を導入する方針とした．

　X 年 8 月よりシクロホスファミド（CYC）100 mg/ 日を開始したところ，労作時呼吸困難や FVC の改善，そして画像所見も改善を認めた．骨髄抑制などの副作用もあり，CYC は 1 年間でいったん終了とし経過観察を行う方針となった．その後，緩徐に FVC は低下し画像所見の進行も認めたため，X＋5 年に追加治療について患者本人と相談したが固辞され，しばらく経過観察の方針となった．その後も病状は進行し，呼吸困難も増強したため（mMRC grade 2），X＋6 年 9 月より少量ステロイド（PSL 10 mg/ 日）＋免疫抑制薬（シクロスポリン 200 mg/ 日）を開始した．それに伴い呼吸困難は改善し，FVC の上昇，KL-6 の低下を認めた．しかしながら，慢性経過で線維化の進行とともに

FVC の低下をきたしており，X＋16年2月より在宅酸素療法を導入し，抗線維化薬の導入も検討している．なお，心エコー検査では，三尖弁収縮期圧較差（TRPG）<30 mmHg で推移しており，肺高血圧の所見は認めていない．

　一方，長期にわたるステロイド・免疫抑制薬の副作用にも難渋している．シクロスポリンの長期投与により腎機能障害が出現し，同時期に FVC の低下も認めたため，X＋13年1月タクロリムスへ変更した．その後，若干腎機能障害の改善を認め，FVC も一時的に改善はしたが，さらに腎機能障害が悪化する場合はカルシニューリン阻害薬以外の薬剤への変更も検討せざるを得ない．また，ステロイド性骨粗鬆症による胸椎圧迫骨折により FVC は一段階低下し呼吸困難も増強している．

　SSc-ILD に対する治療について，本邦の『膠原病に伴う間質性肺疾患 診断・治療指針2020』では，HRCT での病変の範囲および FVC により limited disease と extensive disease に病期分類した後，進展リスク因子や肺機能により，免疫抑制薬もしくは抗線維化薬の治療を選択するアルゴリズムとなっている（**図10**）．

　SSc-ILD に対する CYC 治療について，SLS-I 試験[1] では CYC を1年間投与し FVC の低下抑制効果が示されているが，その改善効果は CYC 終了後1年の経過で消失すると報告されている[2]．本症例でも，CYC 投与中は呼吸困難，FVC，画像所見の改善を認めたが，CYC 終了後，経過観察中に再度悪化がみられ追加治療を要した．CYC はその毒性や悪性腫瘍のリスクが上昇することから長期投与はできないため，CYC 投与後の維持療法としてミコフェノール酸モフェチル（MMF）やアザチオプリン（AZP）が選択肢となるが，現状明確なエビデンスはない．一方，SLS-II 試験[3] では，MMF を24ヵ月投与した群は，CYC を12ヵ月投与した後プラセボを12ヵ月投与した群と比較し非劣勢で，有害事象も少なかったと報告されており，まだ本邦では保険適用はないが，MMF は今後治療の選択肢と考える．そのほか，トシリズマブやリツキシマブの有効性の報告も散見され，今後の研究結果が待たれる．また，SSc-ILD に対する抗線維化薬の報告も出てきており，SENSCIS 試験[4] ではニンテダニブにより FVC 低下がプラセボ群に比べ半減したことが報告され，抗炎症治療に加え新たな選択肢となると考えられる．

2. 画像経過（図11〜図14）

　強皮症に伴う間質性肺炎の典型像を呈した症例である．初期は下肺背側優位に均一なすりガラス陰影および目の細かい網状影を呈している．経過で異常所見の拡大とともに，網状影はより目の粗いパターンに変化し，嚢胞状にみえる領域が拡大している．線維化により正常肺の緻密な構築が崩れ，構造が単純化していることを反映していると考えられる．

II章. 各 論

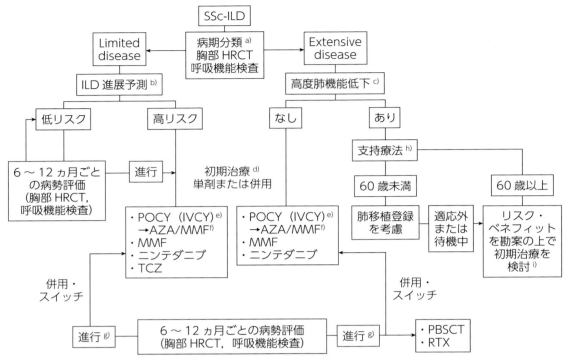

図10　SSc-ILD の治療のアルゴリズム

a) 病期分類
　Limited disease：HRCT での病変範囲＜20％未満，もしくは画像で判定不能の場合は FVC ≥ 70％
　Extensive disease：HRCT での病変範囲＞20％を超える，もしくは画像で判定不能の場合は FVC＜70％
b) 進展リスク因子
　・喫煙歴，高齢，DLco（SADL model）
　・6 分間歩行後 SpO_2 ≤ 94％，関節炎（SPAR model）
　・KL-6 高値（＞1,273 U/mL）
c) 高度肺機能低下の目安　FVC＜50％，酸素療法が必要な症例
d) 各薬剤の順位付けのエビデンスはない
e) POCY に比べ IVCY はエビデンスレベルは低いが，POCY に比べ総投与量を減らせる利点がある．MMF は POCY と同等の効果が示されており，安全性・忍容性は POCY より高い．
f) 悪性腫瘍のリスクが上がるため CY 総投与量の制限がある（36 g 以下）．6～12 ヵ月投与後に維持療法として AZA または MMF にスイッチする．
g) 他臓器に不可逆性の病変がないこと．末期肺病変なくても，60 歳未満で，FVC 80％，DLco 40％未満ないし酸素必要症例で，治療にも関わらず進行性の場合，肺移植も考慮する．
h) 酸素療法，呼吸リハビリテーションなど肺機能サポート・温存などが含まれる．
i) 末期肺病変におけるニンテダニブ治療に関してエビデンスはない．さらに，免疫療法はリスクもあり，その使用は慎重な検討が必要である．
（日本呼吸器学会・日本リウマチ学会（編）．全身性強皮症．膠原病に伴う間質性肺疾患 診断・治療指針 2020，日本呼吸器学会，p.93，2020 より許諾を得て改変転載）

症例 **14** 中年女性にみられた慢性間質性肺炎

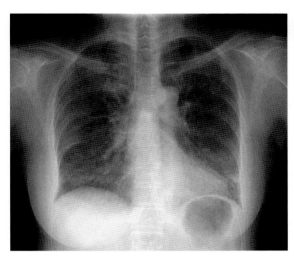

図11 単純X線写真（X＋6年）
両下肺で肺血管影の不明瞭化が認められ、網状影を呈している．血管影の不明瞭化は図1の画像よりも頭側に拡大しており、間質性肺炎所見の拡大が示唆される．図1でみられた内部の拡張した気管支も不明瞭化している．

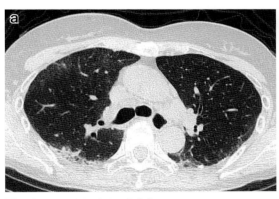
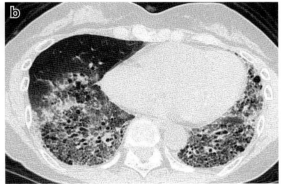

図12 HRCT（X＋6年）
a：気管分岐部レベル．背側の陰影は収縮が進んでいる．腹側にもすりガラス陰影が出現している．
b：両肺底部ですりガラス陰影、網状影を認める．網状影は図2の初回CTと比較すると目の粗い網状影となり、一部に囊胞状の構造が出現している．内部に牽引性気管支拡張が進行している．陰影の均一性は保たれている．

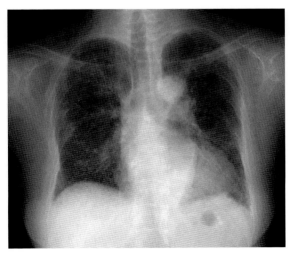

図13 X線写真（X＋15年）
両肺の肺容積縮小が進行している．肺野の網状影もさらに拡大しており、肺線維化の進行が示唆される．縦隔内に透亮像が出現しており、拡張した食道内のガスによるものである．

II章. 各 論

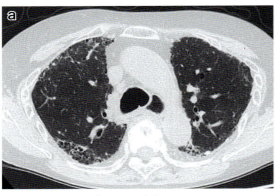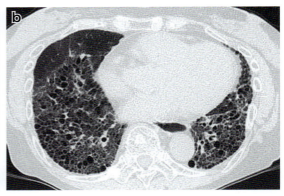

図14　HRCT（X＋15年）
a：気管分岐部レベル．背側の陰影は網状影に変化しており，内部の牽引性気管支拡張が出現している．
b：両肺底部の網状影はさらに目の粗い網状影となり，囊胞状の構造が優位となっている．牽引性気管支拡張が認められているが，囊胞に紛れてわかりにくくなっている．陰影の性状は変化しているが，依然として陰影の均一性は保たれている．

本症例のまとめ

　本症例は一様に線維化が進行していく強皮症肺病変の特徴がよく表れた症例である．間質性肺炎のパターンから原因の膠原病を言い当てることは難しい場合もあり，必ずしも重要ではないが，本症例では呈示したどの時点の画像においても異常陰影が均一にみえることから，強皮症の肺病変を疑ってよいパターンといえる．

　間質性肺炎の画像検査で囊胞状構造を認める場合は，蜂巣肺と判断すべきかどうかが問題となることが多い．**図14-b**の下肺でみられるような囊胞状変化は，IPFガイドライン上蜂巣肺の定義を満たす可能性があるが，本症例の経過が示すようにIPFの蜂巣肺とは成り立ちが異なっており，病態的な意義もIPFの蜂巣肺とは違っていることを理解することが重要である．

　強皮症の重要な合併症である進行性の消化管機能障害は本症例のX線写真，CTのいずれでも明瞭に示されており，その点でも特徴的な強皮症の画像所見といえる．

最終診断　　強皮症に伴う間質性肺炎

文　献

1) Tashkin DP, et al. Cyclophosphamide versus placebo in scleroderma lung disease. N Engl J Med 2006；**354**：2655-2566
2) Tashkin DP, et al. Effects of 1-year treatment with cyclophosphamide on outcomes at 2 years in scleroderma lung disease. Am J Respir Crit Care Med 2007；**176**：1026-1034

症例 **14** 中年女性にみられた慢性間質性肺炎

3) Tashkin DP, et al. Mycophenolate mofetil versus oral cyclophosphamide in scleroderma-related interstitial lung disease (SLS II)：a randomised controlled, double-blind, parallel group trial. Lancet Respir Med 2016；**4**：708-719

4) Distler O, et al. Nintedanib for systemic sclerosis-associated interstitial lung disease. N Engl J Med 2019；**380**：2518-2528

症例 15　亜急性に進行する間質性肺炎

基本情報

症例　61歳，女性

主訴　労作時呼吸困難，咳嗽

患者背景　喫煙歴：never smoker，飲酒歴：never drinker，職業歴：元銀行員，粉塵曝露歴：なし，鳥接触歴：幼少期にニワトリの，30歳頃に手乗り文鳥の飼育歴あり，羽毛布団使用，ペット飼育歴：鳥以外にはなし，漢方・健康食品使用：なし

既往歴　特記事項なし

家族歴　長兄：肺がんで死去，次兄：大腸がん

現病歴　X-1年12月，感冒罹患後より咳嗽が遷延し，X年4月より労作時呼吸困難（mMRC grade 1）が出現した．その後，労作時呼吸困難が増強し，X年10月前医を受診し，間質性肺炎が疑われ当科に紹介となり，X年11月精査目的に入院となった．眼・口腔乾燥症状あり．

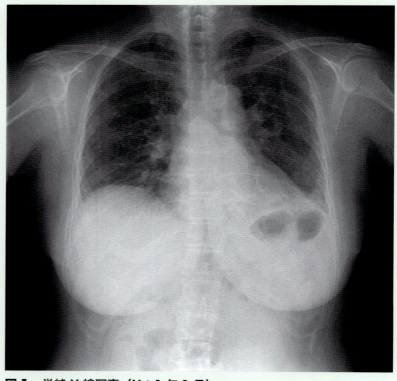

図1　単純X線写真（X＋1年1月）
両側下肺野優位ですりガラス陰影から網状影が認められる．所見は上肺野にも認められる．

症例 **15** 亜急性に進行する間質性肺炎

X 年 1 月より朝のこわばりあり．その後，多発性関節痛（両手指・肩関節）あるも自然消退．レイノー現象・筋痛・筋力低下なし．

入院時現症 身長 153 cm，体重 55.0 kg，体温 36.8℃，血圧 120/60 mmHg，脈拍 80 回 / 分・整，呼吸数 12 回 / 分，酸素飽和度 98％（室内気），呼吸音：両肺野背側で fine crackles 聴取，心音純，四肢：ばち指なし，浮腫・関節腫脹・皮疹なし．

臨床情報 は何を見て何を考えるか

臨床的な基本情報から，①喫煙歴のない 60 歳代女性，②乾燥症状や朝のこわばり，一過性ではあるが関節痛のエピソードあり，③両肺野背側で fine crackles を聴取，④胸部単純 X 線写真にて両下肺野に容積減少を伴うすりガラス陰影を認めることから，シェーグレン症候群（SjS）や関節リウマチ（RA）など膠原病を背景とした間質性肺炎が疑われる．また，鳥飼育歴や鳥関連製品の使用といった鳥接触歴があり，鳥関連慢性過敏性肺炎も鑑別に精査を進める．

以後の検査として，詳細な画像評価のため HRCT を行い，そして血液検査として間質性肺炎のマーカーである KL-6 や SP-D，膠原病関連の各種自己抗体，鳥関連の鳥特異的 IgG 抗体などの検索を行う．

血算		生化学		間質性肺炎マーカー		自己免疫疾患関連	
Hb	13.7 g/dL	AST	24 IU/L	KL-6	2,290 U/mL	MPO-ANCA	<10 EU
Hct	41.2 %	ALT	14 IU/L	SP-D	786 ng/mL	PR3-ANCA	<10 EU
Plt	26.6×10⁴/μL	T-bil	1.0 mg/dL	自己免疫疾患関連		MMP-3	34.7 ng/mL
WBC	5,300/μL	γ-GTP	17 IU/L	RF	127.1 IU/L	ACE	14.5 IU/L
Lym	30.7 %	ALP	194 IU/L	抗 CCP 抗体	20.8 U/mL	鳥関連	
Mon	5.6 %	CK	63 IU/L	ANA	320 倍	鳥特異的 IgG	未施行（古い
Eos	3.0 %	Na	143 mEq/L	抗 DNA 抗体	2 IU/mL	抗体	症例のため）
Bas	0.4 %	K	4.0 mEq/L	抗 RNP 抗体	2 index(<22)	ハトリンパ球	
Seg	60.3 %	Cl	106 mEq/L	抗 Sm 抗体	2 index(<30)	刺激試験	105.2 %
生化学		BNP	19.7 pg/mL	抗 SS-A 抗体	44 index(<30)	尿検査	
CRP	<0.2 mg/dL	凝固		抗 SS-B 抗体	9 index(<25)	蛋白	−
ESR	19 mm/h	PT	11.7 sec	抗 Scl-70 抗体	3 index(<24)	潜血	−
BUN	18.0 mg/dL	PT-INR	0.96	抗 Jo-1 抗体	2 index(<18)	心エコー（UCG）	
Cr	0.5 mg/dL	APTT	25.5 sec	IgG	1,557 mg/dL	LVmotion	good
Glu	128 mg/dL	FDP	<5 μg/mL	IgA	272 mg/dL	EF	76 %
HbA1c	5.2 %	D-dimer	<1.0 μg/mL	IgM	78 mg/dL	TR	1.7 m/sec
TP	7.6 g/dL			CH50	50.3 U/mL	IVC	拡張なし
Alb	4.4 g/dL			C3	111.4 mg/dL		
LDH	276 IU/L			C4	18.0 mg/dL		

II章. 各 論

1. 血液データの解釈

間質性肺炎マーカーの上昇を認めるほか，自己免疫疾患関連では，RF，抗 CCP 抗体，ANA および SS-A 抗体の上昇を認めた．一方，鳥関連ではハト血清リンパ球刺激試験は陰性だった．BNP の軽度上昇を認めたが，UCG では明らかな肺高血圧や心機能低下は認めなかった．

動脈血液ガス（室内気）		呼吸機能検査		気管支鏡検査（BAL，部位：右 B⁵ᵃ）	
pH	7.40	FEV_1	1.27 L（66.8%）	回収率	40.0%（57/150 mL）
$PaCO_2$	41.8 Torr	FEV_1/FVC	80.4%	総細胞数	$<1.0\times10^5$/mL
PaO_2	84.5 Torr	%D_{LCO}	64.9%	細胞分類	
BE	0.4 mmol/L	%D_{LCO}/VA	109.4%	Lym	14%
HCO_3	25.3 mmol/L	**6 分間歩行検査**		Neu	18%
$A-aDO_2$	17.8 Torr	歩行距離	495 m	Eos	8%
呼吸機能検査		SpO_2	max 97%→min 90%	Mφ	60%
VC	1.61 L（67.4%）	Borgscale	0 → 1	細胞診	class II
FVC	1.58 L（66.1%）			微生物検査	有意菌認めず

2. 呼吸機能と BAL の解釈

呼吸機能検査では拘束性障害と拡散障害を認め，6 分間歩行検査では酸素飽和度の低下を軽度伴っており，肺容積減少および間質性変化が示唆される．BAL では好中球・好酸球分画の増加を認め，リンパ球分画の増加は認めず，BALF では特異的な所見とはいえなかった．

3. 臨床情報のまとめ

膠原病様の症状と自己抗体を伴う慢性間質性肺炎である．眼・口腔乾燥症状に加え，ANA および SS-A 抗体陽性であり，SjS が背景にあることが想定される．また，関節症状に乏しいが，RF や抗 CCP 抗体陽性であり，RA の合併についても検討する必要がある．一方，鳥接触歴があり鳥関連過敏性肺炎も考えられるが，ハト血清リンパ球刺激試験は陰性であった．

確定診断目的に X 年 12 月胸腔鏡下肺生検を施行し，左 S^{1+2}，左 S^5，左 S^6 の 3 ヵ所から生検を行った．

ポイント　膠原病に特徴的な症状や身体所見に留意し，鑑別を進める．

症例 **15** 亜急性に進行する間質性肺炎

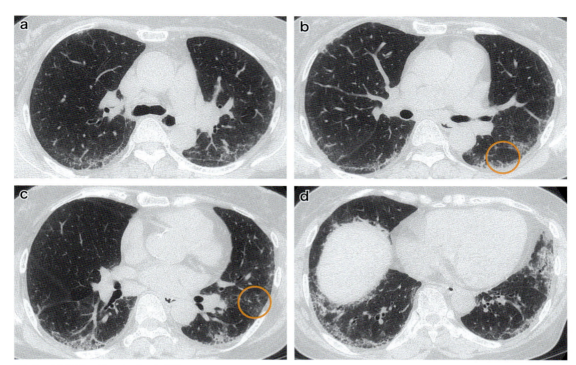

図2 HRCT（X＋1年1月）
両側下肺野優位のすりガラス陰影から網状影を認める．尾側ほど網状影が目立ち，牽引性気管支拡張が認められるが蜂巣肺はない．生検部位は b，c の〇部分．所見の時相は揃っている．

画　像　は何を見て何を考えるか

　図1では両側下肺野優位にすりガラス陰影から網状影が認められる．図2ではすりガラス陰影，網状影に肺容積減少，牽引性気管支拡張を伴っており，所見は下肺に強い．線維性間質性肺炎の像である．蜂巣肺の形成はない．異常所見は胸膜直下まで認められており，subpleural sparing はみられない．IPF 国際ガイドラインでは probable UIP pattern に相当する変化である．肺野の mosaic attenuation，粒状影など細気管支病変を示唆する所見は乏しい．所見は部位による違いが少なく，時相の揃った均一な線維化の進行が示唆される所見である．原因のある間質性肺炎であり，膠原病などの背景疾患の存在を考える所見である．

II章. 各論

病理

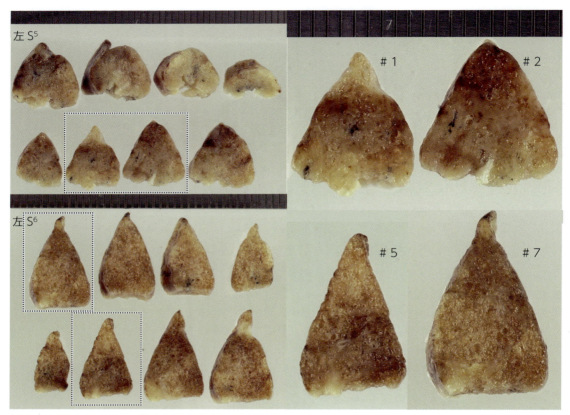

図3 左肺 S⁵, S⁶ の VATS 標本固定後の割面
囲み部分の拡大を右に提示する.

1. 病理解説

①左肺 S⁵, S⁶ の VATS 標本固定後の割面（図3）

軽度から中等度の線維化病変が比較的一様に広がり，背景構造は全般に保たれているようにみえる．囊胞性病変は明らかでない．

②左肺 S⁵, S⁶ のルーペ像（図4）

S⁵ の方が病変の程度が強く，帯状からやや斑状の比較的時相の一致した線維化病変が広がるが，背景の肺の構造も比較的よく保たれており，cellular and fibrotic NSIP pattern の範疇に入る病変で，胸膜あるいは小葉間隔壁など，いわゆる広義間質にも線維化病変が広がり，さらに S⁵ などのルーペ像でもリンパ球の集簇巣，リンパ濾胞がかなり目立って認められる．

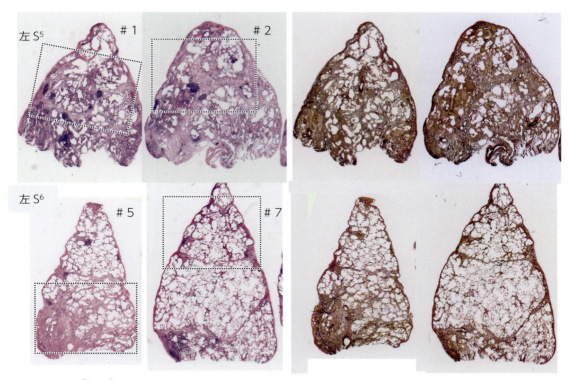

図4 左肺 S⁵, S⁶ の囲み部分のルーペ像. 左：HE 染色, 右：EvG 染色

③左肺 S⁵ の拡大図

　図5では正常な肺胞構造はほとんど残っておらず, びまん性に間質性病変が広がる. 帯状からやや斑状の比較的時相の一致した線維化病変で, EvG 染色などでみると, 背景の肺の構造は比較的よく保たれており, cellular and fibrotic NSIP pattern の範疇に入る病変で, 胸膜あるいは小葉間隔壁など, いわゆる広義間質にも線維化病変がみられ, 気道周囲, 小葉間隔壁などにリンパ濾胞が散見される. 線維化部にリンパ球を主体とする炎症細胞浸潤もかなりみられるが, 右下に示すように, リンパ濾胞では胚中心の拡大がみられる部分でもリンパ濾胞としての構造はよく保たれており, リンパ増殖性病変は明らかでないと思われる. こうした所見に加え, 胸膜近傍に気腔の拡大が, また左下にみるように, 線維化部の上皮に bronchiolar metaplasia が目立つなどの病変がみられる.

　図6では, 上にみる斑状から帯状の線維化は, EvG 染色（弾性線維染色）でみると気腔内埋め込み型が主体で, 肺胞構造はよく保たれており, 末梢気腔の軽度の拡大も牽引性細気管支拡張が主体と考えられる. 下の拡大部で, リンパ濾胞の周囲, 下方などに形質細胞もかなりみられるが, *in situ* hybridization による κ, λ の検討でも clonality は明らかでなく, 腫瘍性性格はないと考えられる.

④左肺 S⁶ の弱拡大図

　図7では線維化病変は斑状からびまん性に広がり, 胸膜の線維性肥厚もみられる.

II章. 各 論

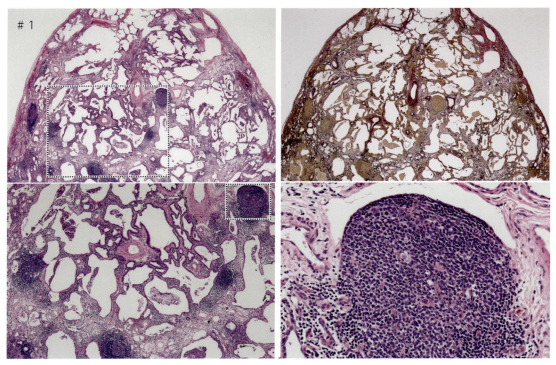

図 5 上は左肺 S⁵ 図4の#1の囲み部分の弱拡大図（左：HE 染色，右：EvG 染色）．左下は左上の囲み部分の中拡大図．右下は左下の囲み部分強拡大図．HE 染色

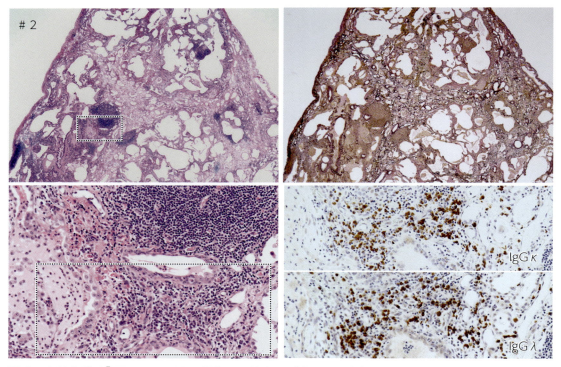

図 6 上は左肺 S⁵ 図4#2の囲み部分の弱拡大図（左：HE 染色，右：EvG 染色）．左下は左上の囲み部分の強拡大図（左：HE 染色），右下は左下の囲み部分［上：κ，下：λ（ISH）］

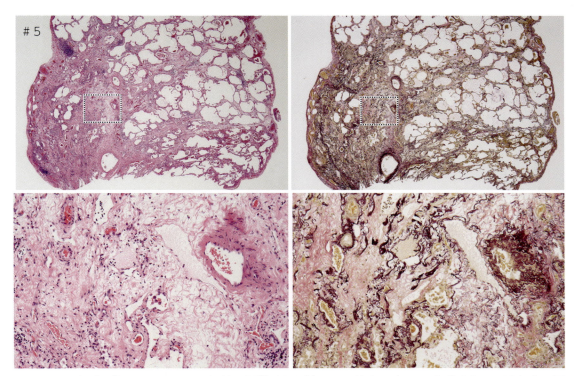

図7 上は左肺S⁶図4#5の囲み部分の弱拡大図（左：HE染色，右：EvG染色）．下は左上の囲み部分の中拡大図（左：HE染色，右：EvG染色）

下に斑状の線維化の代表的部分の中拡大図を示すが，比較的疎な線維化で，EvG染色でみると埋め込み型の線維化が主で，背景の肺胞構造はよく保たれている．

図8では，肺胞壁など狭義の間質から小葉間隔壁，胸膜などの広義間質に軽度のびまん性の線維化病変が広がる．胸膜下などに軽度の斑状線維化，気腔内埋め込み型が主にみられる．下は肺胞道部分で，肺胞入口輪の線維化がやや目立つところ，周囲の肺胞壁などにリンパ球の浸潤，少ないが一見線維芽細胞巣様の病変もみられる．

以上，病理組織学的にはcellular and fibrotic NSIP patternに相当する組織で，リンパ濾胞がかなりみられ，間質にリンパ球，形質細胞の浸潤が目立つ部分もあり，リンパ増殖性疾患も鑑別に挙げられるが，*in situ* hybridizationによるκ，λの検討でclonalityは明らかでなく，腫瘍性性格はないと考えられる．線維化病変の広がりが広義間質にも及ぶことなどからも，膠原病関連の間質性肺炎がまず考慮される．上皮の一部にbronchial metaplasiaが目立つ部分があるが，成因は不明である．

2．病理診断

Lung left S⁵ and S⁶, biopsy（TS, VATS）：
chronic interstitial pneumonia（cellular and fibrotic NSIP pattern）with lymphoid hyperplasia

II章. 各 論

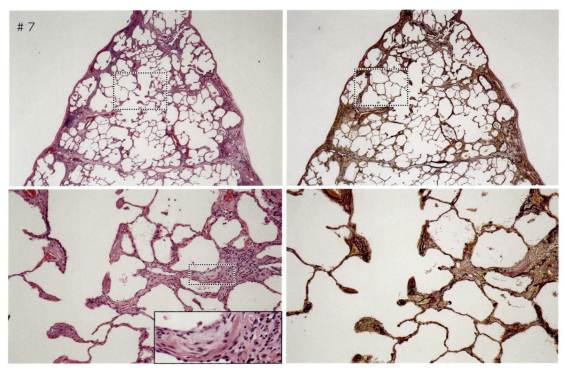

図8 上は左肺 S⁶ 図4#7の囲み部分（上方）の弱拡大図（左：HE染色，右：EvG染色）．左下は左上の，右下は右上の囲み部分の中拡大図（左：HE染色，右：EvG染色）．左下の囲み図は，点囲み部分の強拡大図（HE染色）

3. 病理のまとめ

NSIP主体の病変で，リンパ濾胞が目立ち，リンパ球，形質細胞浸潤もかなりみられる部位があり，リンパ増殖性疾患の可能性も考慮されたが，組織学的検討では否定的で，SjS，RAなどの可能性が考慮された．

MDDの結果	膠原病肺（SjS関連）
今後の方針	SjSに伴う間質性肺炎として，プレドニゾロン＋シクロスポリンによる治療介入

経 過

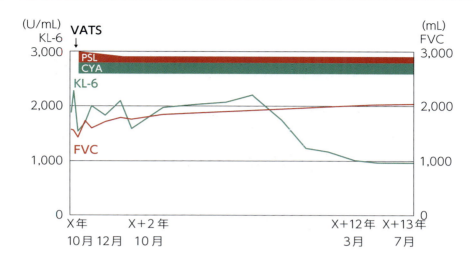

1. 臨床経過

　本症例は，自覚症状や自己抗体検査の結果より SjS や RA の関与が疑われ，画像・病理ともに膠原病に伴う間質性肺炎に矛盾しない所見を得た．口唇生検やシルマー試験では SjS の診断基準は満たさなかったが，眼球・口腔乾燥症状を有し，ローズベンガル試験陽性かつ抗 SS-A 抗体陽性であったことから，SjS と診断した（AECG criteria 2002）[1]．朝のこわばり，RF・抗 CCP 抗体陽性で，手関節 MRI では右手根骨骨髄辺縁部にびらんを疑う所見を認め，当時，早期 RA の可能性の疑われた（ACR/EULAR criteria 2010[2]では，1ヵ所の小関節所見：2点，RF・抗 CCP 抗体強陽性：3点，血沈の上昇：1点，計6点で RA の診断となる）．

　以上より，SjS および早期 RA を背景とする膠原病に伴う間質性肺炎と診断した．SjS の肺病変として，X＋1年1月21日よりプレドニゾロン（PSL）20 mg 隔日＋シクロスポリン（CYA）150 mg/日を開始した．その後，FVC の改善とともに両下葉を中心とするすりガラス陰影や容積減少の改善を認めた．以後，PSL を漸減し，X＋2年10月11日より PSL 10 mg 隔日＋CYA とし同量を継続している．治療開始から約17年経過しているが悪化なく経過している．

　primary SjS のうち10〜20％に間質性肺疾患を合併するとされ，画像上，IIPs の分類でいうと NSIP パターンを呈することが多いとされる[3]．治療の観点からは，SjS の発症時期，病理組織学的所見，そして疾患挙動は非常に多彩であり，適切な治療レジメンや治療開始時期について現在のところ定まったものはない．一般的には，ステロイドに加え免疫抑制薬［国内ではカルシニューリン阻害薬（CYA やタクロリムス），海外ではシクロホスファミド，ミコフェノール酸モフェチル］が併用されることが多い．ただ，SjS では囊胞を伴うことも多く，免疫抑制治療による感染症合併のリスクに十分配慮する必要がある．また，SjS は他の膠原病を合併することもあり，secondary SjS として

Ⅱ章. 各 論

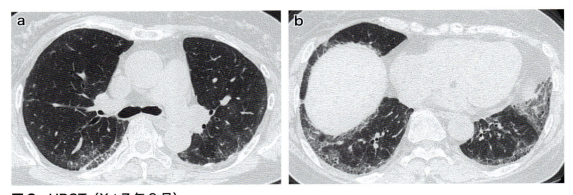

図9　HRCT（X＋7年9月）
初診から7年の経過で陰影の広がりや性状に大きな変化はない．

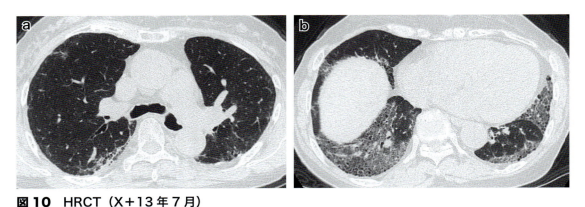

図10　HRCT（X＋13年7月）
初診から13年の経過で背側，尾側の網状影の範囲が少し広がっているが，依然として蜂巣肺はない．

合併している膠原病としての対応が必要な場合もあるので注意を要する．本症例では治療導入後，RAの症状もなく経過しており，同治療を継続している．

2. 画像経過（図9，図10）

　SjSに伴う間質性肺炎で，長期に治療を受けている症例である．初回は胸膜直下に優位なすりガラス状影，網状影を呈し，牽引性気管支拡張容積減少を伴っている．その後，緩徐に網状影の範囲が拡大している．

　線維化所見が比較的均一に進行し，長期の経過でも蜂巣肺のような肺構造の破壊を示唆する変化が起きないことが本症例の画像所見の特徴といえる．本症例の画像所見はfibrosing NSIP型に相当し，膠原病などの自己免疫が背景にある肺疾患を疑う所見である．必ずしも時間の経過とともに牽引性気管支拡張が蜂巣肺へ進展するわけではない．

症例 **15** 亜急性に進行する間質性肺炎

本症例のまとめ

　本症例は，労作時呼吸困難や咳嗽といった症状が出現し，FVC や D_{LCO} の低下も認め，EULAR Sjögren's Syndrome Disease Activity Index（ESSDAI）の重症度分類に準ずると中等症に相当し（ILD-GAP Index では 0 点），病理学的にも線維化が強くみられたため，少量ステロイド＋免疫抑制薬による治療を導入した．治療導入後，すりガラス陰影を中心に改善を認めているが，牽引性気管支拡張を主体とする囊胞性変化・線維化が緩徐に進んできており，膠原病に関連する progressive fibrosing interstitial lung diseases（PF-ILD）でも効果が示されている抗線維化薬も今後の選択肢となる可能性がある[4]．

　画像上では，均一に進行する線維化病変で，16 年を経過しても蜂巣肺の出現はない．SjS にみられる間質性肺炎の典型例である．

　病理では NSIP 主体の病変で，リンパ濾胞が目立ち，リンパ球，形質細胞浸潤もかなりみられる部位があり，リンパ増殖性疾患の可能性も考慮されたが，組織学的検討では否定的で，SjS，RA などの可能性が考慮された．

最終診断　　**シェーグレン症候群に伴う間質性肺炎**

文　献

1）Vitali C, et al. Classification criteria for Sjögren's syndrome：a revised version of the European criteria proposed by the American-European Consensus Group. Ann Rheum Dis 2002；**61**：554-558

2）Aletaha D, et al. 2010 rheumatoid arthritis classification criteria：an American College of Rheumatology/European League Against Rheumatism collaborative initiative. Ann Rheum Dis 2010；**69**：1580-1588

3）Flament T, et al. Pulmonary manifestations of Sjögren's syndrome. Eur Respir Rev 2016；**25**：110-123

4）Flaherty KR, et al. Nintedanib in progressive fibrosing interstitial lung diseases. N Engl J Med 2019；**381**：1718-1727

症例 16　経過中にANCA陽性となった慢性進行性間質性肺炎

基本情報

属　性　62歳，男性

主　訴　咳嗽，喀痰

患者背景　喫煙歴：60本/日×34年（20～54歳），飲酒歴：ビール1L/日，職業歴：通信社勤務，粉塵曝露歴：なし，鳥接触歴：羽毛布団・ダウンジャケット使用，ペット飼育歴：幼少期にニワトリを飼育，漢方・健康食品使用：なし

既往歴　虚血性心疾患，閉塞性動脈硬化症，糖尿病

家族歴　特記事項なし

現病歴　X-1年12月健診で胸部異常陰影を指摘され近医を受診し，CTで間質性肺炎が疑われ，X年1月精査加療目的に当科紹介初診となった．呼吸困難・関節痛・乾燥症状・レイノー現象・筋痛・筋力低下なし．

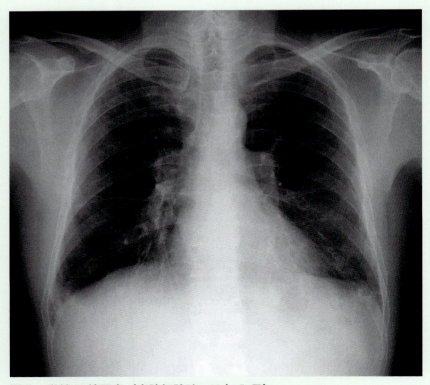

図1　単純X線写真（当院初診時，X年1月）
両側下肺野に網状影があり，下肺野の容積減少が認められる．上肺野の胸膜側にも軽微な網状影が疑われる．

症例 **16** 経過中に ANCA 陽性となった慢性進行性間質性肺炎

初診時現症 身長 168.9 cm, 体重 68.0 kg, 血圧 137/76 mmHg, 脈拍 64 回／分・整, 呼吸数 16 回／分, 酸素飽和度 98 ％（室内気）, 呼吸音：両肺野で fine crackles 聴取, 心音：純, 四肢：ばち指なし, 浮腫・皮疹なし

臨床情報 は何を見て何を考えるか

　臨床的な基本情報から, ①重喫煙歴のある 60 歳代男性, ②鳥飼育歴や鳥製品の使用があり, ③両肺野背側で fine crackles を聴取, ④胸部単純 X 線写真にて両下肺野の網状影を認め, 約 2 年前と比較すると網状影は若干進行していることから, 慢性進行性の間質性肺炎を疑い, 慢性過敏性肺炎（線維性過敏性肺炎）や喫煙関連間質性肺炎, 肺病変先行型の膠原病肺のほか, 原因が明らかでない場合は特発性肺線維症も鑑別に入れて精査を進める.

　以後の検査として, 詳細な画像評価のため HRCT を行い, 血液検査として間質性肺炎のマーカーである KL-6 や SP-D, 鳥関連の鳥特異的 IgG 抗体やハト血清リンパ球刺激試験, そして膠原病関連の各種自己抗体などの検索を行う.

血算		生化学		自己免疫疾患関連		自己免疫疾患関連	
Hb	13.0 g/dL	γ-GTP	24 IU/L	抗 CCP 抗体	NA	PR3-ANCA	<10 EU
Hct	39.5 %	ALP	131 IU/L	ANA	40 倍	MMP-3	NA
Plt	18.6×10⁴/μL	CK	60 IU/L		(Speckled 型)	ACE	NA
WBC	8,000/μL	Aldolase	NA	抗 DNA 抗体	1 IU/mL	IgG	1,738 mg/dL
Lym	24.5 %	Na	137 mEq/L	抗 RNP 抗体	NA U/mL	IgA	345 mg/dL
Mon	5.5 %	K	5.0 mEq/L		(<10)	IgM	77 mg/dL
Eos	1.6 %	Cl	104 mEq/L	抗 Sm 抗体	NA U/mL	IgG4	NA
Bas	0.3 %	BNP	7.7 pg/mL		(<10)	鳥関連	
Seg	68.1 %	HbA1c	5.7 %	抗 SS-A 抗体	<7.0 U/mL	鳥特異的 IgG	
生化学		凝固			(<10)	抗体	
CRP	<0.2 mg/dL	PT	NA	抗 SS-B 抗体	<7.0 U/mL	ハト	19.3 mgA/L
BUN	16.5 mg/dL	PT-INR	NA		(<10)	オウム	22.2 mgA/L
Cr	0.7 mg/dL	APTT	NA	抗 Scl-70 抗体	NA U/mL	セキセイイ	13.3 mgA/L
Glu	105 mg/dL	FDP	NA		(<10)	ンコ	
TP	7.5 g/dL	D-dimer	NA	抗セントロメ	NA	ハトリンパ球	160 %
Alb	4.0 g/dL	間質性肺炎マーカー		ア抗体		刺激試験	
LDH	164 IU/L	KL-6	518 U/mL	抗 Jo-1 抗体	<7.0 U/mL	尿検査	
AST	21 IU/L	SP-D	83.1 ng/mL		(<10)	蛋白	−
ALT	22 IU/L	自己免疫疾患関連		抗 ARS 抗体	NA	潜血	−
T-bil	1.5 mg/dL	RF	50.6 IU/mL	MPO-ANCA	<10 EU		

II章. 各 論

1. 血液データの解釈

間質性肺炎マーカーである KL-6 は軽度上昇を認めた. 自己免疫疾患関連では RF と IgG が上昇しており, その他には有意所見は認めなかった. ハト血清リンパ球刺激試験は陰性であったが, 鳥特異的 IgG 抗体はいずれも軽度上昇を認めた.

動脈血液ガス（室内気）		呼吸機能検査		6 分間歩行検査		心エコー（UCG）	
pH	7.385	VC	3.80 L（97.0%）	歩行距離	515 m	LV motion	good
$PaCO_2$	36.8 Torr	FVC	3.79 L（99.1%）	SpO_2	max 98%→	EF	80.1%
PaO_2	86.6 Torr	FEV_1	2.98 L（94.2%）		min 94%	TR	なし
BE	−3.0 mmol/L	FEV_1/FVC	78.8%			IVC	拡張なし
HCO_3	21.5 mmol/L	%D_{LCO}	72.1%			気管支鏡検査：未施行	
$A-aDO_2$	18.8 Torr	%D_{LCO}/VA	79.3%				

2. 呼吸機能と BAL の解釈

呼吸機能検査では拡散障害を軽度認めたが, 明らかな拘束性・閉塞性換気障害は認めなかった. また, 6 分間歩行検査でも明らかな酸素飽和度の低下は認めなかった. BAL については未施行であった.

3. 臨床情報のまとめ

重喫煙歴のある高齢男性に生じた慢性進行性間質性肺炎であり, 血液検査結果を踏まえると, 鳥関連慢性過敏性肺炎や関節リウマチなど肺病変先行型の膠原病肺が鑑別に上がる.

ポイント　重喫煙歴のある高齢男性に生じた慢性進行性間質性肺炎の場合, HRCT 所見が典型的であれば特発性肺線維症の診断となり, 抗線維化薬による治療介入を行うことになる一方, 血液検査のみならず経過も踏まえ, 慢性過敏性肺炎や膠原病肺など他の疾患の可能性も念頭に置く必要がある.

画　像　は何を見て何を考えるか

線維性の間質性肺炎で, 下葉背側優位に網状影と牽引性細気管支拡張を認め, 一見 probable UIP pattern にみえる（**図2**）. しかしながら, ①下葉胸膜下の線維化病変の時相は比較的揃っており fibrotic NSIP の印象, ②胸膜に沿って正常肺を介在することなく連続する, ③気管支血管束に沿った分布, ④軽微ながら上肺野にも粒状影があることから, indeterminate もしくは alternative for UIP pattern と考える. 膠原病関連や

症例 **16** 経過中に ANCA 陽性となった慢性進行性間質性肺炎

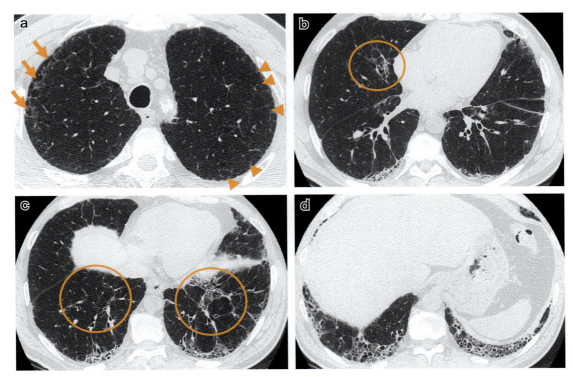

図2　HRCT（X＋1年3月）
上葉には軽度の気腫性変化がある．右では胸膜下の嚢胞壁にわずかな肥厚（矢印），左では胸膜下に軽微な粒状影と細気管支拡張が認められる（aの矢頭）．両側下葉の胸膜下に網状影と牽引性細気管支拡張からなる間質性変化が連続性にみられる（b〜d）．中葉と両側下葉の気管支血管束周囲にすりガラス陰影と網状影を認める（b，cの○）．

線維性過敏性肺炎が鑑別の上位に挙げられる．

病　理

1. 病理解説

①右肺下葉，部分切除．固定後の割面（図3）
全体に線維化病変がみられ，1の部分では径5 mm前後の嚢胞性病変がやや目立つ．

②右肺下葉のルーペ像
図4では径5 mm前後の嚢胞性病変の目立つ線維化病変が広がるが，嚢胞性病変の多くは，二次元のルーペ像でみても，筒状のものがかなりみられ，牽引性気管支拡張が主体と思われる．

図5では中央部には拡張した細気管支（右上などに並走する肺動脈）があり，周囲の筒状の気腔の拡大した部分でも，既存の構造物の残存が確認されるなど気管支の構造

Ⅱ章. 各 論

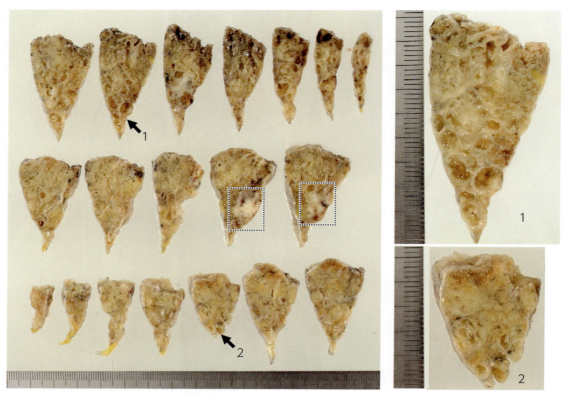

図3　右肺下葉，部分切除，固定後の割面
囲み部分の白色部に扁平上皮がんを認める．背景の間質性病変の代表的な部分（矢印部分1・2）を右に呈示する．

　がうかがわれ，多くは牽引性気管支拡張の範疇と考えられる．気腔壁の線維化病変も，中拡大のEvG染色（弾性線維染色）図に示すように，気腔内を埋め込む型の線維化が主体で，背景の肺胞構造などはよく保たれ，肺の構造破綻はほとんどない線維化病変が主体である．なお，気腔内に粘液の貯留が散見される．
　図6では，弱拡大図で薄壁の囊胞性病変，径5mm前後の囊胞が3個連なって認められるが，それぞれの囊胞間は比較的広い気腔で繋がっており，蜂巣肺様の病変とはやや異なると思われる．右図に示す囊胞間にみられる線維化病変も，弾性線維染色でみると，やはり気腔内埋め込み型の線維化，虚脱した肺胞よりなり，背景の肺胞構造などの破綻はほとんどみられないなど，UIPパターンでみる線維化とはやや異なる．
　図7では，胸膜側から内側に径2〜3mmの気腔がつづら折りに連なっており，内面は気管支上皮で覆われ，平滑筋層も部分的に認められ，肺動脈が随伴するところもあり，やはり牽引性気管支拡張（細気管支拡張）が主体の病変と考えられる．囊胞間の線維化部分，胸膜側の線維化部分は，EvG染色（弾性線維染色）で一見凝集した弾性線維がところどころ認められるが，気腔内埋め込み型の線維化巣様の病変もあることから，虚脱した肺胞壁の弾性線維の残存などで，やはり時間の経過した背景の肺構造の破綻は少ない線維化病変が主体と考えられる．なお，間質の線維化部分にリンパ球の集簇する

症例 16　経過中に ANCA 陽性となった慢性進行性間質性肺炎

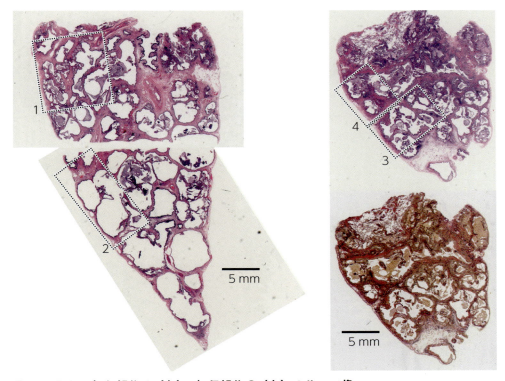

図4　図3の矢印部分1（左），矢印部分2（右）のルーペ像
左：HE 染色，右上：HE 染色，右下：EvG 染色．図5〜図8に囲み部分1〜4の詳細を呈示する．

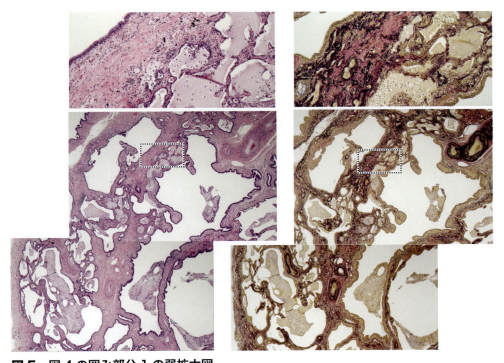

図5　図4の囲み部分1の弱拡大図
上は中図の囲み部分の中拡大図．左：HE 染色，右：EvG 染色．

275

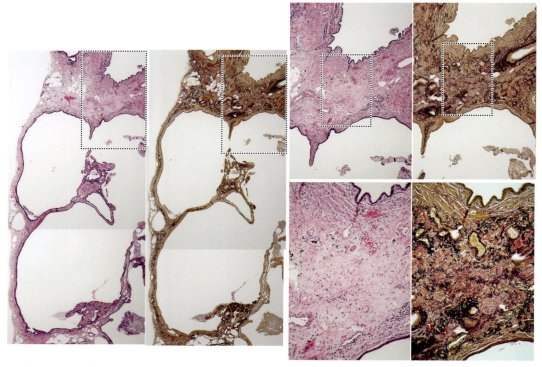

図6 図4の囲み部分2の拡大図
左：弱拡大図（左：HE染色，右：EvG染色）．右上は左図の囲み部分の中拡大図，右下は右上図の囲み部分の強拡大図（左：HE染色，右：EvG染色）．

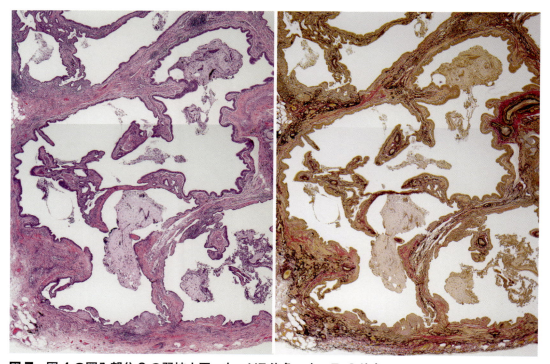

図7 図4の囲み部分3の弱拡大図．左：HE染色，右：EvG染色

症例 16　経過中にANCA陽性となった慢性進行性間質性肺炎

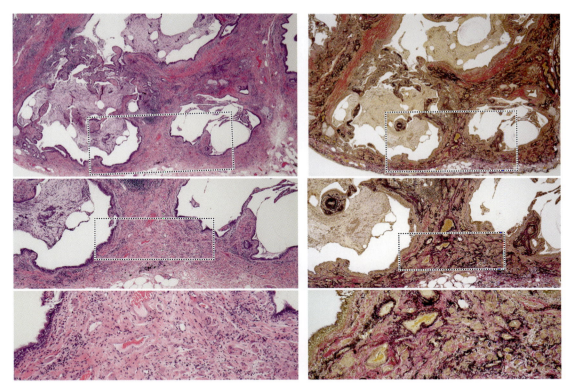

図8　図4の囲み部分4の拡大図
拡張した気腔周囲の線維化病変の強い部分で，上は弱拡大図，中は上図の囲み部分の中拡大図，下は中図の囲み部分の強拡大図（左：HE染色，右：EvG染色）．

ところ，軽度のリンパ球などの炎症細胞浸潤もみられ，気腔内には粘液の貯留がみられる．

　図8では，線維化病変はいずれも気腔内埋め込み型，虚脱した肺胞壁の弾性線維の残存などが主体で，気腔内面は気管支上皮で覆われ，上皮下には平滑筋層をみると，肺動脈と思われる構造もみられるなど，やはり本来の気管支壁の構造が推測され，気腔は牽引性気管支拡張が主体の病変と理解される．線維化部分には平滑筋の増生を伴い，炎症細胞の浸潤，リンパ球の集簇層がみられ，気腔内には粘液の貯留がみられる．

　以上，病理組織学的には chronic interstitial pneumonia with cystic change（not UIP pattern）とまとめられるが，本症例は臨床および画像での診断後，ステロイドと免疫抑制薬による治療を約1年受けてからVATSされており，治療の影響が少なからずあると思われる．囊胞化が顕著で，囊胞間の線維化は，EvG染色でみると，腔内埋め込み型の線維化や虚脱した肺胞構造よりなり，改変傾向は少なく，囊胞も呼吸上皮で覆われ，粘液を貯留し，周囲に肺動脈の随伴をみるところもあるなど，多くは拡張した細気管支で，いわゆる牽引性気管支拡張と考えられ，蜂巣肺とは組織学的にも異なる病変で，UIPパターンの範疇からは外れると考えられる．臨床的にANCA関連の間質性

肺炎の可能性もあるようで，それに矛盾しない病変としても理解可能である．なお，喫煙歴60本/日×34年とのことで，線維化部の平滑筋増生，**図4**の薄壁の囊胞部分など，ある程度喫煙の関与もあるのではと推測される．

2. 病理診断

Lung, right lower, partial excision：
1）multiple carcinoma, squamous cell carcinoma, keratinizing type, G2, pl1, ly0, v0, pT2a
2）chronic interstitial pneumonia with cystic change（not UIP pattern）

3. 病理のまとめ

囊胞性病変の目立つ線維化病変で，UIPパターンとの鑑別を要するが，線維化部の背景の肺の構造破綻は少なく，囊胞性病変の多くは牽引性気管支拡張が主体で蜂巣肺とは異なり，not UIPパターンの線維化病変で，ANCA関連として矛盾しないと考えられた．

MDDの結果	ANCA関連間質性肺炎
今後の方針	ステロイド＋免疫抑制薬による治療継続

経　過

1. 臨床経過

臨床および画像所見の結果を踏まえ，慢性過敏性肺炎を疑い，羽毛布団およびダウンジャケットを処分し抗原回避を行った．1年ほど病状は安定していたが，X+2年3月頃にKL-6の上昇やFVCの低下を認め，外科的肺生検なども含め更なる精査も検討していたが，その後，FVC改善の兆しを認めたため引き続き経過観察とした．しかし，KL-6は上昇傾向にあり，FVCも再び低下に転じ，CTでも網状影・囊胞性変化の拡大を認めた．

X+4年2月にMPO-ANCAが陽性化し，両肺野の囊胞性変化の近傍を中心にすりガラス陰影が広範に出現した．気管支肺胞洗浄は行っていないが，血痰や貧血の進行といった肺胞出血を示唆する所見は認めず，また腎機能の悪化や尿所見など血管炎を示唆する他臓器病変は認めず，MPO-ANCA関連間質性肺炎（肺病変限局型血管炎）と考えた．同年4月よりプレドニゾロン20 mg/日＋タクロリムス4 mg/日で治療導入したところ，FVCの改善やKL-6の低下を認め，すりガラス陰影も改善した．

しかし，同時期に右肺底の囊胞性変化の領域に結節影が出現し，約1年の経過で増大

症例 16　経過中に ANCA 陽性となった慢性進行性間質性肺炎

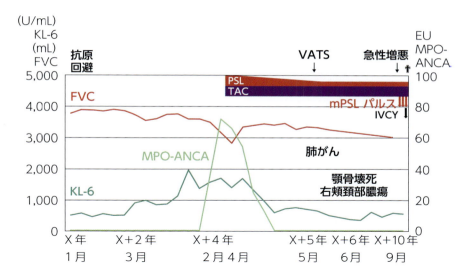

傾向にあり肺がんが疑われた．明らかなリンパ節転移や遠隔転移も認めず，X＋5年5月右下葉部分切除術を行った．病理所見では扁平上皮がんを認め，右下葉原発扁平上皮がん，pT2aN0M0，Stage IB と診断した．

X＋6年6月，ビスホスホネート関連顎骨壊死および右頰部・頸部膿瘍・壊死性筋膜炎のため，右頰部・頸部切開排膿術を行い，抗菌薬治療のほか連日洗浄や VAC 療法を行い軽快した．

MPO-ANCA 陽性間質性肺炎として治療導入以降，間質性肺炎は比較的安定し肺がんも再発なく経過していたが，X＋10年9月中旬から労作時呼吸困難の増強があり，9月当科受診，間質性肺炎急性増悪の診断で入院となった．入院後，ステロイドパルス療法（メチルプレドニゾロン 1,000 mg/ 日×3 日間），シクロホスファミドパルス療法（IVCY；シクロホスファミド 500 mg/ 日を静注）を行ったが改善なく，10月8日永眠された．

2．画像経過（図9～図14）

当初は慢性過敏性肺炎を疑って抗原回避を行ったが線維化が進行し，経過中に MPO-ANCA 陽性となり，MPO-ANCA 陽性間質性肺炎（肺病変限局型血管炎）と診断された症例である．初回 CT で下葉背側優位に網状影と牽引性細気管支拡張を認め，一見 probable UIP pattern にみえるものの，気管支血管束周囲の分布や上肺野の粒状影などが認められることから，線維性過敏性肺臓炎や膠原病関連の間質性肺炎が鑑別と考えられる．

Ⅱ章. 各 論

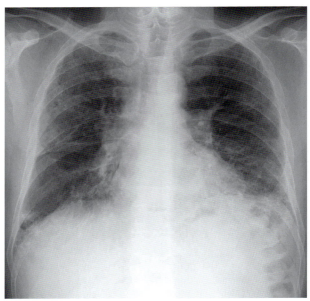

図9 単純X線写真（MPO-ANCA陽性化，X＋4年6月）
両側肺野の網状影が増悪し，下肺野の容積減少が進行している．両側肺野ですりガラス陰影の増悪も認められる．

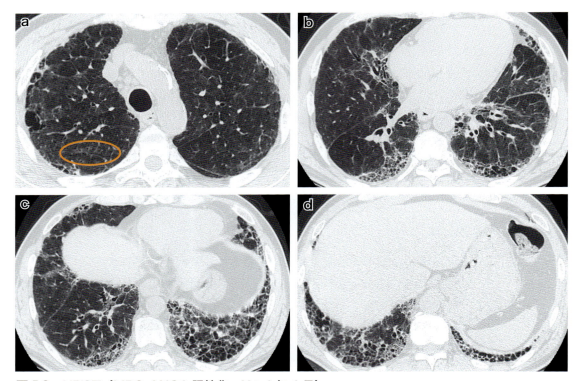

図10 HRCT（MPO-ANCA陽性化，X＋4年4月）
上葉胸膜下で細葉中心性粒状影が増加し，網状影も増強している．細気管支拡張とその周囲のすりガラス陰影（○）が認められる（a）．中下葉では線維化病変の範囲拡大，網状影の粗造化，牽引性気管支・細気管支拡張の増悪が認められる．線維化の乏しい肺ではすりガラス陰影が目立ち（b〜d），活動性の胞隔炎や出血が疑われる．

症例 **16**　経過中に ANCA 陽性となった慢性進行性間質性肺炎

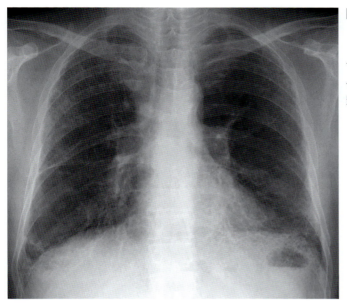

図11　単純 X 線写真（プレドニゾロン＋プログラフ®導入後・肺がん術前，X＋5年2月）

下肺野優位の網状影は治療前と大きな変化はないように思われる．すりガラス陰影は改善がみられる．

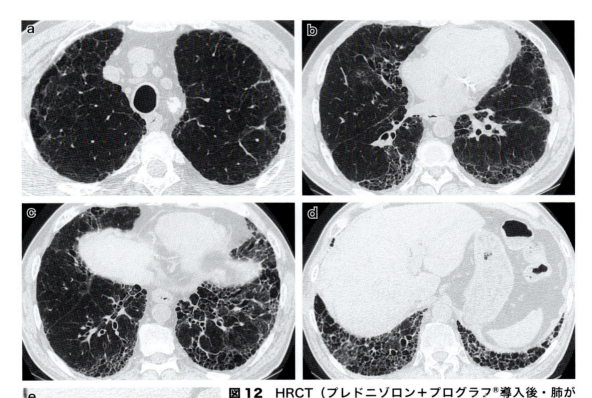

図12　HRCT（プレドニゾロン＋プログラフ®導入後・肺がん術前，X＋5年2月）

線維化病変の広がりは前回と大きな変化はみられないが，網状影は若干粗造になり，線維化は進行している．すりガラス陰影は軽減がみられる．右肺 S^{10} の線維化病変内に径 1 cm の不整形充実性結節が出現しており，肺がんが疑われる（e の矢印）．

II章. 各 論

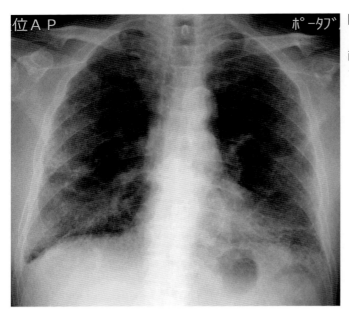

図13 単純X線写真（急性増悪，X＋10年9月）
両側肺野の網状影に重なり，広範なすりガラス陰影が認められる．

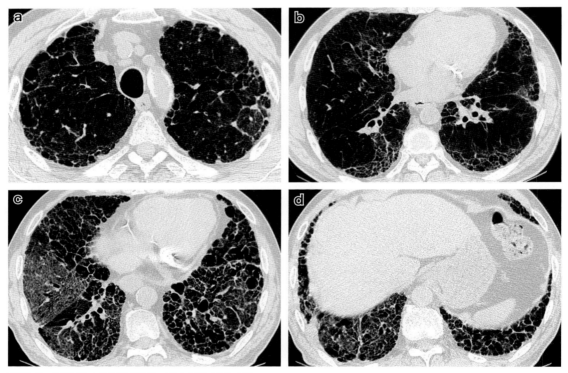

図14 HRCT（急性増悪，X＋10年9月）
線維化病変の範囲が拡大し，網状影がさらに粗造になり牽引性気管支拡張も増悪している．比較的線維化の乏しい肺にすりガラス陰影が広がり，急性増悪が疑われる．

本症例のまとめ

　本症例は，当初慢性過敏性肺炎を疑い抗原回避を行っていたところ，MPO-ANCA が陽性化し，明らかな血管炎を示唆する他臓器病変は認めなかったが，間質性肺炎も亜急性に進行しており，MPO-ANCA 陽性間質性肺炎（肺病変限局型血管炎）と診断し治療介入した一例である．

　MPO-ANCA 陽性間質性肺炎は，高齢男性に多く，画像・病理所見は UIP pattern を呈することが多いとされ，予後は 5 年生存率で 50 ～ 60％と IPF とあまり変わらない[1]．間質性肺炎を背景に MPO-ANCA が陽性となった場合に，顕微鏡的多発血管炎（microscopic polyangiitis：MPA）の合併の有無が治療方針を考える上で重要である．肺胞出血や他臓器病変を伴う場合は MPA としての寛解導入治療が優先される．一方，本症例のように MPO-ANCA のみ陽性で肺胞出血や他臓器病変を認めない場合に，現時点では定まった治療法はない．したがって，間質性肺炎の画像パターンや経過で治療法を選択しているのが現状と思われる．いわゆる UIP pattern を呈するような嚢胞性変化が強く慢性進行性の間質性肺炎であれば抗炎症治療よりも抗線維化薬が優先されるが，本症例のように亜急性の経過で比較的広範にすりガラス陰影が広がるような場合は，ステロイド・免疫抑制薬による抗炎症治療を選択したり，状況によっては MPA に準じた治療を選択したりすることになる．

　MPO-ANCA 陽性率は，特発性間質性肺炎（idiopathic interstitial pneumonia：IIPs）では 7.2 ～ 8.5％[2,3]，特発性肺線維症では 4 ～ 5％[4]とされ，そのうち MPA を発症したのはそれぞれ 34.6 ～ 40％[2,3]，25 ～ 33％[4]と報告されている．また，IIPs としてフォロー中に MPO-ANCA が陽性化する例もあり，IIPs としてフォロー中の 289 例中 10 例で MPO-ANCA が陽性化し，陽性化までの期間は中央値 2.3 年と報告している[3]．したがって，間質性肺炎の精査の上で MPO-ANCA を初診時から測定する必要があり，MPO-ANCA 陽性の場合は MPA 発症の有無を慎重にフォローする必要がある．また，はじめ MPO-ANCA 陰性の場合でも，後々 MPO-ANCA が陽性化し MPA を発症することもあるため，MPA を疑う症状の有無や ANCA の定期的な測定が望ましい．

　また，重喫煙を有する慢性線維化性肺炎では肺がんの合併にも注意が必要であり，定期的な画像評価を行うべきである．新規の結節影をみたときには，外科的切除可能な症例であれば，早期に対応すべきである．

　本症例では 10 年の経過で線維化が進行し，肺がん合併と急性増悪が認められた．ANCA 関連血管炎のレビュー[5]では，血管炎診断前に間質性肺炎が存在した症例が 14 ～ 85％，血管炎と同時に診断されたものが 36 ～ 67％とされており，ANCA 関連血管炎診断前に間質性肺炎が指摘されることも稀ではない．また間質性肺炎のパターンは UIP パターン（50 ～ 77％），NSIP パターン（7 ～ 31％）と報告されており[1]，UIP パターンが ANCA 関連間質性肺炎の予後不良因子との報告がある[6]．

　線維性間質性肺炎では肺がん合併がしばしば認められ，線維化病変内および線維化病変と正常肺の境界部に発生することが多いので，嚢胞壁肥厚や嚢胞内の結節を見逃さな

283

Ⅱ章. 各　論

いように注意したい.

| 最終診断 | MPO-ANCA 陽性間質性肺炎 |

文　献

1 ）日本呼吸器学会, 日本リウマチ学会（編）. ANCA 関連血管炎. 膠原病に伴う間質性肺疾患 診断・治療指針 2020, 日本呼吸器学会, 東京, p.135-140, 2020

2 ）白木晶ほか. 間質性肺炎における myeloperoxidase antineutrophil cytoplasmic antibody の陽性率と予後の検討. 日呼吸会誌 2007 ; 45 : 921-926

3 ）Hozumi H, et al. Clinical significance of myeloperoxidase-anti-neutrophil cytoplasmic antibody in idiopathic interstitial pneumonias. PLoS One 2018 ; 13 : e0199659

4 ）Liu GY, et al. Prevalence and clinical significance of antineutrophil cytoplasmic antibodies in North American patients with idiopathic pulmonary fibrosis. Chest 2019 ; 156 : 715-723

5 ）Marco A, et al. Interstital lung disease in ANCA vasculitis. Autoimmun Rev 2017 ; 16 : 722-729

6 ）Maillet T, et al. Usual interstitial pneumonia in ANCA-associated vasculitis : a poor prognostic factor. Autoimmun Rev 2020 ; 106 : 102338

Column

TBLC の実際

　経気管支凍結肺生検（transbronchial lung cryobiopsy：TBLC）は，経気管支的に挿入したクライオプローブ先端を，ジュール・トムソン効果を利用し冷却することで，プローブ先端に接触した組織を凍結させ検体を採取する方法である．

　びまん性肺疾患における気管支鏡検査による診断率は，鉗子生検の 30％と比べ，TBLCは 70〜80％と大きく向上し，これまで特発性間質性肺炎の確定診断に必須であった外科的肺生検（surgical lung biopsy：SLB）と同様，間質性肺疾患の領域での役割が期待されている[1, 2]．

1. 手技

　ミダゾラムおよびフェンタニルなどを用い中等度以上の鎮静下で検査を行う．太径の処置用気管支鏡を用い，気管チューブ（内径 8.0〜8.5 mm）を挿入し，止血用バルーンカテーテルを生検する気管支入口部に留置する．X線透視下にクライオプローブを挿入し，先端が胸膜から約 1 cm 離れた位置で凍結する．その後，気管支鏡とプローブを一気に引き抜き組織を採取し，バルーンカテーテルを膨らませ止血する．プローブ先端の凍結した組織を常温の生理食塩水で解凍し，注射器で陰圧をかけて膨らましたのち，ホルマリンで固定する．可能であれば，異なる区域や肺葉から，約 5 mm の検体を 2 個以上採取するのが望ましい．なお，（本書発行時点で）当院では 1.9 mm のリユーザブルプローブを使用し，凍結時間は 5 秒前後としている．

2. 併発症

　併発症には出血，気胸，急性増悪などがある．出血は中等度が 8.7％（1.8〜47％），重篤な出血は 0.3％（0〜6.3％），気胸は 9.8％（1.4〜20.2％）と報告されている．急性増悪の発生率は TBLC では 0.3％とされ，SLB の 3.3％に対し有意に低いことが報告されている[1]．

　検査後の出血と急性増悪の初期像は CT で鑑別が難しい場合がある．特に対側肺に新規陰影が出現している場合（もちろん血液の吸い込みの場合もあるが）や，出血にしては陰影の消退に時間を要している場合は間質性肺炎そのものが増悪している可能性があり注意を要する．

3. 集学的合議（multidisciplinary discussion：MDD）

　びまん性肺疾患の診断において，呼吸器科内科医，放射線科医，病理医（時に膠原病内科医）により多面的に評価し合議する MDD が重要である．TBLC でも MDD を行うことで診断率や確信度は向上することが報告されており重要な診断過程のひとつである．MDD を行う上で，実際にどの部位から採取された標本なのかを CT で確認し，画像と病理を付き合わせて評価することが重要である．当院では検査翌日に CT を施行し，採取部位の確認と併発症の評価を行っている．また，得られる標本のサイズは SLB に

比べ小さいため，画像との対比に加え，肺構造のどの部位をみているのかを考えながら解釈する必要がある．

文　献

1) Maldonado F, et al. Transbronchial Cryobiopsy for the Diagnosis of Interstitial Lung Diseases：CHEST Guideline and Expert Panel Report. Chest 2020；**157**：1030-1042
2) Troy LK, et al. Diagnostic accuracy of transbronchial lung cryobiopsy for interstitial lung disease diagnosis（COLDICE）：a prospective, comparative study. Lancet Respir Med 2020；**8**：171-181

Column

TBLC でどこをとればよいか

　経気管支凍結肺生検（transbronchial lung cryobiopsy：TBLC）は，気管支鏡下にクライオプローブを用いて肺組織を凍結させて採取する生検手技である．経気管支肺生検（transbronchial lung biopsy：TBLB）より大きく挫滅の少ない検体が得られるが，出血や気胸のリスクは TBLB より高い．外科的肺生検（surgical lung biopsy：SLB）との比較では，得られる検体は小さいが，侵襲度が低く合併症のリスクも少ない[1].

　TBLC の採取場所については，HRCT で十分に検討を行うことが重要である．基本的には SLB と標的病変は同じであり，複数の肺葉から検体を採取することが望まれる．

　SLB でのターゲットは，『特発性間質性肺炎 診断と治療の手引き 2022（改訂第 4 版）』[1]には，① HRCT で病変の強い部分，②最も初期変化があると思われる部分，③その 2 つの中間的な病変，の 3 ヵ所からの採取が望ましいと記載されている．また，各葉の先端部，特に中葉と舌区の先端部では非特異的炎症を伴う場合が多いので，これらの部位の生検は避けるべきである．

　SLB では，HRCT で蜂巣肺を伴う線維化病変を示す部位からのみの生検は，しばしば種々の疾患における終末期像である蜂巣肺のみの所見を示すため確定診断に至らない可能性が高く，避ける必要があるとされている．しかし UIP の重要な病理所見の 1 つが，蜂巣肺を伴う高度の線維化でもあるため，IPF を疑う患者ではこの変化が認められそうな生検部位を含むことは重要であるとされている[2].

　一方，TBLC では採取検体の長径が 5 mm 前後のため，構造破壊が進行した嚢胞・蜂巣肺の領域は病理診断には不向きである．また，出血と気胸のリスクを考慮して，胸膜から約 1 cm の領域を採取するため，HRCT で同部位に病変がある部位を選択する．HRCT で病変が同程度であるなら，透視下でプローベと胸壁との距離が認識しやすい側胸壁に分布する気管支（S^2，S^{3a}，S^8，S^9）を選択する[3]. 可能であれば同側の他肺葉から複数回の採取を行う．採取部位の選定とともに，あらかじめ仮想内視鏡で責任気管支を同定しておくことも肝要である．

文　献

1）日本呼吸器学会びまん性肺疾患診断・治療ガイドライン作成委員会〔編〕．Ⅱ．診断のすすめ方　4．特殊検査．特発性間質性肺炎 診断と治療の手引き 2022（改訂第 4 版），南江堂，東京，p.27-37，2022

2）日本呼吸器学会びまん性肺疾患診断・治療ガイドライン作成委員会〔編〕．Ⅱ．診断の進め方　3．特殊検査．特発性間質性肺炎 診断と治療の手引き（改訂第 3 版），南江堂，東京，p.26-30，2016

3）馬場智尚．気管支鏡検査の位置づけ Cryobiopsy の優越性と留意点．呼吸器疾患診断治療アプローチ 4：間質性肺炎・肺線維症と類縁疾患，三嶋理晃ほか（編），中山書店，東京，p.113-119，2018

症例 17　進行性肺線維症（PPF）の一例

基本情報

属　性　68歳，女性

主　訴　労作時呼吸困難

患者背景　喫煙歴：never smoker，飲酒歴：ほとんど飲まない，職業歴：主婦，粉塵曝露歴：なし，鳥接触歴：羽毛布団・羽毛枕・ダウンジャケット使用，ペット飼育歴：なし，漢方・健康食品使用：なし

既往歴　脂質異常症

家族歴　父・母：高血圧，長兄：肺がん，次兄：脳梗塞

現病歴　X-1年1月，胸部CTにて間質性肺炎が指摘され前医紹介となり経過観察されていたが，階段や坂道で息切れを感じるようになり，また関節痛や体重減少が出現したため，X年6月当科紹介初診となり，7月精査目的に入院となった．関節痛は両手指，肘，右肩，腰にみら

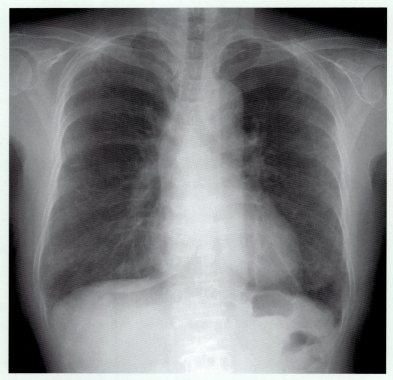

図1　単純X線写真（X年6月）
両側下肺野に軽度の網状影を認め，間質性肺炎が疑われる．肺容積は保たれている．

れる．乾燥症状・レイノー現象・筋痛・筋力低下なし．

入院時現症 身長 149 cm，体重 47.0 kg，体温 36.0℃，血圧 153/98 mmHg，脈拍 72 回 / 分・整，呼吸数 16 回 / 分，酸素飽和度 97％（室内気），呼吸音：両下肺野背側 で fine crackles 聴取，心音純，四肢：ばち指なし，左右手指遠位指節間関節（DIP 関節） で Heberden 結節あり，左第 3・4 指と右第 4 指に Bouchard 結節あり，浮腫・皮疹なし

臨床情報 は何を見て何を考えるか

　臨床的な基本情報から，①非喫煙者の 60 歳代女性，②慢性経過の労作時呼吸困難と関節痛，体重減少あり，③鳥製品の使用歴，④両肺野背側で fine crackles を聴取，⑤胸部単純 X 線写真にて両中下肺野にすりガラス陰影を認めることから，鳥関連慢性過敏性肺炎や膠原病を背景とした間質性肺炎を疑い精査を進める．ただ，関節痛については，身体診察からは関節リウマチというよりは変形性関節症の可能性が高いと考えられる．

　以後の検査として，詳細な画像評価のため HRCT を，そして血液検査として間質性肺炎のマーカーである KL-6 や SP-D，鳥関連の鳥特異的 IgG 抗体や膠原病関連の各種自己抗体などの検索を行う．

血算		生化学		間質性肺炎マーカー		自己免疫疾患関連	
Hb	11.8 g/dL	AST	23 IU/L	KL-6	733 U/mL	PR3-ANCA	NA
Hct	36.2 %	ALT	6 IU/L	SP-D	269.0 ng/mL	MMP-3	26.6 ng/mL
Plt	19.4×10⁴/μL	T-bil	0.6 mg/dL	自己免疫疾患関連		ACE	NA IU/L
WBC	4,800/μL	γ-GTP	22 IU/L	RF	<5.0 IU/mL	鳥関連	
Lym	35.1 %	ALP	321 IU/L	抗 CCP 抗体	2.8 U/mL	鳥特異的 IgG 抗体	
Mon	5.0 %	CK	141 IU/L	ANA	<40 倍		
Eos	2.1 %	Na	141 mEq/L	抗 DNA 抗体	2 IU/mL	ハト	NA mgA/L
Bas	0.6 %	K	4.1 mEq/L	抗 RNP 抗体	NA U/mL(<10)	オウム	NA mgA/L
Seg	57.2 %	Cl	105 mEq/L	抗 Sm 抗体	NA U/mL(<10)	セキセイインコ	NA mgA/L
生化学		BNP	36.0 pg/mL	抗 SS-A 抗体	<7.0 U/mL (<10)		
CRP	<0.2 mg/dL	凝固				ハトリンパ球刺激試験	139.8 %
BUN	21.5 mg/dL	PT	12.0 sec	抗 SS-B 抗体	<7.0 U/mL (<10)		
Cr	0.8 mg/dL	PT-INR	1.02			尿検査	
Glu	110 mg/dL	APTT	27.4 sec	抗 Scl-70 抗体	NA U/mL(<10)	蛋白	+/-
TP	7.7 g/dL	FDP	NA	抗 Jo-1 抗体	<7.0 U/mL (<10)	潜血	-
Alb	4.2 g/dL	D-dimer	NA				
LDH	228 IU/L			MPO-ANCA	<10 EU		

II章. 各　論

1. 血液データの解釈

　　間質性肺炎マーカーが軽度上昇している．関節痛の訴えがあったが，膠原病に関連する自己抗体の上昇は認めなかった．また，鳥関連ではハト血清リンパ球刺激試験が陰性であった．

動脈血液ガス（室内気）		呼吸機能検査		心エコー（UCG）		気管支鏡検査（部位：右 B⁵a）	
pH	7.421	FEV₁	2.18 L(136.2%)	LV motion	good	Lym	12.5%
PaCO₂	40.0 Torr	FEV₁/FVC	79.3%	EF	70.3%	Neu	4.0%
PaO₂	95.5 Torr	%DLCO	74.3%	TR	2.5 m/sec	Eos	1.5%
BE	0.9 mmol/L	%DLCO/VA	76.6%	IVC	拡張なし	Mφ	82.0%
HCO₃	25.4 mmol/L	6 分間歩行検査		気管支鏡検査（部位：右 B⁵a）		CD4/CD8	2.8
A-aDO₂	10.8 Torr	歩行距離	335 m	回収率	58.7%	細胞診	class Ⅱ
呼吸機能検査		SpO₂	max 95%→		(88/150 mL)	微生物検査	有意菌認めず
VC	2.73 L(123.0%)		min 90%	総細胞数	2.0×10⁵/mL		
FVC	2.75 L(123.9%)	Borg scale	0 → 4	細胞分類			

2. 呼吸機能とBALの解釈

　　呼吸機能検査では軽度の拡散障害を認め，6分間歩行検査でも酸素飽和度の低下を認めた．気管支肺胞洗浄では好中球および好酸球の軽度上昇を認めたが，特異的な所見とは言い難い．

3. 臨床情報のまとめ

　　非喫煙女性に慢性経過で両中下肺野に生じた慢性間質性肺炎であり，関節痛の訴えはあるが，身体診察や自己抗体の結果からは変形性関節症の可能性が高く，また腰痛についても整形外科の診察で腰椎すべり症および軽度の腰椎圧迫骨折による慢性腰痛症の診断となった．当初，外科的肺生検に不安を訴えられ経過観察としていたが，画像上はやや進行を認め，また，CTで指摘されている右S¹の結節も合わせて評価することとなり，X+1年3月胸腔鏡下肺生検を施行し，右S¹，右S⁶の2ヵ所から生検を行った．

ポイント
1. 病歴や非侵襲的な検査では原因を特定できない場合があるが，「特発性」間質性肺炎と診断する前に，画像や病理所見とともに総合的に評価することが重要である．
2. 非喫煙女性に生じた慢性間質性肺炎で，関節痛を訴える場合には，膠原病に合致する所見かどうかをていねいに診察し判断することが重要である．

症例 **17** 進行性肺線維症（PPF）の一例

画 像 は何を見て何を考えるか

　両側上葉胸膜側に小葉中心と小葉間隔壁に一致する粒状影（**図2-a～c** の○部），細気管支拡張を想定する小囊胞（**図2-c** の○部）が認められる．下葉では胸膜に沿うようにすりガラス陰影と網状影が広がっており（**図2-d** の矢印），わずかに低濃度を示す（過膨張を疑う）二次小葉もある（**図2-d** の○部）．肺の最も底の部分では比較的正常な肺と線維化病変（すりガラス陰影，網状影と牽引性細気管支拡張）が隣接している（**図2-e**）．なお，胸腔鏡下肺生検を施行された結節を **図2-ab** に示す（矢印）．

　上葉に小葉中心性粒状影，下葉に線維化病変を認めることから線維性過敏性肺炎を疑う．病変分布はやや下肺野優位と判断して，HP ガイドライン[1]の compatible with HP

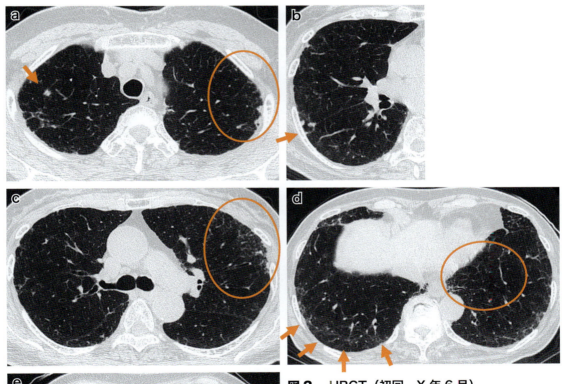

図2　HRCT（初回，X 年 6 月）

291

と考える．下肺野の線維化病変では典型的な蜂巣肺は認めず，すりガラス陰影がやや多いことから，IPF ガイドラインの indeterminate for UIP と考えるが，正常肺と線維化病変が隣接しており，UIP のフレームワークはありそうに思われる．

病理

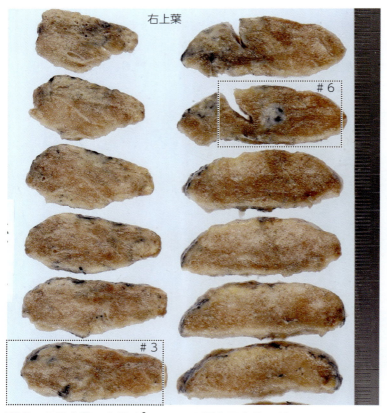 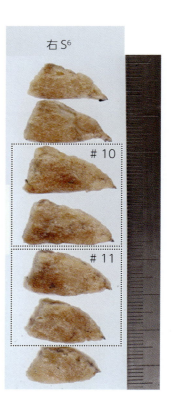

図3 右肺上葉，右肺 S⁶ の VATS 標本固定後の割面
囲み部分（#3・6・10・11）を図4に呈示する．

1. 病理解説

①右肺上葉，右肺 S⁶ の VATS 標本固定後の割面（図3）

肉眼的には上葉では斑状あるいは巣状の線維化病変が散見されるものの，全体的には病変はびまん性軽度で囊胞性病変などは認められない．右肺下葉 S⁶ では上葉に比べさらに線維化病変は軽度で，肺構造もよく保たれている．

②右肺上葉，右肺 S⁶ のルーペ像（図4）

右肺上葉では斑状あるいは巣状および網目状の線維化病変がみられるが，背景の肺の

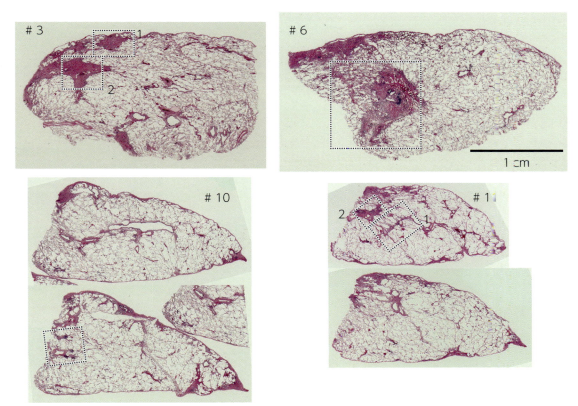

図4 右肺上葉（#3・6），右肺 S^6（#10・11）のルーペ像
HE 染色．図5〜図9に各囲み部分を呈示する．

線維化病変は比較的軽度で，肺胞構造などはよく保たれている．右肺 S^6 では胸膜側あるいは気道周囲，小葉中心性に網目状の軽度の線維化病変がみられるが，背景の肺の構造はよく保たれている．

③右肺上葉の拡大図

図5では，1は比較的小型の巣状の線維化病変で，気道周囲から胸膜に続く病変であり，EvG 染色でみると肺胞道，肺胞構造などの気腔を埋め込む型の線維化病変である．2のやや大きい斑状の線維化病変も，気腔内を埋め込む型の無気肺硬化型の線維化病変で，背景の肺胞構造などの破綻はほとんど認められない．1で胸膜直下にごく軽度の気腔の拡張をみるが牽引性細気管支拡張などが主体で，蜂巣肺様の変化ではないと考えられる．

図6では，本体は気道周囲から小葉辺縁に広がる斑状の線維化病変で，背景の肺構造の破綻はほとんどなく，気道周囲にリンパ球の集簇巣がみられる．

図7では，2の囲み部分4は斑状線維化巣の辺縁部で正常肺胞領域との境界部，囲み部分5は境界部に近い線維化巣内で，いわゆる線維芽細胞巣および周囲にリンパ球，形質細胞などの浸潤がみられる．3の囲み部分6・7の拡大図に示すように，コレステロー

II章. 各論

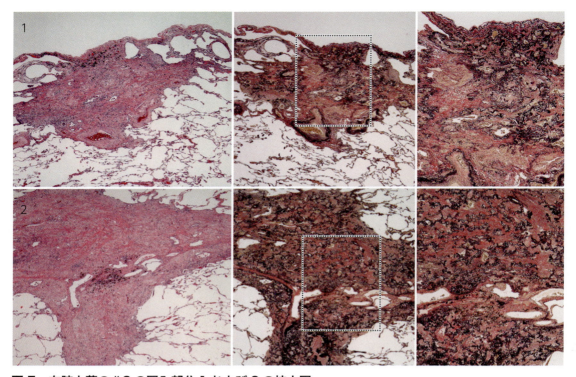

図5　右肺上葉の#3の囲み部分1および2の拡大図
左：HE染色，中・右：EvG染色．右は中図の囲み部分の拡大図．

ル結晶を伴った異物型多核巨細胞の集簇巣，肉芽腫性病変などもみられる．

④右肺 S⁶ の拡大図

　図8では気道周囲などに軽度の線維化病変と，囲み部分2および3でみるように正常肺胞領域との境界部に線維芽細胞巣が散見され，周囲にリンパ球，形質細胞の浸潤を伴っている．2のEvG染色でみるように，背景の肺胞構造などは比較的よく保たれている．

　図9では，気道周囲の線維化病変が手を繋いだようにみられる部分で，気道周囲の一部に軽度ながらリンパ球，形質細胞の浸潤，集簇巣がみられ，やや時間経過した線維芽細胞巣様の組織もみられる．2はさらに時間経過した線維化病変であるが，病変の性状は同様と思われる．

　以上，組織学的には線維化病変は，気腔内埋め込み型の無気肺硬化型線維化病変が主体で，特発性間質性肺炎の線維化病変の特徴とやや異なり，いずれの組織パターンともしがたい．上葉の線維化病変は無気肺硬化型がほとんどで，下葉S⁶では無気肺硬化型以外に網状を呈する小葉中心性の線維化病変も混在しており，一連の病変と解釈すると，二次的な間質性病変で慢性過敏性肺炎（CHP）などの可能性があると考えられる．炎症細胞浸潤や線維芽細胞巣様の組織が様々な程度で認められるが，UIPパターンの指標

症例 **17** 進行性肺線維症（PPF）の一例

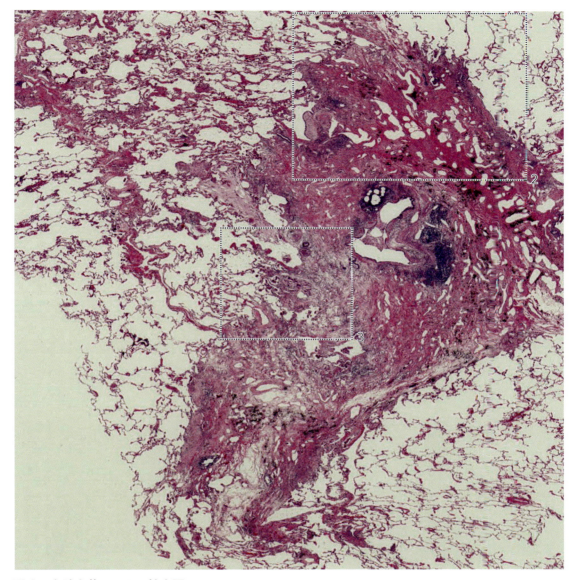

図6　右肺上葉の#6の拡大図
術前に画像で指摘されていた長径約1 cmの結節性病変の部分．HE染色．図7に囲み部分2・3を呈示する．

とするのではなく，ここでは組織学的に生検時に活動性があったとの指標にしたい．

2. 病理診断

　　　Lung, right upper and S^6, biopsy（VATS）：
　　　chronic interstitial pneumonia, with granulomatous lesion（not otherwise specified）

3. 病理のまとめ

　　　巣状，斑状で気腔内埋め込み型の無気肺硬化型線維化病変が主体で，特発性間質性肺

295

II章. 各論

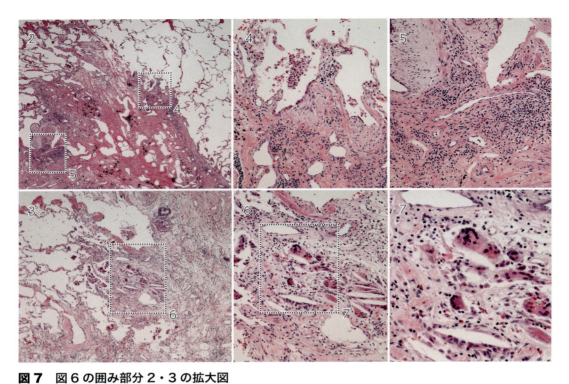

図7 図6の囲み部分2・3の拡大図
上の中・右は囲み部分4・5の拡大図．下の中は囲み部分6，右は囲み部分7の拡大図．HE染色．

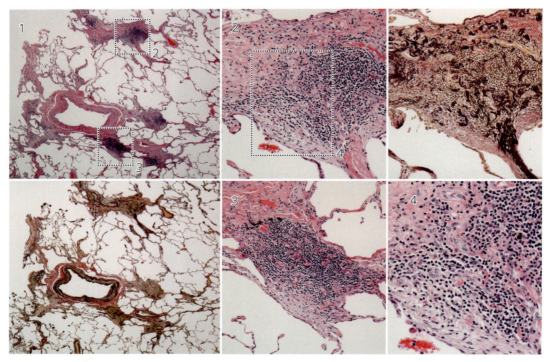

図8 右肺S⁶の#10の拡大図
左は囲み部分の拡大図（上：HE染色，下：EvG染色）．上中・右は囲み部分2の拡大図（左：HE染色，右：EvG染色）．下中は囲み部分3の中拡大図，右下は囲み部分4の強拡大図（HE染色）．

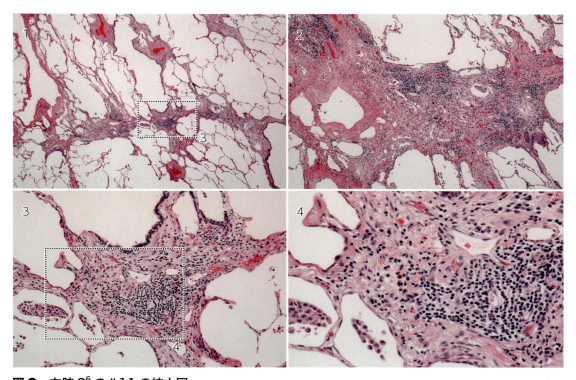

図9 右肺 S^6 の #11 の拡大図
上はルーペ像の囲み部分 1 および 2 の拡大図．下は囲み部分 3・4 の拡大図．HE 染色．

　炎のどの組織パターンともしがたく，下葉などで小葉中心性の線維化病変があることより，CHP など二次的な間質性肺炎と考えられたが，いわゆる線維芽細胞巣様の病変が散見され，こうした所見の評価が問題となった．

> **MDD の結果**　　線維性過敏性肺炎
> **今後の方針**　　抗原回避で経過観察

経　過

1．臨床経過

　MDD の結果から線維性過敏性肺炎の可能性が疑われ，羽毛製品の使用があったためその使用を中止し，抗原回避で経過観察の方針となった．約1年間は FVC の低下もなく安定して経過していたが，KL-6 は漸増し，X＋2 年 7 月には FVC の低下や画像上の

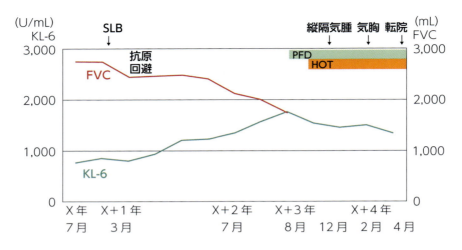

すりガラス陰影や牽引性気管支拡張の悪化を認めた．ステロイド・免疫抑制薬による治療を検討したが，もともとの腰痛症（腰椎すべり症と軽度の腰椎圧迫骨折）と，それによるADL低下もあり，副作用の観点から両薬剤の投与は行わず経過観察を継続した．その後，労作時呼吸困難は増強し，FVC低下の進行や，6分間歩行距離の短縮や酸素飽和度の低下も悪化し，画像上も線維化の進行を認めた．そのため，抗線維化薬による治療について患者本人とも相談し，X＋3年8月よりピルフェニドン（PFD）を開始した．しかし，PFD 1,200 mg/日へ増量したところで味覚障害や食欲低下が出現し継続困難となったため，600 mg/日で継続することとなった．PFDを導入してからKL-6はやや低下したが，労作時呼吸困難の増強があり，同年10月より在宅酸素療法を導入した．同年12月縦隔気腫が出現し，X＋4年2月左気胸も出現し，ADLもさらに低下し車椅子移動となった．同年4月，通院困難となり近医へ紹介となった．

2. 画像経過（図10～図13）

MDDの結果からトリ関連の線維性過敏性肺炎を疑われたが，抗原回避後もFVC低下と画像における線維化進行を認めた．画像所見は，上葉優位の小葉中心性粒状影とモザイクパターンを認め，細気管支病変の存在が示唆される．一方，下葉の線維化病変は当初はindeterminate for UIPと判断したが，UIPを疑う所見も認められており，線維化が進行するであろうことが予測される．3年半の画像経過をみると，上葉では粒状影が存在した部分に牽引性細気管支拡張を伴う浸潤影（コンソリデーション）が認められ，粒状影が減少している．下葉では線維化病変の範囲拡大と構造改変が経時的に進行しており，経過からはUIPパターンでも矛盾しないと思われる．線維性過敏性肺炎では，線維化進行とともに粒状影が減少し，特発性肺線維症との鑑別が難しくなることがしばしば経験される．

症例 **17** 進行性肺線維症（PPF）の一例

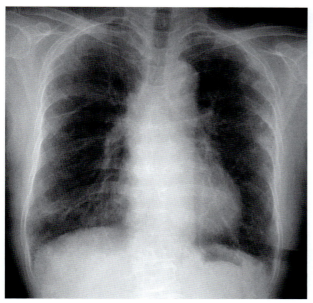

図10 単純X線写真（PFD開始前，X＋2年7月）
両側の中下肺野を中心に網状影が増悪し，肺容積が若干減少している．

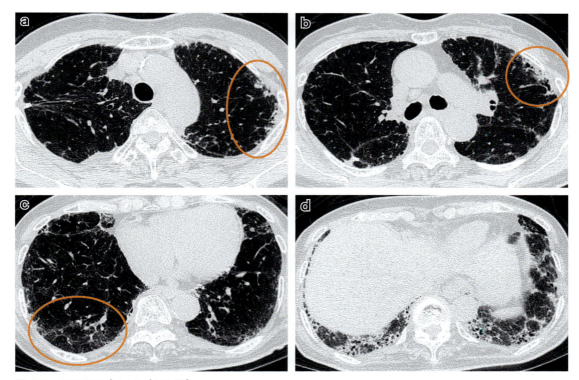

図11 HRCT（X＋2年7月）
上葉では，粒状影の存在した部分が浸潤影（コンソリデーション）となり，細気管支拡張を伴っている（a，bの○）．下葉では，胸膜側のすりガラス陰影を認めた領域で網状影が顕在化している．右B^{10}と胸膜の距離が近くなっており，病変部の容積減少が進行していることがわかる．モザイクパターンも明瞭となっている（c）．肺底部では線維化病変の性状はほぼ変化はないが，病変範囲が拡大している．

II章. 各 論

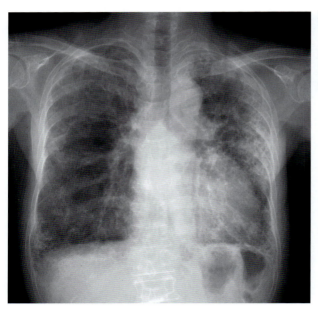

図12 単純X線写真（在宅酸素療法開始後, X＋3年12月）
両側肺で網状影が増悪し，左中肺野には拡張した気管支透亮像を伴う浸潤影が認められる．肺容積も経時的に減少している．

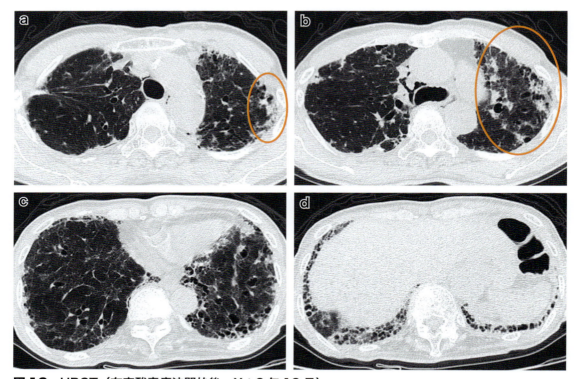

図13 HRCT（在宅酸素療法開始後, X＋3年12月）
左上葉胸膜側の浸潤影（コンソリデーション）が増加し，牽引性気管支・細気管支拡張も増悪している（a, b ○）．下葉では背側の胸膜直下で網状影の粗造化，牽引性気管支拡張の増悪，囊胞性病変の増大および範囲拡大が認められ（c, d），線維化が進行している．またモザイクパターンもより明瞭になっている（c）．縦隔気腫を認める．

本症例のまとめ

　本症例は線維性過敏性肺炎の可能性が疑われ，抗原と考えられた羽毛製品の処分による抗原回避を行い一時的な安定を得たが，その後，病状は年単位で進行した．抗原回避後に一時的に安定しても再度悪化する症例は少なくなく，その場合にステロイドや免疫抑制薬が選択肢となるが，本症例のように腰痛症による ADL 低下が著しい場合には，ステロイドによる副作用（特に感染症や骨粗鬆症による圧迫骨折など）のリスクが高く，積極的には勧めにくいことがある．その場合，進行性肺線維症（progressive pulmonary fibrosis：PPF）[2] として抗線維化薬も治療法の 1 つと考えられる．本症例では抗線維化薬として PFD を使用したが，近年 PPF に対する PFD の有効性を示した RELIEF 試験[3] では，間質性肺疾患の中で過敏性肺炎が最も多く組み込まれており，PFD についても線維性過敏性肺炎への有効性が示唆されている．ただし，PPF に対する PFD は本邦未承認である．

最終診断　　**慢性過敏性肺炎（PPF）**

文　献

1）Raghu G, et al. Diagnosis of hypersensitivity pneumonitis in adults. An official ATS/JRS/ALAT clinical practice guideline. Am J Respir Crit Care Med 2020；**202**：e36-e69

2）Raghu G, et al. Idiopathic pulmonary fibrosis（an Update）and progressive pulmonary fibrosis in adults：An official ATS/ERS/JRS/ALAT clinical practice guideline. Am J Respir Crit Care Med 2022；**205**：e18-e47

3）Behr J, et al. Pirfenidone in patients with progressive fibrotic interstitial lung diseases other than idiopathic pulmonary fibrosis（RELIEF）：a double-blind, randomised, placebo-controlled, phase 2b trial. Lancet Respir Med 2021；**9**：476-486

Column
PF-ILD と PPF

　ピルフェニドンやニンテダニブなどの抗線維化薬の出現は，疾患単位ではなく線維化という病態に対する薬剤として開発された．このため開発当初から，肝線維症や腎硬化症などの線維化をきたす病態に対する有効性も検討されてきたことはよく知られた事実である．

　したがって，様々な肺疾患で線維化をきたす病態に対する有効性は開発当初から考えられており，進行性の線維化をきたす肺疾患の中心的存在である IPF のみならず，SENSCIS 試験[1] で行われた fNSIP を主体とする SSc-ILD への有効性への検討がなされ，その後さらに線維化をきたす疾患群に対して INBUILD 試験[2] が行われ，その有効性が示された．

　この INBUILD 試験での対象疾患がまさに PF-ILD（progressive fibrosing interstitial lung disease）であり，定義もその試験で決定された．PF-ILD と IPF の関係図は**図 1**に示すが，様々な病態が存在することが明らかである．また，線維化という観点から新たな疾患群として PPF（progressive pulmonary fibrosis）[4] という概念が報告されており，各々の定義は**表 1**に示すとおりである．基本は慢性に進行する線維化病態であるということであり，大きな違いはないといえる．あえていうなら，自覚症状など主観的な表現がなくなり，定義がより客観性が高くなっているのが PPF である．後から提言されていることもあり，より洗練されているということであろう．また，定義から日常臨床上において線維化の病態では呼吸機能検査が非常に重要であることを肝に銘じる必要がある．

　これも，抗線維化薬という薬剤が臨床応用されたことでの疾患概念であり，線維化を基軸とした治療薬は現在多くの薬剤が治験が行われており，それらの薬剤は PF-ILD や PPF に対する有効性もこの先証明され，臨床応用されると思われる．

文　献
1）Distler O, et al. N Engl J Med 2019；**380**：2518-2528
2）Flaharty KR, et al. N Engl J Med 2019；**381**：1718-1727
3）Cottin V, et al. Eur Respir Rev 2019；**28**：190109
4）Raghu G, et al. Am J Respir Crit Care Med 2022；**205**：e18-e47

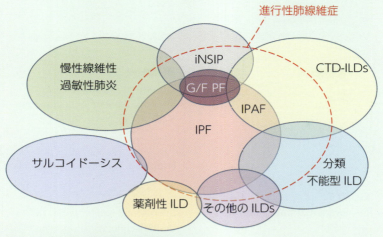

図1 PF-ILDとIPFの関係図
(Cottin V, et al. Eur Respir Rev 2019；**28**：190109[3]より作成)

表1 PF-ILDとPPFの定義についての比較

病態名	PF-ILD[2]	PPF[4]
定義	IPF以外のILDでHRCT上線維化の範囲が10％超確認され，かつ医師の適切な管理にかかわらず以下の定義を満たした場合	IPF以外のILDで放射線学的に肺線維症を示し，ほかの説明がつかず，以下の定義を満たした場合
期間	2年以内	1年以内
基準	下記の基準1つ以上 1) ％FVC 10％以上低下（相対的変化量） 2) ％FVC 5％以上，10％未満の減少（相対的変化量）かつ呼吸器症状の悪化 3) ％FVC 5％以上，10％未満の減少（相対的変化量）かつHRCTでの線維化の悪化 4) 呼吸器症状の悪化およびHRCTでの線維化の悪化	下記の基準2つ以上 1) 呼吸器症状を伴う悪化 2) ％FVCの5％以上の絶対的低下かつ％D_Lco（Hb補正）の10％以上の絶対的低下 3) 疾患進行性の放射線学的エビデンス ①牽引性気管支・細気管支拡張の範囲の拡大ないし悪化 ②牽引性気管支拡張を伴うすりガラス影 ③網状影の拡大または粗さの悪化 ④新規蜂巣肺出現ないし蜂巣肺の増加 ⑤肺容量減少の進行

(Flaharty KR, et al. N Engl J Med 2019；**381**：1718-1727[2]およびRaghu G, et al. Am J Respir Crit Care Med 2022；**205**：e18-e47[4]より作成)

索引

欧文

A
apical cap　53, 113

B
bridging fibrosis　35, 165
bronchiolitis obliterans-interstitial pneumonia(BIP)　39

C
chronic hypersensitivity pneumonitis（CHP）　8, 160
clinically amyopathic dermatomyositis（CADM）　200
collagen fiber　48
combined pulmonary fibrosis and emphysema （CPFE）　86
congenital cystic adenomatoid malformation （CCAM）　52
congenital pulmonary airway malformation （CPAM）　52
cryptogenic organizing pneumonia（COP）　39, 106

D
desquamative interstitial pneumonia（DIP）　39, 129
diffuse alveolar damage（DAD）　44
diffuse lung disease　2

F
fibroblastic foci　49
fibrosis　48

G
giant cell interstitial pneumonia（GIP）　39

H
high-resolution CT（HRCT）　5, 11

I
idiopathic interstitial pneumonias（IIPs）　3
idiopathic pulmonary upper lobe fibrosis（IPUF）　115, 123
interstitial lung diseases（ILDs）　2

interstitial pneumonia　2
interstitial pneumonia autoimmune featured(IPAF)　33

L
lymphoid interstitial pneumonia（LIP）　39

M
microscopic polyangiitis（MPA）　283
multidisciplinary discussion（MDD）　5
myxoid mesenchymal tissue　49

N
non-specific interstitial pneumonia（NSIP）　39

P
pleuroparenchymal fibroelastosis（PPFE）　53, 112
progressive fibrosing interstitial lung disease （PF-ILD）　302
progressive pulmonary fibrosis（PPF）　35, 216, 301

R
respiratory bronchiolitis interstitial lung disease （RB-ILD）　39, 129
reticulin fiber　54

S
smokers' pigment　129
SSc-ILD　254
subpleural curvilinear shadow（SCLS）　28
surgical lung biopsy（SLB）　285, 287

T
traction bronchiolectasis（TBE）　73
transbronchial lung biopsy（TBLB）　25, 287
transbronchial lung cryobiopsy（TBLC）　25, 144, 285

U
usual interstitial pneumonia（UIP）　39

和文

か

間質性肺炎　2
間質性肺疾患　2
関節リウマチ　50, 216, 242

き

気管支血管束に沿った病変　20
器質化肺炎　39
気腫合併肺線維症　86
強皮症　228, 256
緊張性気胸　59

け

経気管支凍結肺生検　285
外科的肺生検　285, 287
牽引性細気管支拡張　73
顕微鏡的多発血管炎　283

こ

抗 ARS 抗体関連間質性肺炎　183, 197
膠原線維　48
膠原病に伴う肺線維　50
膠原病肺　266

さ

細網線維　54
サルコイドーシス　20

し

シェーグレン症候群　269
シクロスポリン　185
シクロホスファミド　228
終末細気管支　19
小葉中心性病変　19
小葉辺縁性病変　20
進行性肺線維症　301

す

すりガラス陰影　26

せ

線維化　48
線維性過敏性肺炎　301
全身性硬化症　50
先天性嚢胞状腺腫様形成異常　52

た

先天性肺気道形成異常　52
単純 X 線写真　11

て

手指冷感　217

と

特発性間質性肺炎　3
特発性器質化肺炎　106
特発性上葉限局型肺線維症　115
鳥関連慢性過敏性肺炎　156, 170

に

ニンテダニブ　159, 242

ね

粘液様間葉組織　49

は

肺硝子膜症　44
肺がん　98
肺線維症　3
肺尖帽　53
肺胞管　41
肺胞道　41
剥離性間質性肺炎　135
汎小葉性病変　19

ひ

非小葉性病変　23
びまん性肺疾患　2
びまん性肺胞障害　44
ピルフェニドン　228

ほ

蜂窩肺　73
蜂巣肺　30, 73

ま

慢性過敏性肺炎　8

み

ミゾリビン　185

り

臨床的無症候性皮膚筋炎　200

症例から学ぶ間質性肺炎の臨床・画像・病理

2025 年 4 月 20 日　発行	編集者　田口善夫，野間惠之， 　　　　小橋陽一郎，岡　輝明 発行者　小立健太 発行所　株式会社　南　江　堂 〒113-8410 東京都文京区本郷三丁目 42 番 6 号 ☎（出版）03-3811-7198（営業）03-3811-7239 ホームページ https://www.nankodo.co.jp/ 印刷・製本　壮光舎印刷 装丁　葛巻知世（Amazing Cloud Inc.）

Clinical, Radiological, and Pathological Studies of Interstitial Pneumonia Based on Case Studies
© Nankodo Co., Ltd., 2025

定価はカバーに表示してあります．
落丁・乱丁の場合はお取り替えいたします．
ご意見・お問い合わせは，ホームページまでお寄せください．

Printed and Bound in Japan
ISBN978-4-524-20322-2

本書の無断複製を禁じます．
JCOPY〈出版者著作権管理機構 委託出版物〉
本書の無断複製は，著作権法上での例外を除き禁じられています．複製される場合は，そのつど事前に，
出版者著作権管理機構（TEL 03-5244-5088，FAX 03-5244-5089，e-mail: info@jcopy.or.jp）の許諾
を得てください．

本書の複製（複写，スキャン，デジタルデータ化等）を無許諾で行う行為は，著作権法上での限られた例
外（「私的使用のための複製」等）を除き禁じられています．大学，病院，企業等の内部において，業務
上使用する目的で上記の行為を行うことは私的使用には該当せず違法です．また私的使用であっても，代
行業者等の第三者に依頼して上記の行為を行うことは違法です．